RITA PRAT CABALLOL

COVID-19
SÁLVESE QUIEN PUEDA

DE LA MENTIRA Y EL MIEDO
A LA VERDAD Y EMPODERAMIENTO

ediciones | la tempestad

Covid-19: Sálvese quien pueda
De la mentira y el miedo a la verdad y empoderamiento

© Rita Prat Caballol, 2023

© De esta edición: Ediciones de La Tempestad SL, 2023

Primera edición: marzo de 2023

Ediciones La Tempestad®
c/ Pujades, 6 - local 2
08005 Barcelona
Tel: 932 250 439
E-mail: info@llibresindex.com
www.edicionestempestad.com

ISBN: 978-84-7948-200-8
D.L.: B-6.372-2023

❧

A mis hijos

*A los hombres y mujeres que luchan por un futuro
de esperanza y libertad*

A los que creen en el poder del ser humano

AGRADECIMIENTOS
A Xavier Allué por sugerirme escribir una etnografía sobre la Covid-19,
y a Esther Burrel por animarme en todo momento.
A Ana Rodríguez, Antonio Tagliati, Belinda Sánchez, Josep Maria Subirà, Maria
José García y Montse Dochao por leerse partes de este libro
y por sus valiosas aportaciones.
A Dolors, Lourdes, Lola, Lluís y Mar, y todas las compañeras y personas con
quienes hemos debatido, compartido y reflexionado durante este tiempo.
Asimismo, a todos los enfermos que me han explicado sus experiencias en esta
crisis y a lo largo de los años.
A mis hijos por sus aportaciones y su ayuda cuando lo he necesitado.

Abreviaturas
IQF: Industria Químico Farmacéutica
TCAE: Técnicos en Cuidados Auxiliares de Enfermería
EPI: Equipos de Protección Individual
UCI: Unidad de Cuidados Intensivos
PCR: siglas en inglés de 'Reacción en Cadena de la Polimerasa'
SARS-CoV-2: Virus Covid-19

SUMARIO

INTRODUCCIÓN

Ni el amor, ni los encuentros verdaderos, ni siquiera los profundos desencuentros, son obra de las casualidades, sino que nos están misteriosamente reservados. ¡Cuántas veces en la vida me ha sorprendido cómo, entre las multitudes de personas que existen en el mundo, nos cruzamos con aquellas que, de alguna manera, poseían las tablas de nuestro destino, como si hubiéramos pertenecido a una misma organización secreta, o a los capítulos de un mismo libro! Nunca supe si se los reconoce porque ya se los buscaba, o se los busca porque ya bordeaban los aledaños de nuestro destino.

ERNESTO SÁBATO

LA PREGUNTA AL porqué de este trabajo es hacer visible otras opiniones y observaciones distintas a las oficiales y hegemónicas, en referencia al momento crucial que vivimos como humanidad. Contrastaciones y opiniones que igualmente se fundamentan en hechos o trabajos científicos, pero son silenciados y ocultados.

A lo largo de mis más de cuarenta años en la profesión enfermera asistencial he vivido en directo la transformación del campo médico sanitario. Hemos pasado de unas atenciones con poca tecnología, pero tímidamente centradas en la persona, a unas atenciones centradas en la tecnología en que la persona se reduce a unos fríos valores numéricos. El holismo al que alude el campo médico es sólo una cuestión retórica. A lo largo de estas largas cuatro décadas que he atendido enfermos, he escuchado sus historias, sus vivencias y sus distintas formas de entender la salud, la enfermedad y el mundo. Me abrieron una puerta a una nueva dimensión, en que la salud y enfermedad no dependen sólo de un factor biológico en el sentido reduccionista que lo contempla la medicina alopática, sino que intervienen otras esferas que no se tienen en cuenta, y guían el camino. La medicina alopática está anclada en los dogmas del pensamiento bipolar de "bueno y malo", derivan de las religiones monoteístas: judía, cristiana y musulmana, ello lleva a definir la salud y la enfermedad en términos de bueno o malo. La medicina está aferrada en el materialismo y el ser humano es mucho más, además de poseer un cuerpo físico y biológico, tiene cuerpos sutiles: el energético, el mental, el emocional o el espiritual, esferas que no se contemplan, es más, se niegan y menosprecian. No obstante, la salud y la enfermedad van más allá de los parámetros biológicos que observamos y palpamos, y así se percibe.

El paradigma materialista cada vez se sostiene menos, en cambio el no materialista o posmaterialista que contempla esferas como el campo de la conciencia o la no dualidad nos abre nuevas y apasionantes puertas. Lo son porque empoderan al ser humano, le quitan miedos y le dan autonomía, libertad, seguridad y responsabilidad, Contemplan al ser humano como una totalidad. La ciencia positivista describe los fenómenos reduciéndolos a las manifestaciones físicas que pueda observar, palpar y medir. A pesar que la ciencia ha estado dominada por lo cuantificable, cada vez hay más científicos, pensadores e intelectuales que se interesan por esta parte no cuantificable. El momento actual es la continuación de otras épocas en que se defensaba que quien no cree y no sigue los dogmas establecidos, debe ser quemado en la hoguera, no obstante, estamos en un punto de inflexión que abra paso a un nuevo paradigma humanista y naturalista.

Empecé y acabé mi vida profesional con dos supuestas epidemias: la del Sida y la del Covid-19. Comencé a trabajar de enfermera en 1977, pocos años después llegaba del virus HIV que era el causante del Sida según la versión oficial, en esta ocasión afectaba a un sector más concreto y reducido de la población, y me he despedido laboralmente con otro supuesto virus, el SARS-CoV-2, que en este caso puede acechar de forma directa a toda la humanidad. Por el camino he conocido otros muchos. Recuerdo bien los inicios del Sida, a comienzos de la década de 1980, cómo lo viví y los miedos que sentí y pasé. Ser observadora directa e *in situ* de esas dos supuestas epidemias me ha brindado la oportunidad de hacer paralelismos y comparaciones. Cómo decía recuerdo bien los inicios del HIV, fueron de mucha confusión, los focos de contagio iban cambiando cada poco tiempo o se añadían otros, lo cual llevaba a mucha incertidumbre. El contagio era por contacto, por la sangre o por fluidos, muy distinto de ser a través del aire, no obstante, el pánico a veces reinaba en el ámbito asistencial, el miedo se contagiaba y se apoderaba de los sanitarios, si alguien se pinchaba o se le rompía un guante podía vivir un drama. De jovencita me habían rechinado algunos aspectos cómo la esterilidad del cuerpo y como nos explican el sistema inmunitario, le daba vueltas y no lo acababa de comprender, hasta que he dado con una respuesta con más sentido: en el pleomorfismo, la simbiosis y en Hamer. Pero en estos momentos se me olvidaron las dudas, estaba convencida que me podía contagiar, enfermar y morir, sufría por ello al igual que mis compañeros. Esto me permite entender ahora que ellos puedan estar convencidos del contagio del supuesto virus del SARS-CoV-2 —por lo menos en un primer momento—, también por aquel entonces lo viví a pesar de las dudas. Recuerdo bien el papel de la televisión, radio y prensa, no fue de la intensidad de ahora, pero fue considerable. Me daba cuenta que las informaciones eran contradictorias, pero lo atribuía al hecho de ser algo desconocido y que se estaba investigando, por lo cual las encontraba dentro de la lógica; es decir las justificaba y corría un velo, estaba convencida del relato, al igual que ahora mis compañeros. Recuerdo las ruedas de prensa del Dr. Robert Gallo acompañado de una secretaria, en ellas nos alertaban de un futuro oscuro, incierto, desalentador y casi apocalíptico. Por aquel entonces era una joven que vivió dos embarazos, y mamá de dos niños, no cabe decir que lo vivía con extrema angustia por su futuro, con el agravante que creía que podía hacer poca cosa o nada. En aquellos momentos no existían las redes sociales de ahora, con lo cual obtener información distinta a la *mainstream* era casi imposible. Más tarde creía que mis recuerdos eran exagerados y confusos, pero Robert F. Kennedy Jr. (2021) me ha refrescado la memoria, vale la pena recordar qué escribe:

> Siguiendo la profecía alarmista del Dr. Fauci, Theresa Crenshaw, de la Comisión Presidencial del Sida, lanzó la asombrosa previsión de que dentro de catorce años moriría el doble de personas que entonces en el planeta a causa de infecciones mortales: "Si la propagación del sida continua a este ritmo, en 1996 podría haber mil millones de persona infectadas; cinco años después, hipotéticamente diez mil millones". Crenshaw se preguntaba: "¿Podríamos enfrentarnos a la amenaza de la extinción durante nuestra vida?" […] La histeria que sucedió a la predicción distópica de Fauci provocó que *Der Spiegel* advirtiera que las infecciones por sida exterminarían por completo a la población alemana en 1992. Al año siguiente (1985), la revista *Bild Der Wissenschaft* también pronosticó la pronta extinción de la raza teutona (Kennedy, 2021, p. 187-188).

En aquel momento todo transcurría más lento, pero, afortunadamente, no pasaron muchos años para que empezara a sospechar de todo aquel relato, observaba aspectos que no me encajaban y me generaban muchas dudas. Poco a poco comencé mi búsqueda, en ella conocí la existencia de Lluís Botinas (2011) —un incansable en la lucha contra ese fraude— me facilitó mucha información, me abrió una ventana al mundo y, sobre todo tranquilidad. Más tarde el documental "The house of numbers: anatomy of an Epidemic" *La casa de los números: anatomía de una epidemia*[1]; la tesis doctoral de Silvia Giménez Rodríguez "Sociología de las controversias científicas: SIDA, un debate silenciado" (2010), y el libro de Susana Ramírez Hita "Cuando la enfermedad se silencia. Sida y toxicidad en el oriente bolivariano" (2016), son algunos excelentes documentos que facilitan información rigurosa distinta a la *mainstream*. De la misma manera que ha sucedido ahora, también entonces se silenciaron todas las voces críticas, entre ellas premios Nobel como Kary Mullis, la biofísica Eleni Papadopulos-Eleopulos del grupo de Perth, o investigadores muy respetados hasta entonces, que a raíz de ello perdieron todas sus financiaciones, como el Dr. Peter Duesberg, virólogo y candidato al premio Nobel.

En este libro no se va a entrar en detalle de los asuntos estrictamente médicos, hay mucha bibliografía al respecto. Versará más sobre los aspectos sociales y humanos, como antropóloga y enfermera me interesa lo que han percibido e interpretado los profesionales y la ciudadanía, el rol que han jugado los medios de comunicación de masas, así como las contradicciones y sinsentidos que han ido sucediendo con los cuales hemos tenido que lidiar como humanidad, todavía estamos en esa cruzada. Todos hemos estado enculturados en el mismo sistema, aunque a cada uno la vida le lleva a caminar por distintas veredas, me interesan los distintos puntos vista. La intención es dar visibilidad a las posiciones invisibilizadas, a otros argumentos y otras opiniones menos conocidos. Intentar aportar un grano de arena al pensamiento único que domina en la sociedad actual en el campo de la salud y la enfermedad.

En este libro no se utilizará la palabra "paciente". Este vocablo tiene una fuerte connotación ideológica y está vinculado a la disciplina médica industrial, aunque en esta construcción ideológica han intervenido también otros sectores sociales. El vocablo paciente hace referencia a tener paciencia, pero no es éste el significado que le otorga la medicina. El antropólogo Eduardo Menéndez defiende que la idea de paciente implica una relación de subordinación y sumisión:

> La construcción del "paciente", de la situación de "paciente", supone un trabajo social e ideológico dentro del cual operará el conocimiento médico. En esta construcción intervienen no sólo los curadores e investigadores, sino los conjuntos sociales. El rol de paciente supon-

---

1   La casa de los numeros (*House of Numbers*) con subtítulos en español - 2010 - YouTube.

drá en los hechos una situación de "minoridad" y sobre todo en los pacientes de las clases subalternas (Menéndez, 1984, p. 83).

Piulats (2010) sugiere que la persona enferma es un sujeto paciente y pasivo frente a las manipulaciones de los profesionales, perdiendo de esta manera su autonomía dejándola en manos del complejo técnico sanitario, para el autor es el sistema que convierte la persona enferma en paciente. El antropólogo David Le Breton (2012) sostiene que el concepto de enfermedad que tiene el sistema médico impulsa que la persona se abandone al médico esperando que un tratamiento le haga efecto, desde esta perspectiva el sujeto no ha de hacer nada, sólo esperar. En esta construcción, en opinión del médico y antropólogo Byron Good (2003), ha sido decisiva la formación de los estudiantes de medicina, educándolos desde que empiezan los estudios para que aprendan a convertir las personas enfermas en pacientes, lo mismo sucede en los estudios de enfermería y las demás ciencias del campo de la salud. Para Ellis-Stoll y Popkess-Vawter (1998), la palabra paciente implica un proceso en un solo sentido: de los proveedores de salud del producto sanitario hacia la persona. En consecuencia, en este trabajo no se utilizará la palabra paciente, si el objetivo es que las personas nos empoderemos y responsabilicemos frente a la salud y la enfermedad, es esencial utilizar un lenguaje que contribuya a ello. Sin embargo, no hay una palabra adecuada que englobe las diferentes y complejas situaciones en que se puede encontrar una persona, que pueden oscilar desde un proceso de gravedad a una consulta por un problema leve o una duda. Me inclino por utilizar el vocablo enfermo, que, aunque tiene limitaciones no implica la connotación biomédica de paciente pasivo. También es pertinente hablar de consultante, a veces el sujeto solo quiere consultar para después decidir y tomar de forma autónoma sus decisiones. En un sistema sanitario —supuestamente público como el nuestro—, también se puede hablar de usuario, en este caso es una persona que utiliza unos servicios que contribuye a mantener con sus impuestos. Asimismo, se puede hablar de cliente cuando se acude a una consulta y se paga por un servicio.

Las citas que aparecen en este texto son anónimas y provienen de varios contextos, algunas son recogidas en el entorno laboral, otras de compañeros de otros centros. A veces discutiendo la situación en una comida, tomando un café, a pie de calle o esperando el turno en una tienda, algunos son profesionales preocupados por la situación que estamos viviendo como sociedad, y por la "deriva del sistema sanitario", en palabras de una de ellas. Lo mismo las citas de enfermos y de personas anónimas, provienen de varios entornos. Cuando las citas son textuales están escritas entre comillas, cuando son más generales en cursiva.

RITA PRAT
Febrero de 2023

No me preocupa el grito de los violentos, de los corruptos,
de los deshonestos, de los sin ética.
Lo que más me preocupa es el silencio de los buenos.
MARTIN LUTHER KING

En este apartado se presentan algunos organismos que deciden las políticas sobre salud y enfermedad a un nivel global, que afectan a toda la población de forma más o menos directa. Muchos no son conocidos por la mayoría de las personas, otros creen que trabajan y persiguen el bien de todos.

Directrices y organismos supranacionales

Las principales directrices y recomendaciones sobre salud y enfermedad no se toman a escala local ni tan sólo estatal, las promueven organismos supranacionales, el más importante es la Organización Mundial de la Salud (OMS) y los que dependen o tienen relación con ella.

La OMS se creó en 1948, según sus estatutos con el objetivo de velar por la salud de todos los habitantes del planeta. Se dio un empujón, desde su perspectiva, a este propósito en 1978 con la Declaración de Alma-Ata en la que se instaba a los gobiernos a proteger y promover la salud de todos los habitantes del planeta. Según consta en su página web se financia a través de dos fuentes principales, una es la contribución pactada de los estados miembros, son las cuotas de afiliación de los países. La otra es de dos clases, una son las contribuciones voluntarias que pueden hacer los estados miembros orientadas a una causa de su interés, la otra las contribuciones de otros asociados: fundaciones filantrópicas[2], sector privado y otras fuentes. La financiación de los estados cubre menos del 20% del total, lo cual quiere decir que la procedente de fuentes privadas aporta más del 80%, la gran mayoría[3]. Entre las numerosas financiaciones

---

2   Patrick Radden Keefe (2021) en *el Imperio del dolor,* explica y demuestra que la filantropía en este ámbito no se trata de una obra benéfica, sino que es un trato comercial.

3   https://www.who.int/es/about/funding

privadas y no gubernamentales destacan la Fundación Bill & Melinda Gates, la Fundación GAVI, la Rotary International, el National Philanthropic Trust y el Banco Mundial. Actualmente su secretario general es el biólogo etíope Tedros Adhanom Ghebreyesus[4].

Los Centros para el Control y la Prevención de Enfermedades (CDC, por sus siglas en inglés, Disease Control and Prevention) son una agencia del Departamento de Salud y Servicios Humanos de EUA, según ellos su objetivo es la prevención y control de las enfermedades, la salud ambiental y la realización de actividades para promover la educación en la salud. Se crearon el 1946 en Atlanta donde tienen la sede principal. Se consideran la principal agencia de promoción de salud del país y son líder mundial en el área de salud pública, tienen oficinas en muchos países. Además de la financiación estatal, la reciben de una gran cantidad de empresas privadas, destacan los laboratorios y toda la industria químico farmacéutica (IQF), empresas de aparataje sanitario, petroleras, electrónicas, informática, de tecnología biomédica y material de diagnóstico, nanotecnológicas, de telefonía, de aviación, aseguradoras, hoteleras, Facebook y Google, universidades, revistas científicas, también de McDonald's, Coca-Cola, bancos, PayPal o Microsoft, entre una larga lista[5].

Europa tiene su equivalente a los CDC estadounidenses, son los European Centre for Disease Prevention and Control (ECDC). Se crearon en 2005 y su sede está en Estocolmo. También China tiene sus CDC, Chinese Center for Disease Control and Prevention. Los CDC poseen varias agencias y fundaciones, cabe destacar el Epidemic Intelligence Service (EIS). Se creó en 1951, según su programa para la detección y defensa de los gérmenes de la guerra biológica, el desarrollo de dispositivos de detección y la formación de los trabajadores de laboratorio para estos fines. Quienes participan en este programa se autodenominan coloquialmente "detectives de enfermedades". Este proyecto está presente en muchos países, en España su equivalente es el Instituto de Salud Carlos III (ISCIII) de Madrid.

Otro organismo importante por sus influencias en las políticas sanitarias a nivel global es la Alianza GAVI (acrónimo del inglés Global Alliance for Vaccination and Immunization). Se creó en 2000, se autodefine como "un asociado de los sectores público/privado que tiene el compromiso de salvar las vidas de los niños y proteger la salud de las personas a través de

---

4   Robert F. Kennedy Jr. (2021) explica que Tedros Adhanom Ghebreyesus fue nombrado a dedo por Bill Gates en 2017.

5   https://www.cdcfoundation.org/partner-list/corporations

la utilización extensiva de las vacunas"[6]. Entre los miembros de la Alianza Gavi están los gobiernos de países industrializados y subdesarrollados, fabricantes de vacunas "emergentes" y otras ya establecidas, organizaciones no gubernamentales, institutos de salud pública y de investigación, la OMS, la UNICEF, el Banco Mundial y la Fundación Bill & Melinda Gates. Uno de sus lemas es "la vacunación, una inversión para la vida".

Otra asociación importante es Training Programs in Epidemiology and Public Health Interventions Network (TEPHINET). Se creó en 1980 y formalizada en 1997, tiene el soporte de la OMS y los CDC de los EUA. Su misión es desarrollar, conectar y movilizar el campo de la epidemiología a un nivel global para hacer más efectivos y cohesionar los sistemas de salud pública y avanzar en la seguridad de la salud[7]. Recibe ayudas de la OMS, los CDC, la Fundación Bill & Melinda Gates, Deloitte, de la Mérieux Foundation, Gilead Sciences Inc, Google Org, Northrop Grumman, Hivos, Nuclear Threat Initiative, la Agencia de Estados Unidos para el Desarrollo (USAID, siglas en inglés) o Pepsico entre otras muchas.

La Foundation Bill & Melinda Gates es la fundación privada filantrópica más grande del mundo. Fundada en 1999 por Bill Gates y su esposa Melinda, tiene la sede en la ciudad de Seattle, cuenta con casi 1800 empleados y tiene representación en 134 países. La dirigen el matrimonio Gates y el multimillonario Warren Buffet. Se autodefinen como filantrópicos y su objetivo, según ellos, es unir el sector privado con el público por el agujero que existe entre ambos. Enfocan su actividad, en especial, a que las vacunas puedan llegar a las personas de todos los países, y de manera prioritaria a los niños para hacerles la vida más fácil, según ellos. También dicen estar interesados en los programas de educación y en el desarrollo agrícola. Sus activos y pasivos alcanzan miles de millones de dólares[8].

La Mérieux Foundation[9] es otra fundación que opera en el campo sanitario, se autodefine como una fundación familiar independiente con interés público que se compromete a luchar sobre el terreno contra las enfermedades infecciosas en los países en desarrollo, en especial mediante la creación de laboratorios clínicos. Está financiada por instituciones internacionales tanto gubernamentales como privadas, destacan la OMS, la Fundación Bill & Melinda Gates, los CDC, el Banco Mundial o la Comisión Europea. Entre sus socios están la mayoría de las industrias

---

6   https://www.gavi.org/programmes-impact

7   https://www.tephinet.org/about

8   https://www.gatesfoundation.org/

9   https://www.fondation-merieux.org/en/

farmacéuticas: Pfizer, Merck, Jansen, Johnson & Johnson, GlaxoSmithKline, Gilead o Bayer.

Otros organismos que ejercen influencia son las agencias de regulación de los medicamentos, la Food and Drug Administration (FDA) en los EUA, y la Agencia Europea para el Medicamento (EMA, por sus siglas en inglés) en Europa. Estas agencias autorizan y realizan el seguimiento de los medicamentos tanto humanos como animales, tienen sobre el papel el objetivo de promover la salud pública asegurándose que los medicamentos sean seguros, eficaces y de alta calidad. Estas agencias no obligan, sólo recomiendan; sin embargo, los estados se amparan en ellas para permitir el uso de los medicamentos, por tanto, en la presente epidemia han jugado un rol importante y decisivo al recomendar la administración de las vacunas y el número de dosis, también por sus recomendaciones sobre los tratamientos a aplicar o no aplicar. Las recomendaciones de la EMA sobre la vacunación y las dosis a administrar han ido cambiando, en función de los intereses y de las influencias que los distintos campos ejercen sobre ellos[10].

Otras organizaciones son la International Conference on Harmonisation (ICH), sobre el papel debería tratar los requisitos técnicos para el registro de medicamentos de uso humano. También la Organización Mundial del Comercio (OMC) tiene un papel relevante en las políticas de sanidad, especialmente porque trata a los medicamentos como cualquier otro bien de consumo sin darles una consideración especial.

Todas estas organizaciones y fundaciones son sólo un pequeño ejemplo de un gran entramado de empresas básicamente privadas y poco de públicas, en las que dominan y predominan los intereses y ganancias privadas sobre los de la población. Están todas interrelacionadas. Además, algunas tienen vínculos directos con el Departamento de Defensa de los EUA, también de otros países. Es decir, se trata de un enorme y complejo entresijo en el cual es difícil de obtener datos exactos y reales, tanto económicos como de sus interrelaciones. A todo este entramado se añade el problema de las puertas giratorias, entre las agencias reguladoras de los medicamentos, las IQF y tecnológicas y los gobiernos.

Desde el primer momento que se empezó a hablar del SARS-CoV-2 y durante todo este tiempo quien ha marcado las directrices en las actuaciones que se debían llevar a cabo ha sido la OMS, este organismo ha asesorado y presionado a los gobiernos de todos los países sobre las medidas que debían implementar. A través de sus comités de expertos en todo momento ha

---

10   https://www.ema.europa.eu/en/news/comirnaty-spikevax-ema-recommendations-extra-doses-boosters

aconsejado qué pruebas realizar para la detección del supuesto virus, ha declarado las distintas fases, ha aconsejado tratamientos y protocolos, la recomendación e imposición de mascarillas o los confinamientos, entre otros. A la vez, lo ha hecho con contradicciones, un día daba una recomendación y a los pocos días la negaba o daba otra de distinta, añadiendo confusión. Es decir, con una financiación privada superior al 80%, se ha erigido como un ministerio de sanidad a nivel mundial, ya que su influencia y sus presiones nos han afectado a todos los habitantes del planeta, y sin que tuviera la fiscalización de ningún sector. La OMS se ha convertido en un brazo fundamental de la tecnocracia globalista.

Otros organismos influyentes que dictan las políticas son el Banco Mundial, el Fondo Monetario Internacional y el Foro Económico Mundial (más conocido por WEF, por sus siglas en inglés de *World Economic Forum*). En estos momentos este organismo tiene un rol clave en las medidas económicas que se quieren implementar a escala mundial, es el promotor del *Great Reset* o "Gran Reset", que propone un reajuste de la economía mundial promoviendo la Agenda 2030. Su fundador y presidente es el empresario alemán Klaus Schwab. Este foro es conocido por los encuentros que celebra en Davos con la élite política y económica mundial. Este evento está financiado por las élites del poder mundial como Black Rock, Goldman Sachs, Morgan Chase, Facebook, Amazon, Google, por la industria químicofarmacéutica (IQF) o las tecnológicas, también por la Fundación Bill y Melinda Gates entre otras.

En toda esta crisis también destaca el médico epidemiólogo estadounidense Anthony Fauci, que ha tenido un papel relevante desde enero de 2020 asesorando al gobierno de EUA en materia del coronavirus —tuvo un papel decisivo en la gestión del sida en las décadas de 1980 y 1990—. Robert F. Kennedy (2021) describe a Fauci cómo "comandante de la mayor guerra de la historia contra una pandemia mundial". También ha destacado el virólogo alemán Christian Drosten, quien ha potenciado los test PCR y ha sido decisivo a nivel europeo en las políticas que se han llevada a cabo.

Los libros de Robert F. Kennedy (2021) internacionalmente y de Victòria Català (2022) en el contexto de Cataluña y del Estado español explican con detalle todos estos intríngulis de las industrias con las fundaciones e institutos público/privados del ámbito sanitario. También es un buen conocer de ello Jesús García Blanca, autor de varios libros (García Blanca, 2009) y artículos periodísticos en este sentido[11].

---

11   La salud arrebatada - *Diario16*.

Los profesionales médicos, enfermeras, farmacéuticos y demás del campo sanitario poco saben de la opacidad y de los intereses oscuros de toda esta trama, la mayoría ni lo sospechan, tampoco la gran parte de la población. En el imaginario ha quedado anclado que la OMS es una organización pública cuyo objetivo único es el interés por el bien de la humanidad.

Cambio de denominación de pandemia

El *Diccionario de la Real Academia Española* (RAE) define epidemia como "enfermedad que se propaga durante algún tiempo por un país, acometiendo simultáneamente a gran número de personas", en primera acepción, y en segunda: "mal o daño que se expande de forma intensa e indiscriminada". Pandemia, según el mismo diccionario, "enfermedad epidémica que se extiende a muchos países o que ataca a casi todos los individuos de una localidad o región"[12]. La epidemiología clasifica las epidemias en fases, siendo la 1 la más leve hasta la 6, que se considera una pandemia. Así es como se había entendido siempre lo que era una epidemia o pandemia, con lo cual una pandemia no se podía declarar en una fase incipiente, sino cuando había pasado por varias etapas, y la afectación era muy generalizada.

En 2009, en los inicios de la supuesta epidemia de la gripe A (H1N1), la OMS cambió la denominación de pandemia. Hasta este año tenía que haber muchas personas afectadas de gravedad y en muchos países para declararla; a partir de esta modificación ya no fue necesario que fuera así, sino que solamente hubiera afectados en varios países. El cambio radica en que la afectación sea extendida, que haya casos en varios países, independientemente que sean pocos o muchos, y no tiene en cuenta el nivel de gravedad de la enfermedad. Este cambio fue muy criticado en su momento por muchos sectores y actores, sobre todo por profesionales médicos y sanitarios, señalaban que llevaba a la confusión y por tanto podía generar alarma y miedos innecesarios en la población. Esto llevó a muchos organismos a pedir transparencia a la OMS, entre ellos el Consejo de Europa, hecho que denunciaba la Organización Médica Colegial (OMC)[13]. Con el cambio de definición del año 2009, la OMS ha

---

12   https://dle.rae.es/epidemia%20?m=form

13   El Consejo de Europa reclama a la OMS "más transparencia" y un cambio en la definición de "pandemia" (medicosypacientes.com).

podido cualificar la situación actual de pandemia de forma totalmente incipiente, hecho que con la anterior definición no hubiera sido posible.

El día 30 de enero de 2020 la OMS declaraba el Covid-19 como una *emergencia* de salud pública de *preocupación internacional*. En esa fecha había un total de *7.818 casos* confirmados *en todo el mundo, la mayoría en la China y solo 82 en otros 18 países*. Con estos datos la OMS evalúa el riesgo para China como muy alto, y el riesgo mundial alto[14]. Pronosticó un escenario catastrófico y apocalíptico ya antes del minuto cero.

El cambio de definición permitió que el día 11 de marzo de 2020 el director general de la OMS, Tedros Adhanom Ghebreyesus, pudiera declarar el Covid-19 como una pandemia, según decía por los alarmantes niveles de propagación y gravedad que estaban ocurriendo en muchos países. En este momento la OMS contabilizaba *118.000 casos en 114 países y 4.291 muertes,* estos casos correspondían en su práctica totalidad a los facilitados por China, apenas había en otros países[15]. Es decir, se declara una *pandemia mundial con 4.291 fallecidos* en todo el mundo y casi todos en el mismo país, un número insignificante sobre la población mundial de *7.900.000.000.* Un dato que es un insulto a la inteligencia humana, que provocaría risa si no fuera por la gravedad de la situación y todo lo que implica. Por sí solo, esto ya hubiera debido de encender las alarmas en un sector importante de la población —sobre todo en el médico sanitari—, de que algo grave sucedía, y que no se trataba de, precisamente, un problema de salud pública, y mucho menos a escala mundial.

A partir de la declaración de pandemia por la OMS empezó la escalada y cascada de medidas restrictivas por parte de los gobiernos, que afectaron en mayor o menor medida a todos los países del planeta. Como es sabido en algunos fueron muy severas con confinamientos domiciliarios muy estrictos de semanas y meses, principalmente en la mayoría de los países occidentales —Europa, América y Australia y Nueva Zelanda—, aunque hubo diferencias en la severidad de las medidas, algunos como Suecia prácticamente no tuvieron, también el caso de Nicaragua en Centroamérica. Asimismo, se declararon confinamientos en varios países de África y de Asia, igualmente con diferencias, en algunos como Tanzania no hubo casi restricciones y en otros también fueron muy estrictas. Se cortaron la mayoría de vuelos y las comunicaciones entre los países. Millones de personas perdieron sus trabajos y empobrecieron. Se presentaba un

---

14   https://www.who.int/es/news/item/27-04-2020-who-timeline---covid-19

15   Cronología de la respuesta de la OMS a la COVID-19 (who.int).

panorama catastrófico desde el primer momento en el cual se debían de cumplir estrictamente todas las normas dictadas.

Este hecho no es del todo nuevo: la pandemia de la gripe A (N1H1), declarada en inicios de 2009 se puede considerar como un intento de cómo generar y actuar ante una supuesta pandemia, y de llevar a cabo unos planes opacos. En este caso las presiones de forma temprana por parte de muchos médicos, científicos, periodistas y abogados comprometidos hizo abortar los planes que se intentaba llevar a cabo. El alemán Wolfgang Wodarg —médico internista y epidemiólogo especializado en enfermedades pulmonares—, que en aquel momento era parlamentario alemán, tuvo un papel decisivo[16]; en este caso los medios de comunicación informaron con mayor rigor y menos opacidad. No obstante, en esta ocasión se convenció a los gobiernos para la compra masiva de medicamentos y vacunas que no se llegaron a utilizar. Peter Gotzsche (2014) define como el mayor robo de dinero público de la historia el que se destinó a la compra de Tamiflú —destinado a "combatir" la enfermedad—, que tenía efectos y beneficios dudosos y controvertidos.

Los inicios

La OMS, en su Boletín n°1 de 21 de enero de 2020 informa de la siguiente secuencia[17]:

- El día 31 de diciembre de 2019 la oficina de China de la OMS fue informada de la detección de unos casos de neumonía de etiología desconocida en la ciudad china de Wuhan en la región de Hubei.
- Del 31 de diciembre al 3 de enero de 2020 las autoridades nacionales en China reportaron a la oficina 44 casos de neumonía de etiología desconocida, durante este período el agente causal no fue identificado.
- El día 7 de enero de 2020 fue identificado un nuevo tipo de coronavirus.
- El día 12 de enero se compartió la secuencia genética del nuevo coronavirus con los otros países para que pudieran desarrollar kits específicos de diagnóstico.
- El día 13 de enero se informa del primer caso en Tailandia, el 15 del primero en Japón y el 20 del primero en Corea.

---

16   https://youtu.be/qE6-aQvqDSM

17   https://www.who.int/docs/default-source/coronaviruse/situation-reports/20200121-sitrep-1-2019-ncov.pdf

- A primeros de enero de 2020 se reporta la primera muerte en Wuhan y el día 20 tres nuevas muertes.
- Los días 11 y 12 del mismo mes la OMS recibe información de la *National Health Commission China*, que relaciona el brote con un mercado de la ciudad china de Wuhan, con la exposición de pescados, mariscos y animales vivos.

Sólo unos días más tarde, el informe de la OMS del 16 al 24 de febrero de 2020, constata en su página 4, que el día 30 de diciembre de 2019 se practicaron tres lavados broncoalveolares a un enfermo con una neumonía de etiología desconocida con la técnica Real-Time PCR (RT-PCR), dando positivo a un pan-betacoronavirus[18].

Como vemos, estos primeros pasos se llevaron a cabo con muy pocos casos y de forma extremadamente apresurada, podríamos pensar que, con celeridad y alevosía. Cabría preguntarnos si el objetivo era que la población no tuviera tiempo a reaccionar ante el impacto que suponían estas informaciones. En fecha de 17 de marzo el epidemiólogo John Ioannidis de la Universidad de Stanford ya alertaba que se estaban tomando decisiones sin disponer de datos fiables[19].

En Europa se declararon los primeros casos de este supuesto nuevo coronavirus a finales de enero de 2020, tres en Francia, después en Alemania, Italia y España. En España los primeros fueron dos en las islas Canarias y uno Baleares, el 25 de febrero se informó del primero en la península en Barcelona, después en otras ciudades. El país que más casos declaró en el inicio fue Italia, en la Lombardía, primero de forma paulatina, a finales de febrero y principios de marzo todo se aceleró. La semana del 9 al 15 de marzo se la calificó como de "explosión epidémica" en España, unas semanas más tarde que en Italia. En pocas semanas se extendió a todos los países.

La mayoría de los primeros casos en Europa se les relacionó con personas de vuelos procedentes de Asia, en especial de China y la región de Wuhan. Se admitía que el origen era en China y de allí había "volado" a Europa, por lo que se le empezó a denominar el "virus chino". Llamarlo así no está exento de un componente racista; esto llevó a señalar en aquel momento a personas con fenotipo oriental, fueron objeto de burlas y,

---

18   https://www.who.int/docs/default-source/coronaviruse/who-china-joint-mission-on-covid-19-final-report.pdf

19   In the coronavirus pandemic, we're making decisions without reliable data (statnews.com).

veían que algunos autóctonos se apartaban de ellos. En el caso de Italia, el primer país más afectado, la relación era con los vuelos de Wuhan a Milán, quienes habían hecho esta ruta estaban bajo sospecha. En cambio, cuando empezaron los casos en España la asociación fue con Italia, los primeros que se informaban eran personas que habían estado los días previos en el norte de Italia, donde supuestamente se habían contagiado y ellos lo contagiaron a otros. Haber viajado al norte de Italia en aquellos momentos se convirtió en un factor de riesgo extremo, algo a evitar a toda costa.

Detección oficial inicial del virus y pruebas PCR

Según la medicina alopática los coronavirus pertenecen a una familia de virus de la que se conocen siete variantes. Los más comunes se les relaciona con enfermedades leves como el resfriado común, otros pueden causar de más graves como el Síndrome Respiratorio Agudo Severo (SARS-CoV), que originó un brote en 2002 y 2003 en la provincia de Guangdong en China, se atribuyó su origen a un murciélago. También es de la misma familia el Síndrome Respiratorio (MERS-CoV) que ocasionó un brote en 2012 en Oriente Medio y uno de menor en 2015, se relaciona con los camellos. Los dos tienen origen zoonótico. La variante actual se la ha denominado SARS-CoV-2, y a la enfermedad que produce Covid-19 por el año en que se detectó, algunos lo relacionan con el pangolín, aunque hay discrepancias desde la óptica oficial.

El día 24 de enero de 2020 Na Zhu *et al.* publicaron un artículo en la revista *The New England Journal of Medicine* en el cual el equipo del doctor Na Zhu aseguran haber aislado y secuenciado el SARS-CoV-2. Este artículo fue enviado, revisado y publicado en un espacio de tiempo muy breve, de tres o cuatro días —generalmente este proceso tarda semanas o meses—, esta premura generó dudas en muchos científicos desde un primer momento. También las suscitó el tiempo récord en que se realizó el trabajo, así como su contenido y metodología. Posteriormente otros autores cómo Fan Wu (2020) o Peng Zhou (2020), publicaron artículos en la misma línea, también enviados y aceptados con igual premura.

Ya desde el primer momento aparecieron informaciones, teorías y contra teorías distintas a las oficiales —que igualmente se apoyaban en el paradigma médico de los virus—, que defendían la teoría de un virus, pero proponían que no era natural ni procedía del murciélago o del pangolín, sino que había sido creado en un laboratorio, se trataría de un virus quimera. Se apuntaba que dicho laboratorio estaría ubicado en la ciudad china de Wuhan, donde precisamente aparecieron los primeros casos. También ha habido quien ha sostenido que este virus ha sido creado como un arma biológica en contra de la humanidad. Otro debate ha sido si el virus fue soltado premeditadamente o se escapó de forma accidental. Desde el inicio ya aparecieron informaciones confusas y contradictorias que provenían de diversas fuentes, todas a partir de la teoría de los virus e instigando al pánico y a la confusión.

Por otro lado, tenemos el que se ha llamado informe de "Corman-Drosten", por sus dos autores principales, en el cual se ha basado todo el protocolo de la RT-PCR para la detección del SARS-CoV-2 y consiguiente diagnóstico del Covid-19. Es el método recomendado por la OMS que han utilizado todos los países. El artículo de Corman *et al.* (2020) fue publicado en *Eurosurveillance*. El día 21 de enero se envió a la revista, el 22 fue aceptado y el día 23 ya era publicado. Otra vez dominó la premura. Christian Drosten es un virólogo alemán y el principal impulsor de este informe y de las pruebas PCR, ha asesorado al gobierno de dicho país y a la Comisión Europea.

El test del RT-PCR fue inventado por Kary Mullis que recibió el premio Nobel por ello en 1993. Mullis murió en otoño de 2019. La técnica RT-PCR —siglas que traducidas del inglés significan Reacción en Tiempo Real en Cadena de la Polimerasa—, permite identificar un fragmento de material genético, ADN o ARN, y cuantificarlo. Para llevar a cabo la técnica se amplifica el fragmento de material genético con el fin de obtener un mayor número de copias. Este test se ya utilizó para la detección del virus VIH en el caso del sida. Kary Mullis siempre defendió con contundencia que sólo servía para fines de investigación y que no era válido para la detección del VIH ni de ningún virus, que no servía para fines diagnósticos ni para determinar ni afirmar que una persona esté enferma ya que sólo detecta una parte muy pequeña de material genético. El autor siempre defendió que la técnica de la PCR es un proceso que sirve para "crear mucho de algo a partir de algo", y que no te dice que estés enfermo ni que vaya a causarte ningún daño"[20]. A pesar de los argumentos que siempre defensó Mullis, y sin discusión científica, se han utilizado las PCR para fines diagnósticos.

Los expertos en el campo médico y la biología desde la óptica oficial, sostienen que la secuenciación, el aislamiento y la purificación de los virus son los elementos que determinan el vínculo de causalidad entre los virus y la enfermedad, en este caso entre el SARS-CoV-2 y la enfermedad del Covid-19. El aislamiento correcto permitiría obtener el *"gold* estándar", es

---

20   https://archive.org/details/kary-mullis-pcr-test

decir el patrón de referencia que sería la mejor prueba con la que cotejar la autenticidad y fiabilidad del SARS-CoV-2, y comparar posteriormente. Con este "*gold* estándar" en una prueba de PCR se podrían verificar los positivos a SARS-CoV-2. Sin embargo, hay médicos y científicos que afirman que todo este proceso no se ha llevado a cabo, por tanto, que la PCR no sirve como prueba diagnóstica. A todo esto, hay que añadir la forma apresurada, supuestamente, en la que se han llevado a cabo la fabricación de estos test. Una vez más ha dominado la opacidad y la premura.

Varios autores defienden que la secuenciación del virus SARS-CoV-2 se ha malinterpretado como aislamiento, ya que son dos procesos distintos, entre ellos está la asociación de "Biólogos por la Verdad". Dichos autores defienden que el aislamiento propiamente dicho de las partículas virales no se ha realizado, tampoco se han realizado cultivos virales en enfermos positivos, un cultivo —desde la visión médica— es la forma más segura de establecer la relación causal entre el virus del SARS-CoV-2 y la enfermedad del Covid-19. Biólogos por la Verdad explican que tras una profunda revisión bibliográfica no han encontrado ningún estudio científico donde se demuestre que se haya aislado y purificado las partículas virales para su caracterización química y su secuenciación. En los estudios que han revisado señalan importantes limitaciones metodológicas, la metodología es laxa y hay falta de rigurosidad. Remarcan como muy importante que todas las secuencias que se atribuyen al SARS-CoV-2 se basan en una plantilla inicial secuenciada en Wuhan, por tanto, si no se secuenció correctamente la inicial todas las plantillas que se están utilizando en todo el mundo tendrían el mismo error, con lo cual estaríamos hablando de un error metodológico a escala mundial[21]. En este sentido, en el apartado anterior hemos visto que el día 12 de enero, de forma muy temprana, China compartió la secuencia genética del nuevo coronavirus con los otros países para que pudieran desarrollar kits de diagnóstico, según consta en el documento de la OMS.

Otro tema que ha llevado polémica son los ciclos de amplificación que se realizan en las pruebas del PCR —amplificar significa repetir las veces que se desea la copia del fragmento que se está estudiando—. Para tener una mínima fiabilidad desde la óptica oficial se considera que no deberían superar los 25 o 30 ciclos. Sin embargo, el número que se realiza

---

21   Informes y artículos de interés. — por la verdad (biologosporlaverdad.es). En el artículo titulado: "Informe sobre la importancia de la realización de cultivos virales de SARS CoV2 y de su aislamiento completo para la confirmación de la causalidad entre el virus y la enfermedad Covid-19".

puede variar en cada región o país o en cada momento, según los intereses pueden ser distintos, pero por lo general es entre los 40 y 45, según admite el Ministerio de Sanidad español[22] en un documento que hizo público la Asociación Liberum[23]. A mayor número de ciclos es más fácil tener un resultado positivo, por lo que se trataría de un falso positivo.

Otro punto importante a destacar, según la visión del paradigma biológico médico, es que las pruebas PCR detectan alrededor de 200 nucleótidos, y el genoma vírico contiene unos 30.000, es decir, solamente podría detectar unos pocos fragmentos del total del genoma, no llega al 1%. Asimismo, los reactivos de la PCR para el SARS-CoV-2 son comunes a muchas secuencias del genoma humano o a otros tipos de coronavirus —tal como han destacado muchos autores y el propio Mullis—, razones por las cuales no se puede descartar que muchos positivos sean falsos positivos debido a ello, es decir, que lo sean por haber detectado en la muestra ADN celular humano o de otro coronavirus. Además, también pueden dar positivo a otras substancias orgánicas. El presidente de Tanzania, John Magufuli, matemático y doctor en ciencias químicas —el cual murió en febrero de 2021—, en la primavera de 2020 mandó tomar muestras a cabras, pájaros, papayas y aceite de motores, a las muestras les dieron nombre de persones y se enviaron a un laboratorio para hacerles una prueba PCR. Tuvieron la sorpresa que muchas dieron positivo, siendo otras inconcluyentes[24]. Este hecho, que hubiera tenido que hacer saltar todas las alarmas en la comunidad científica para su comprobación y debate, fue ocultado en los medios de comunicación. Más tarde muchos profesionales en nuestro entorno repitieron los test en toda clase de sustancias con parecidos resultados.

Los hechos controvertidos que han generado dudas desde el primer momento han sido muchos. Un ejemplo es que en junio de 2020 investigadores de la Universidad de Barcelona comunicaron que habían detectado la presencia del virus en aguas residuales de Barcelona recogidas el 12 de marzo de 2019[25], lo publicaron en un artículo en una revista científica.

---

22 https://drive.google.com/file/d/166TuHyHYac-NPBjtslg75rqZ2-lKolvN/
     view?usp=drivesdk

23 Liberum es una asociación constituida en 2021, cuyo objetivo es la defensa
     y restauración de los derechos humanos y libertades usurpados a la población durante la pandemia. https://liberumasociacion.org/

24 https://www.brightworkresearch.com/how-tanzanias-magufuli-figured-
     out-the-prc-test-is-fake/

25 https://www.ub.edu/web/ub/es/menu_eines/noticies/2020/06/042.html?

En junio de 2021 el periódico *El País* se hacía eco de las investigaciones llevadas a cabo por un científico —Jesse Bloom, un investigador en solitario—, que defiende que se borraron algunas de las primeras secuencias del coronavirus en cuestión, y que ya estaría circulando antes de diciembre de 2019[26].

Estos hallazgos estarían en consonancia con los científicos que defienden que se trata de material genético muy extendido y que es compartido por otros muchos seres vivos o material orgánico, por tanto, lo que detectarían las pruebas PCR no sería específico únicamente del SARS-CoV-2, como apuntan algunos científicos y el propio Mullis.

La celeridad ha dominado desde el primer momento donde ha interesado, principalmente en los artículos mencionados sobre los que se ha basado todo el proceso y todas las políticas llevadas a cabo en todo el mundo. Como se ha dicho, el artículo de Na Zhu *et al.* (2020) lleva dudas en muchos científicos que se haya secuenciado y aislado correctamente el SARS-CoV-2, también hay dudas en el artículo de Corman *et al.* (2020) sobre la detección a través de las RT-PCR. La revista médica crítica *Discovery Dsalud,* entre muchas, desde sus primeros números de 2020, informa que científicos de prestigio de muchos países han solicitado pruebas a los autores de estos artículos acerca de lo que afirman, así como a diversos organismos nacionales e internacionales sin que hayan obtenido respuesta. También un grupo de 22 prestigiosos científicos independientes del campo médico, solicitaron oficialmente en noviembre de 2020 una revisión a *Eurosurveillance* del artículo de Corman *et al.* (2020), lo llamaron "corman-drostenreview", sin que tampoco obtuvieran respuesta. Estos científicos revisaron la publicación punto por punto y concluyeron que presenta graves errores técnicos y científicos a nivel molecular y metodológico: mencionan el diseño de un cebador, un protocolo RT-PCR problemático e insuficiente y la ausencia de una validación precisa. También denuncian que no se mencionan en dicho artículo los conflictos de intereses "graves" de los autores. Además, por el poco tiempo transcurrido —cómo se pone de manifiesto en el mismo artículo—, presenta dudas que se haya llevado a cabo una revisión sistemática por pares[27]. Lo que denuncian los científicos independientes sin conflicto de intereses, es que, si no se ha aislado ni purificado debida y rigurosamente

---

26   https://elpais.com/ciencia/2021-06-24/un-cientifico-descubre-que-algu-
      nas-de-las-primeras-secuencias-del-coronavirus-en-china-fueron-borra-
      das.html?

27   Corman-drosten-review-report-nov.-2020.pdf

el virus, no se puede trabajar en las pruebas para detectarlo. Todo esto se ha silenciado en los medios de información y los científicos de la línea oficial lo han obviado.

Ante ello, y desde la visión oficial, debería surgir la duda que la persona que da positivo en la prueba pueda contagiar, para tener certeza se tendría que llevar a cabo un cultivo de la muestra del enfermo y no se ha hecho, por lo que asegurar que la persona es contagiosa se puede considerar una falacia —realizar un test PCR no es lo mismo que realizar un cultivo—. Además, otro punto controvertido desde el paradigma médico, es si la presencia de ARN viral por si sola es capaz de multiplicarse e infectar. Según consta textualmente en un informe de la OMS del día 5 de junio de 2020, página 2, no es siempre así[28]:

> Hasta el momento, los muestreos del aire en entornos asistenciales donde no se practican dichos procedimientos permitieron aislar ARN del virus en algunos estudios (13-15) pero no en otros. (11, 12, 16) No obstante, la presencia de ARN vírico no equivale a la de un virus viable, es decir, capaz de multiplicarse e infectar, y además transmisible y capaz de constituir un inóculo suficiente para iniciar una infección invasora.

De máxima importancia es que muchos científicos y periodistas han solicitado las pruebas del aislamiento y cultivos del SARS-CoV-2 a los organismos competentes y gobiernos, a menudo sin obtener respuesta. Algunos cuando se han visto forzados legalmente a facilitarla han admitido que no disponen de ella. La periodista en investigación irlandesa Gemma O'Doherty la solicitó formalmente al Gobierno irlandés y la respuesta fue que no la tenían[29]. Lo mismo ha sucedido en el Estado español, la Asociación Liberum solicitó formalmente los documentos al Ministerio de Sanidad del Estado español, su respuesta es que no disponen de estos documentos, textualmente dice: *"El Ministerio de Sanidad no dispone de cultivo SARS-CoV-2 para ensayos, y no tiene un registro de los laboratorios con capacidad de cultivo y aislamiento para ensayos"*[30]. Algunos periódicos

---

28   https://apps.who.int/iris/bitstream/handle/10665/332657/WHO-2019-nCov-IPC_Masks-2020.4-spa.pdf

29   https://gemmaodoherty.com/hse-admit-they-have-no-proof-the-virus-exists/

30   https://drive.google.com/file/d/166TuHyHYac-NPBjtslg75rqZ2-lKolvN/view? https://liberumasociacion.org/

no masivos informaron de ello[31,32.] Sin embargo, no tuvo eco en la sociedad ni en mundo médico y científico. Si un Gobierno no dispone directamente de cultivos debería ser muy riguroso y facilitar toda la información en qué laboratorios y datos se ha apoyado y sustentado para llevar a cabo todas las políticas de restricciones y aislamientos, y de conculcación de derechos fundamentales, hecho que no ha sucedido. Además, estos documentos se han solicitado en otros países con idéntica respuesta. Tampoco han convencido a muchos autores los documentos presentados por la OMS[33] sobre el aislamiento del SARS-CoV-2. Defienden que se ha utilizado la bioinformática y rellenado a través de esta los huecos que no se podían obtener. El campo científico médico ha estado callado y sin discusión.

Si todas esas pruebas no existen quedan dudas más que razonables acerca de lo que ha sucedido, y si existen no habría motivo para que se hicieran públicas, y se debatieran. Lo que es seguro es que no ha habido ningún debate, ha dominado la opacidad y la falta de transparencia.

Los casos y su detección

La epidemiologia no define de forma clara qué es un caso de esta entidad patológica en cuestión, lo cual debería ser un requisito indispensable. Un individuo para ser considerado un caso de una enfermedad ha de reunir unos criterios patológicos previamente establecidos que permitan objetivarlo claramente. Los criterios suelen ser los síntomas, los signos clínicos y los resultados de las pruebas analíticas, radiografías u otros. Struyf *& al.* (2021) en una revisión de metaanálisis de 44 estudios sobre el Covid-19 concluyen que los signos y síntomas que encuentran en los estudios revisados tienen una exactitud muy pobre. Tampoco la OMS dio una definición de lo que era un caso de Covid-19 durante meses, aunque nunca la ha dado y no ha sido clara ni transparente. Siempre ha dominado la confusión. Además, se han ido introduciendo criterios continuamente. Según Francés *et al.* (2021) los países tampoco utilizaron criterios comunes, lo que hacía todo más complejo y, a la vez sorprendente

---

31   https://latribunadelpaisvasco.com/art/15668/el-ministerio-de-sanidad-con-firma-que-no-dispone-de-cultivos-del-virus-que-provoca-el-covid-19-y-dice-que-los-test-no-son-suficientes-para-determinar-esta-enfermedad?

32   https://eldarrerfar.com/2021/10/01/el-ministeri-de-sanitat-espanyol-confir-ma-les-sospites-mai-no-va-aillar-se-el-virus/

33   https://www.who.int/es/publications/i/item/WHO-2019-nCoV-genomic_sequencing-2021.1

por el hecho que una enfermedad ha de presentar unos síntomas claros, fundamentalmente con las políticas altamente restrictivas que se llevaban a cabo. En este contexto como requisito diagnóstico único y suficiente se dio por válido una PCR positiva, tanto si la persona presentaba síntomas compatibles con la covid-19 como si no tenía ninguno, y en el caso que los tuviera podían ser indefinidos y compatibles con otros muchos procesos. Además, como señalan Francés *et al.* (2021), en un principio los que no tenían la prueba hecha, pero presentaban problemas respiratorios, aunque fueran leves eran incluidos como casos. Y aún más: se incluían enfermos que únicamente tenían síntomas tan comunes como fiebre o tos sin el apoyo de un test. Más adelante se hablará de los códigos CIE-10 sobre enfermedades que arrojan luz en este punto.

En los primeros días y semanas de la declaración de la pandemia —cuando más muertes se atribuyeron al Covid-19— escasearon los test PCR. Cuando hubo disponibles se hicieron a más personas, tuvieran o no síntomas. En este contexto se han considerado y contabilizado como "casos" el número de persones que ha dado positivo en una PCR independientemente de si tenían sintomatología o no, la gran mayoría no la presentan. Sólo con dar positivo a una PCR, aun sin sintomatología, se ha considerado "una persona = un caso", lo que equivale a ser contado como un enfermo, es decir, se declara como enfermo alguien que no lo está. Un caso de una enfermedad ha sido considerado hasta hace poco cuando una persona presenta una sintomatología definida anteriormente y que además había dado positivo en un test u otra prueba. Ahora han sido contados como casos solamente con dar positivo a un test que puede dar positivo a otros coronavirus, ser material orgánico o compatible con el ADN humano, como se ha dicho antes. Se ha igualado tener un test positivo a un contagio, a una infección, a un caso, es decir a ser catalogado de enfermo. En el supuesto que una prueba PCR pudiera detectar un supuesto virus sólo debería ser una ayuda en el diagnóstico, no un diagnóstico por sí solo.

Desde inicios de 2020 hay una extensa bibliografía en revistas científicas acerca de los test PCR en cuanto a su rigurosidad, utilidad, fiabilidad, sensibilidad de las diferentes marcas, alternancia de positivos y negativos en un mismo enfermo, o que detectan de falsos positivos o falsos negativos. Concluyen que estas pruebas son dudosas, presentan inconsistencias, que los reactivos de PCR son comunes a muchas secuencias del genoma humano y piden que se deberían revisar (Jegerlehner *et al.* 2021; Iglói, *et al*, 2020; Albendín-Iglesias *et al.* 2020; Xing *et al.* 2020); Dabiao-Chen *et al*, 2020; Álvarez-Moreno, 2020). El médico Jordi Pradillo, en una presentación médica en noviembre de 2020, basándose en la amplia bibliografía publicada, también llegaba a unas conclusiones en esta línea[34]. Josep M. Subirà (2021) explica de forma amena y didáctica por qué "el Covid-19 no pudo ser responsable de la pandemia".

Para contabilizar los *casos* de Covid-19 —recordemos que son casos todos los que dan positivo a un test, aunque no estén enfermos y no tengan ningún síntoma— se han utilizado indicadores a partir de modelizaciones matemáticas. El más conocido es el *riesgo de rebrote o índice de crecimiento potencial.* Es un indicador epidemiológico del impacto de una enfermedad infecciosa en un tiempo y zona determinada. Se calcula en base a dos factores:

1. Grado de afectación o incidencia. Es lo que se conoce como *incidencia acumulada,* que no es más que la suma en valor absoluto del número de positivos de los últimos generalmente siete o catorce días por cada 100.000 habitantes *(IA 7D o 14D).* Es una estimación a una o dos semanas vista de lo que podría acontecer si todo continua igual, pero que no tiene por qué suceder.

2. Otra medida es la velocidad de propagación de los casos, la *tasa de reproducción o contagio —conocida como tasa rho o simplemente como R—,* que nos indica la media de personas que se pueden contagiar a partir de un mismo caso o persona. Si el valor es inferior a 1 nos indica que los contagios van en descenso, siendo superior a 1 aumentan.

Se trata de prospecciones potenciales y futuras que no tienen por qué cumplirse, además, sabemos que las estimaciones a menudo no se cumplen. Todo ello depende en gran medida de qué manera se calculen los valores en cada momento, de si se presentan en números absolutos o en porcentajes y en cómo se dan a conocer a la población. Por ejemplo, si se hacen test a una parte importante de la población los valores en números absolutos se pueden disparar, y si por el contrario no se hacen o se hacen muy pocos, los números en valores absolutos pueden ser insignificantes o nulos. Si no se explica bien y con transparencia este punto —si interesa se puede dar la sensación de que hay muchos casos o no hay apenas—, pero la realidad es que si no se han hecho test o se hacen con ciclos bajos en las PCR se van a detectar menos casos o ninguno. Es decir, la situación epidemiológica es la misma o la desconocemos, lo

---

34   https://youtu.be/-AsFjP0ot94

que cambia es que, si se han realizado muchos test pueden salir muchos positivos y si no se han realizado test no se ha podido detectar si hay o no positivos. En consecuencia, ante la misma situación, dependiendo de los intereses se puede transmitir la percepción a la población de que hay un gran problema y de carácter grave o no hay ninguno.

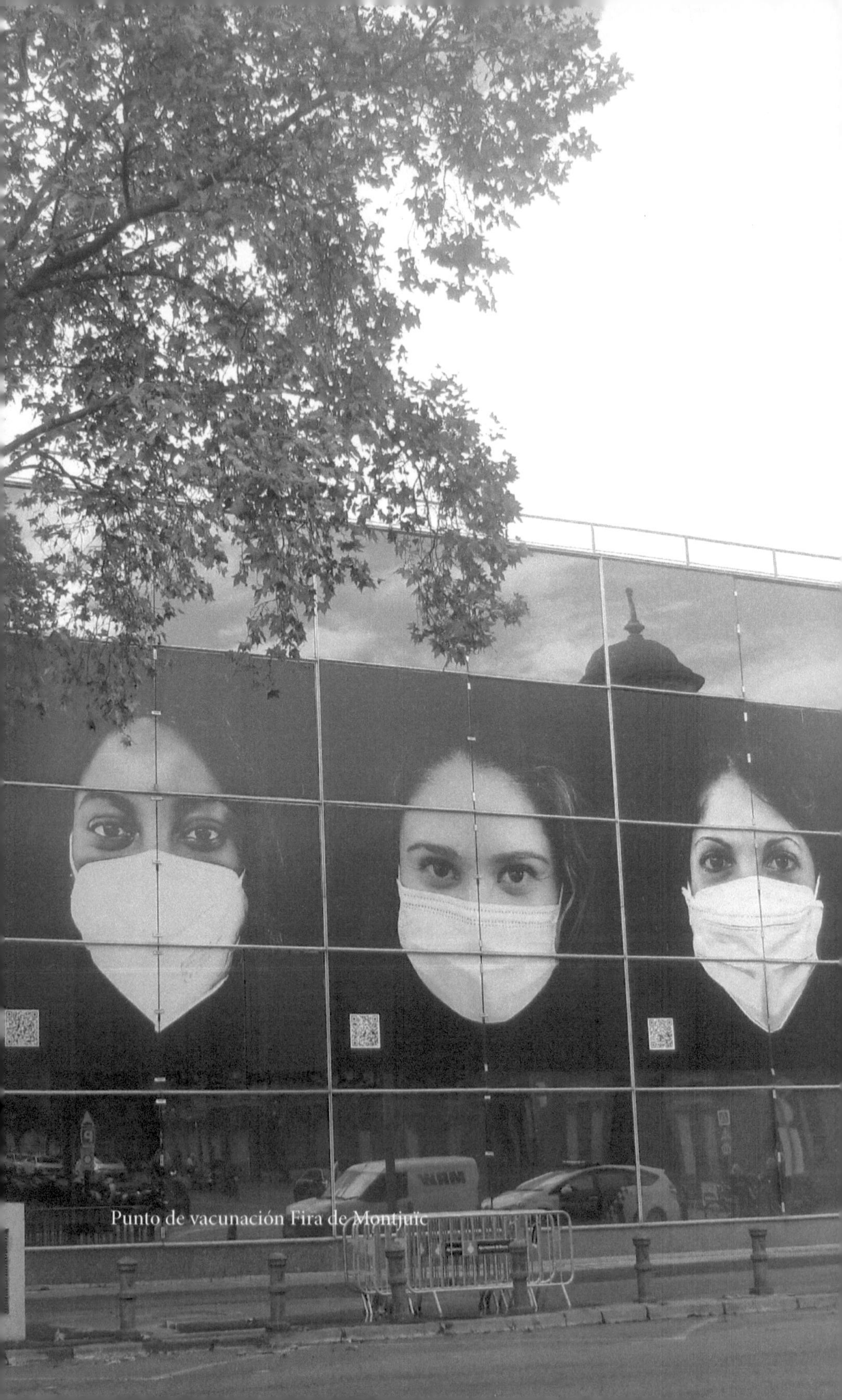

Punto de vacunación Fira de Montjuïc

LOS CAMPOS MÉDICOS, CIENTÍFICOS Y POLÍTICOS

2

Sólo allí donde se aplica un método nuevo a nuevos problemas y donde, por lo tanto, se descubren nuevas perspectivas nace una ciencia nueva.
MAX WEBER

La verdadera ignorancia no es la ausencia de conocimientos, sino el hecho de negarse a adquirirlos.
KARL POPPER.

> En este apartado se expone el papel hegemónico que logrado la medicina alopática en nuestra sociedad. Asimismo, se explican otros conocimientos que han sido silenciados en campo de la salud y la enfermedad. También el papel del campo científico y las relaciones entre el sistema sanitario y las políticas que se llevan a cabo.

El papel de la medicina alopática

Para ayudar a entender toda esta crisis, que va mucho más allá de la esfera sanitaria, que nada tiene que ver en ella y que se ha sustentado únicamente en la narrativa oficial del Covid-19, es ir a los orígenes, a los fundamentos sobre los cuales se apoya la medicina occidental, y por ende los sistemas sanitarios médicos —sean de carácter público, concertado o privado—. Sin la férrea defensa del paradigma médico anulando todos los demás, no hubiera sido posible que ocurrieran los hechos tal como han sucedido.

El filósofo y pensador francés Michel Foucault (2007) sostiene que la medicina alopática moderna tiene su inicio en el momento que este campo adoptó las teorías positivistas y definió los conceptos de salud y de enfermedad en términos materiales, objetivables y midiéndolos sólo cuantitativamente. El autor fija su arranque hacia finales del siglo XVIII y principios del XIX. En este momento comienza el método anatomo-patológico en el cual las autopsias toman relevancia, se cree que conociendo lo muerto se podrá conocer lo vivo. Aquí la medicina abandona la mirada milenaria que se centraba en el sufrimiento de las personas, y la pone en aquello clasificable y analizable, lo cual llevó a modificar los planes de estudios. Hasta este momento los hospitales eran benéficos, abandonaron esta atención y pasaron a servir a los intereses militares y ser instituciones al servicio de los gobiernos, su objetivo era mantener las personas en óptimas condiciones para ser productivas para los intereses de la entonces incipiente sociedad industrial y militar. Aquí se empezó a apartar el enfermo de su medio natural que era su domicilio, y se le trasladó a un lugar ajeno como es un hospital. Esto contribuyó a que se arrebatara el saber sobre salud y enfermedad que poseía la sociedad de la época, y pasara poco a poco a manos casi exclusivamente de la medicina quimicoindustrial. De igual manera, la industria se ha apoderado de los conocimientos ancestrales sobre las plantas medicinales que poseían las sociedades. Todo esto ha conducido al distanciamiento entre la medicina y el saber popular, hasta ser de total dependencia hacia la medicina industrial para muchas personas en estos momentos.

Otra circunstancia que marcó la medicina moderna fueron los descubrimientos, a mediados del siglo XIX, de Louis Pasteur y Robert Koch en el campo de la microbiología. Los microbios que acababan de descubrir con el microscopio moderno consideraron que provenían del exterior, y que, por tanto, eran los causantes de las enfermedades. En cambio, la mayoría de médicos de la época, como Antoine Bechamp y Claude Bernard, defendían que los microbios habían estado siempre en el cuerpo y en los órganos, la novedad era que en este momento se les pudo observar directamente. Este grupo de médicos sostenía que si estaban alguna función cumplía, y que el problema radicaba en el terreno, que es el cuerpo. Era el terreno que no se encontraba en óptimas condiciones que enfermaba, y los microbios tenían solamente un papel secundario, aunque estuvieran no eran la causa principal. Estas dos posiciones discutieron y estaban enfrontadas. Cabe destacar que Pasteur había sido discípulo de Bechamp, pero era químico y no atendía enfermos. En cambio, Bechamp y Bernard eran médicos. Robert Koch fue el descubridor del bacilo de la tuberculosis, en 1890 presentó al mundo científico los llamados "postulados de Koch", los cuales han sido fundamentales en la medicina, fueron diseñados para establecer la relación causal entre los agentes patógenos y las enfermedades[35]. El problema es que estos postulados no

___

35   Son estos cuatro criterios: 1) El agente patógeno debe estar presente en los animales enfermos, pero no en los sanos. 2) El microorganismo debe poder ser extraído y aislado de un organismo enfermo y cultivarse en un cultivo puro. 3) El microorganismo que se ha cultivado en un medio puro debería poder causar la enfermedad una vez inoculado en un organismo sano. 4)

se cumplen, sabemos que las personas sanas tienen en su cuerpo también los microorganismos que en otros se les acusa de causarles enfermedades, un dato que debería tener la máxima atención, sin embargo, es obviado.

La teoría de Pasteur fue básica para contribuir decisivamente en la instauración de la teoría de la unicausalidad tal como la sostiene la medicina alopática, la cual defiende que las enfermedades tienen una causa única ya que desecha todas las demás; en todo caso se admite que puede haber desencadenantes o causas secundarias, pero no se les presta interés. Aquí se inició y tomó importancia la teoría del contagio, la cual considera que los microbios se transmiten de animales a personas y entre personas, siendo la causa de muchas enfermedades. Había otro hecho que los separaba: Pasteur defendía el monomorfismo y Bechamp el pleomorfismo. El pleomorfismo se define como la capacidad que tienen algunos organismos de modificar su morfología y sus funciones biológicas ante ciertas condiciones ambientales; en cambio, el monomorfismo niega ese cambio, sostiene que se mantienen inmutables, siempre con una misma estructura y forma. La teoría del contagio y de la unicausalidad dio paso a la introducción de las vacunas.

Otro punto importante es que, en esta época al enfermo —además de apartarle de su medio natural cómo era el domicilio—, también se le empezó a alejar del centro de la escena, ya que los descubrimientos sobre la enfermedad pasaron a realizarse en los laboratorios y no sobre el sujeto. Como sujeto holístico ya no estaba en el foco de la atención ni era el objeto de estudio, sino que se pasó a dar importancia y estudiar cada órgano por separado. Esto ha ido en aumento en los últimos decenios debido a que cada vez más se divide el cuerpo en partes más pequeñas y descontextualizadas, dando lugar a la super especialización médica actual, donde no se contempla la totalidad del ser humano, sino las partes por separado.

La teoría del contagio microbiana está muy bien asentada actualmente, a pesar de no haber sido corroborada científicamente, ni que se cumplan los postulados de Koch. Nunca se ha podido demostrar científica y experimentalmente que un microbio saltara de una persona a otra, la infectara y enfermara a consecuencia de ello. El contacto de una persona sana con una enferma no nos demuestra que sea la única causa para que la persona haya enfermado, puede haber otras, además, no siempre después de un contacto se enferma ni todas las personas que han estado en contacto con

---

El agente infeccioso debe ser aislado de los organismos que se les inoculó experimentalmente, y ser idéntico al que originalmente se aisló.

un enfermo enferman. En este sentido son interesantes los experimentos que llevaron a cabo Rosenau (1919) y otros médicos en personas con influenza. En estos ensayos se hacía respirar totalmente juntos sin ninguna distancia ni protección los sujetos sanos y los enfermos, y que los sanos tomaran contacto directo con los fluidos de los enfermos, repitieron los ensayos en varias ocasiones y no se consiguió que ninguna persona sana enfermara. En aquel momento *Rosenau escribió que quizás se debería replantear la teoría del contagio,* hecho que no ha sucedido sino todo lo contrario, se ha reforzado. Este experimento por sí solo no es concluyente, pero sí lo suficientemente potente para seguir investigando por ese camino. En el campo de la biomedicina la asociación entre dos características o variables no implica necesariamente que esta asociación tenga carácter vinculante, la puede tener o no. Una causa o variable no siempre produce el mismo efecto en todas las personas, por tanto, no hay una relación directa y única, sino que pueden intervenir otros factores intrínsicamente personales. Aunque se trate de una causa que se considere necesaria y suficiente pueden coexistir o asociarse otros fenómenos que pueden tener relación o no con la causalidad, todo ello hace que las enfermedades desde la óptica médica sean difíciles de conocer su causa con seguridad, recordemos que la medicina alopática se construye sobre conjeturas, no sobre leyes inmutables. Así, todos conocemos personas que han estado o hemos estado expuestas a un mismo fenómeno o característica, unos han enfermado y otros no. En este sentido el epidemiólogo Geoffrey Rose (1985) defiende que las razones por las cuales unas personas desarrollan una enfermedad y otras no, no están claras ni definidas.

Otro punto interesante para comprender donde estamos, es que la teoría microbiana requería ya desde sus inicios de la utilización de productos industriales químicos para curar el enfermo, Pasteur, como químico que era, estaba vinculado a esta industria. En cambio, la teoría del terreno proponía un tratamiento distinto, se trataba básicamente de cuidar y ayudar a la persona en su *autorrecuperación,* y en menor medida la utilización de productos externos, si se utilizaban eran naturales y pocos químicos, aunque no se descartaran del todo. Todo esto sucedía y se debatía cuando empezaba el auge de la industrialización y del capitalismo, por lo que, la teoría del contagio y de un agente causal externo le iba como anillo al dedo. La medicina moderna surgió junto al capitalismo —o quizás es un producto de este— de lo que no hay duda es que va ligada a él, fue uno de sus primeros y más importantes logros. En este sentido Foucault (2007) defiende que el nacimiento de la medicina moderna es un poco posterior al inicio de la industrialización, la cual jugó un papel relevante.

El autor determina cuatro cambios fundamentales que lo propiciaron: 1.- aparece una autoridad médica que puede tomar decisiones 2.- la aparición de un campo de intervención médica diferente de las enfermedades 3.- introducción del hospital como aparato de medicalización colectiva 4.- introducción de mecanismos de administración médica.

Otro punto clave fue en 1953, cuando James Watson y Francis Crick dieron a conocer sus trabajos sobre la estructura de la molécula de doble hélice del ácido desoxirribonucleico (ADN) y su capacidad para codificar información. En este momento tomó auge la biología molecular, esto llevó a la posibilidad de la manipulación de la información que contiene la célula, de la ingeniería genética y de la biotecnología.

Otro aspecto que ha jugado un rol primordial ha sido la salud pública y la medicina preventiva bajo las directrices que ha marcado la OMS. Es célebre la definición de salud que hizo en su Carta Fundacional en 1948, lo cual ayudó que los países centraran sus esfuerzos casi exclusivamente en la parte física, olvidando mayormente los otros dos aspectos, el bienestar mental y el social:

> La salud es un estado de completo bienestar físico, mental y social, y no solamente la ausencia de afecciones y enfermedades. La posesión del mejor estado de salud que se es capaz de conseguir constituye uno de los derechos fundamentales de todo ser humano, cualquiera que sea su raza, religión, ideología política y condición económico social.

Posteriormente la declaración de Alma-Ata en 1978, auspiciada por la OMS bajo el lema "Salud para todos en el año 2000" puso las bases sobre las que se pretendía que siguieran las políticas de los estados miembros en cuanto a salud/enfermedad. Se declararon inaceptables las desigualdades e inequidades de salud entre los estados a nivel mundial y se buscó la implicación de todos los campos profesionales para conseguir sus objetivos. Más tarde la Carta de Ottawa en 1986 ratificó y amplió las propuestas. Sin embargo, estas políticas en el campo de la prevención no han buscado siempre el bien y el interés de las personas, sino que han beneficiado los intereses de la industria, y esto ha ocurrido tanto en los países occidentales como en los denominados subdesarrollados. Este interés que mostró la OMS hace ya cuarenta y cinco años en la prevención se ha ido desarrollando y ha sido de vital importancia para conseguir sus fines en este momento. Gran parte de las políticas que se han dictado y de la conculcación de los derechos fundamentales han sido en aras a la prevención en los sujetos sanos, con la contradicción de ser unas medidas insanas. Medidas que no han beneficiado a las personas y sí a las industrias.

Otro hecho clave en la trayectoria de la medicina alopática es el cambio en los planes de estudios que se produjo en EUA a finales del siglo xix y principios del xx. En 1908 la fundación privada Carnegie encargó un informe que posteriormente se conoció como el *Informe Flexner* por ser el principal autor. Su objetivo era conocer la situación de las escuelas de medicina en los EUA. Hasta este momento en dicho país había heterogeneidad de teorías y recursos terapéuticos, algunos con excelentes resultados como la homeopatía, osteopatía, quiropráctica, la medicina nutricional, la integradora y natural, o la holística, entre otras. A la vez había un gran número de escuelas de medicina y de médicos, el sociólogo de la medicina Eliot Freidson (1978) defiende que este hecho no era casual, sino que obedecía a razones estratégicas:

> Hacia fines del siglo xix, no sólo había una enorme cantidad de "doctores" en los Estados Unidos, sino también una enorme confusión enfermizamente calculada para que el público asimilara y se convenciera de los avances científicos del siglo, o para ganar su confianza incondicional (Freidson, p.37).

El *Informe Flexner* constaba de dos partes, en la primera hacia un análisis histórico de los estudios y unas recomendaciones para implementar un nuevo plan, en la segunda una descripción de las escuelas existentes y recomendaba cuáles eran aptas para seguir enseñando y cuáles no cumplían los requisitos. El resultado de este informe fue que se cerraron la mayoría de escuelas de medicina y todas las que impartían otras disciplinas como la homeopatía y osteopatía, y demás. Algunos médicos aplaudieron este informe considerando que sentó las bases de la medicina moderna, a la vez tuvo muchos detractores. Berliner (1988) defiende que fueron razones subjetivas, arbitrarias y sin transparencia, dado que beneficiaron a unas escuelas muy concretas relegando a las demás, tampoco está claro porqué posteriormente la Fundación Rockefeller lo utilizó e instrumentalizó. Pinzón (2008) sostiene que el Informe Flexner se centró fundamentalmente en el papel del médico, y como única dimensión la anatomicobiológica, lo que abrió la puerta a dividir el cuerpo en partes cada vez más pequeñas, siendo el inicio de la actual súper especialización médica. Este informe depuró el estamento médico, primero en los EUA, después al resto de países, se apartó los que seguían una línea naturalista y afianzó el currículum de la IQF.

Por lo cual, los actuales estudios de medicina y —por extensión de todas las profesiones sanitarias, incluyendo enfermería— están bendecidos, potenciados y avalados por las instituciones Carnegie y Rockefeller, ligadas a la industria del petróleo y química. La teoría microbiana estuvo en entredicho por una parte importante de médicos hasta mitades del siglo xx, momento que los planes de estudio quedaron plenamente instaurados en las universidades a raíz del Informe Flexner y el peso de la industria en ellos era cada vez mayor, y sigue aumentando día a día. Otro momento clave para la medicina es a partir de la II Guerra Mundial, las tecnologías y tratamientos químicos que se habían desarrollado y utilizado en el campo militar, se incorporaron en el campo civil y en el de la salud/enfermedad.

A pesar que se ha intentado anular los defensores de la teoría del terreno no se ha logrado, son muchos los médicos y científicos que han seguido y siguen estudiando por ese camino o similares. También en la segunda mitad del xx hubo una corriente de enfermeras —teóricas y asistenciales—, que ponen la importancia en el terreno: la persona en todas sus dimensiones, las cuales han caído en el anonimato y sus teorías olvidadas. Quizás deliberadamente por dos razones, para no hacer sombra al campo médico y porque estaban en consonancia con las tesis humanistas que no interesaban. Todas unían el campo natural y el humanista ya que la mayoría tenían formación en ambos. Destacan Madeleine Leininger, Martha Rogers, Margaret A. Newman, Rosemarie R. Parse o Jean Watson, entre muchas —aunque la primera había sido Florence de Nightingale a mediados del siglo xix.

En otro orden de ideas, desde la antropología y las ciencias sociales se ha estudiado las repercusiones y como ha incidido el sistema médico alopático en el campo social. El antropólogo Eduardo Menéndez define la medicina occidental como modelo médico hegemónico (MMH):

> Por MMH entiendo el conjunto de prácticas, saberes y teorías generados por el desarrollo de lo que se conoce como medicina científica, el cual desde fines del siglo xviii ha ido logrando establecer como subalternas al conjunto de prácticas, saberes e ideologías teóricas hasta entonces dominantes en los conjuntos sociales, hasta lograr identificarse como la única forma de atender la enfermedad legitimada tanto por criterios científicos, como por el Estado (Menéndez, 1988, p. 451).

Menéndez (1983) sostiene que este modelo logró introducirse en todos los países del mundo, tanto los capitalistas como los denominados socialistas, y lo ha hecho hasta los rincones más recónditos del planeta, beneficiándose de ello el sistema económico capitalista. Menéndez añade que cuando aparecen conflictos tienden a ser resueltos de manera que refuercen la hegemonía del MMH, y eso sucede en todos los niveles de decisión, sean en el ámbito público, concertado o privado.

En este campo hay que mencionar la obra del pensador austríaco Iván Ilich, *Némesis Médica* (1975) en la que denuncia la "expropiación de la salud" por la medicina institucionalizada y el sistema sanitario; como los poderes sociales de manera premeditada y oculta arrebatan la salud a la población, y convierten la enfermedad en materia para ser usada con fines lucrativos. Defiende que la salud puede extinguirse a causa de la sobremedicación, dejando al ser humano en una posición débil sin capacidad de cuidarse por sí mismo, lo cual le crea dependencia del sistema. Ilich califica la medicina moderna de epidemia, poniendo énfasis en la yatrogenia. Yatrogenia significa "provocado por el médico", deriva de la palabra griega "yatros" que significa médico y de "génesis" que significa generado, es todo aquello que tiene su origen en el acto médico, sea el médico o demás personal sanitario quien lo ejecute. Illich clasifica la yatrogenia en tres tipos: clínica, social y estructural:

- Por clínica entiende la consecuencia de los actos médicos, sean por mala praxis o innecesarios.
- Por social la excesiva medicalización de la sociedad, debido a la dependencia irracional de los médicos y de los medicamentos, por la baja tolerancia de los procesos banales y por la pérdida de las medicinas domésticas tradicionales.
- Por estructural como todas esas ideas han penetrado en el imaginario cultural, lo que ha llevado a desarrollar el complejo médico, industrial y farmacéutico que nos está enfermando.

Todo ello nos ha llevado al fenómeno de la medicalización. El campo social la entiende como un proceso ideológico, en el sentido que aspectos que antes pertenecían a otros ámbitos como la familia, la educación, la ley o la religión se han reconvertido y pasado a ser aspectos médicos, por tanto, a ser tratados desde la perspectiva médica. En cambio, el enfoque médico entiende la medicalización como el uso excesivo de prácticas médicas, tanto diagnósticas como terapéuticas; recetar y tomar excesiva medicación; muchas asistencias a los servicios médicos sin justificación desde el punto de vista médico o las modificaciones de los límites de normalidad y anormalidad, entre otras. Medicalización es tratar todas las etapas de la vida como si fueran un problema; problemas menores o leves como si fueran graves; presentar problemas personales como si se tratara de aspectos médicos; tratar las conductas poco convencionales como enfermedades; transformar los conflictos laborales, familiares o escolares en enfermedades; convertir síntomas o malestares comunes en enfermedades potenciales o maximizar cualquier problema, son unos pocos ejemplos. No obstante, esta medicalización debe tener límites, en opinión de Williams y Calnan (1996) deben ser las personas quienes los pongan.

También es interesante la aportación del antropólogo Michael Taussig (1995) que, ante la masificación del sistema y el trato que se estaba dando a los enfermos, acuñó el concepto "reificación o cosificación" en el campo de la salud. El autor sostiene que la medicina alopática trata los síntomas de las enfermedades y los tratamientos como si se tratara de cosas o meras mercaderías, tal como sucede en una cadena industrial de producción de coches, donde todo son piezas separadas y descontextualizadas entre sí que luego se ensamblan, donde cada una cumple su función independiente de las otras. El ser humano no es un mero ensamblaje de piezas, es una globalidad que se siente entera.

Hace años que se creó el concepto de *disease mongering,* traducido al español sería la invención, creación o tráfico de enfermedades, tiene que ver tanto en promocionar, magnificar y potenciar las enfermedades ya existentes como en la creación e invención de nuevas. Ha estado liderado básicamente por los intereses de las IQF, y se ha podido llevar a cabo por la influencia y connivencia que ejercen sobre los proveedores sanitarios —los sistemas sanitarios de los países—, sobre las sociedades científicas, los colegios profesionales y los profesionales, junto con el papel destacado de los medios de comunicación. Para Márquez y Meneu:

> De hecho, la construcción de nuevas enfermedades es frecuentemente liderada por grupos de investigadores que tienen estrechos lazos con las empresas farmacéuticas, y las recomendaciones y consensos parten de las sociedades científicas y de los médicos líderes de opinión (Márquez & Meneu, 2003, p.50).

Asimismo, ha jugado un papel clave la Clasificación Internacional de Enfermedades, actualmente en la décima edición (CIE-10) para las enfermedades que se consideran de índole física y biológica; y la clasificación de las enfermedades que se consideran de índole mental el Diagnostic and Statistical Mental Disorders (DSM-V), ahora en la quinta edición, en esta se consideran patologías los problemas comunes en la vida de las personas. Estas clasificaciones y codificaciones de enfermedades y causas de muerte las propone la OMS, es quien las publica y actualiza periódicamente, los Certificados Médicos de Defunción se rellenan en base a esta clasificación. También se utilizan para fines estadísticos, y son aceptadas por casi todos los países. Más adelante veremos la introducción de dos nuevos códigos en marzo de 2020 que tienen que ver con el Covid-19, y han jugado un papel primordial en esta crisis.

Todas las intervenciones que se realizan en el campo sanitario, sea una prueba diagnóstica, una técnica o un tratamiento, son susceptibles de causar yatrogenia, por tanto, cuantas más pruebas y tratamientos se lleven a cabo innecesariamente más posibilidades habrá de causarla, lo cual hace años que está estudiado por muchos autores, también desde el campo médico. Leape (1994) en uno de los primeros trabajos publicados cuantifica el número de víctimas por yatrogenia sanitaria y las sitúa alrededor de 180.000 muertos anuales sólo en EUA, el autor lo comparara con el equivalente que cada dos días se estrellaran tres aviones Jumbo, y se pregunta si la sociedad lo toleraría. Posteriormente otros autores como Lazarou *et al.* (1998), Pirmohamed *et al.* (2004), Null *et al.* (2005) o Gotzsche (2014), entre muchos, sitúan cerca de 800.000 víctimas anuales sólo en EUA. Flores (2011) cuantifica en 1,9 millones las visitas a los servicios de urgencias hospitalarios en los EUA por reacciones adversas a los medicamentos.

En este sentido es importante señalar que en estas ocasiones se tiende a culpar a los profesionales de la yatrogenia que generan sus prácticas, pero Iván Ilich (1975) sostiene que la responsabilidad está en el sistema en *sí mismo*. Para el autor, este es el primer y más importante nivel de responsabilidad, ya que es el que induce a la práctica irracional e insensata de técnicas y terapias. De esta manera el sistema se beneficia del lucro y de los éxitos, y culpabiliza de los errores a los profesionales, lo cual hace que quede indemne del debate social y de las críticas de todos los sectores.

Por otro lado, hay que mencionar el trabajo que el sociólogo Eliot Freidson (1978) en *La profesión médica*, en esta obra denuncia como la profesión médica había logrado absorber, desterrar o hacer desaparecer a todas las demás de la escena de la salud que pasaron a ser subordinadas, entre ellas enfermería. Esto significa que se quedan sin autonomía, ni responsabilidad, ni autoridad ni prestigio, lo que las hace dependientes de la médica, siempre bajo su control y autoridad. Esto llevó a instaurar la división del trabajo dentro de la medicina. Freidson introdujo los términos de la profesión como "definitiva y autorizada". Definitiva en el sentido que, habiendo apartado a todas las demás de la escena diagnóstica y terapéutica, se podía erigir como la única que podía dar explicaciones a todo lo relacionado con la salud y la enfermedad. Y autorizada porque se dotó de los mecanismos legales y sociales que la avalaran para llevar a término el conocimiento que ella había decidido como único y verdadero. La peculiaridad más importante de la profesión médica es su autonomía y su autorregulación profesional, tiene el privilegio que el Estado le ha cedido el control sobre ella misma, ninguna otra profesión o conocimiento le puede discutir sus prácticas, eso significa que controla su labor y sus límites, lo cual no tiene parangón en ninguna otra profesión. El autor la compara con el derecho y la religión, y concluye que es la única de estas ocupaciones tradicionales que ha tenido una conexión sistemática con la ciencia y la tecnología, siendo la que más especialidades ha creado a su alrededor.

Freidson (1978) y Ilich (1975) defienden que la actividad médica lo es también moral, de la misma forma que lo son el derecho y la religión. Para Ilich el juez determina qué es legal y quien es culpable, el sacerdote qué es sagrado y quien ha roto un tabú, y el médico decide qué es un síntoma y quien se encuentra enfermo. Así, el sistema médico ha conseguido la total hegemonía en los términos que defendía Gramsci, lo cual la hace exenta de críticas.

La medicina alopática ha logrado la hegemonía oficial en el mundo occidental especialmente, aunque hay algunas excepciones: por ejemplo, en Nicaragua el sujeto puede escoger legalmente en qué medicina se desea tratar, en la alopática o en una de las denominadas alternativas o tradicionales[36], también en la NMG que veremos en el siguiente apartado. De forma privada, en nuestro entorno geográfico, son muchas las personas, y cada vez son más, que buscan otros caminos y escogen otras terapias. E internacionalmente son muchas más las que se tratan en medicinas tradicionales y que no usan la medicina alopática, como ejemplo el ayurveda o la medicina tradicional china.

Nuevos paradigmas y otras explicaciones

Han sido muchas las teorías en el campo de la salud y la enfermedad que ponían en el centro la complejidad y la totalidad del ser humano, más acorde con la naturaleza de la cual formamos parte y deberíamos vivir integrados. Sin embargo, nos hemos alejado de ella. Todas han sido silenciadas, negadas, ridiculizadas y desprestigiadas, si alguna ha logrado

---

36 http://legislacion.asamblea.gob.ni/Normaweb.nsf/b92aaea87dac7624062572
    65005d21f7/dd7cde1b9616253a06257cf4004ca2eb

hacerse un hueco se la ha combatido si ponía en peligro los fundamentos de la medicina alopática. Aunque con diferencias, todas iban en la línea de la propuesta del terreno de Bechamp, con tratamientos que no dependían tanto de la industria, aunque no los rechazaran del todo.

Una es la epigenética, defiende que factores como las alteraciones genéticas no son siempre suficientes para causar enfermedades, sino que se necesitan a la vez otras circunstancias. Sus defensores sostienen que las causalidades son a menudo más complejas que las que defiende la medicina, intervienen con fuerza el ambiente en que vive la persona y su historia. El biólogo Conrad Waddington en la década de 1940 acuñó este término, y fue uno de los pioneros que estudió este campo, después muchos autores han seguido estudiando por este camino (Kaminker, 2007; Juvenal, 2014). La epigenética defiende aquello que, desde siempre las sociedades han sabido: que las relaciones de las personas con el entorno favorecían o perjudicaban a ella y al grupo. Más recientemente el biólogo Bruce Lipton (2007), en su obra *La biología de la creencia* pone en relieve la importancia que tiene la interacción de las personas con el medio que nos rodea, asimismo la que tienen los pensamientos y las creencias sobre los efectos bioquímicos de las funciones cerebrales. En sus trabajos de laboratorio sobre las células observó que en un ambiente favorable proliferaban y cuando no era óptimo enfermaban. Defiende la escasa importancia que tienen los genes sobre nuestra biología, en cambio señala la que tiene el ambiente en que nos movemos. También es interesante la propuesta de Anne Ancelin Schützenberger en su obra *Ay mis ancestros* (1988), la cual es fruto de más de cincuenta años de trabajo clínico. En ella pone de manifiesto como vamos repitiendo comportamientos y enfermedades de nuestros ancestros de generación en generación, para los cuales no existe una explicación en una causa genética. Lo define como "vínculos transgeneracionales", son hechos que le pueden suceder a la persona de la misma o parecida manera, afectando su salud y la enfermedad.

La propuesta más silenciada, censurada y combatida es la que descubrió el médico alemán Ryke Geerd Hamer (1987), se trata de un *nuevo paradigma* sobre lo que son las enfermedades, es una forma diferente de entender lo que hasta ahora habíamos conocido y que lo que llamamos enfermedad[37]. Al poco tiempo de la muerte de su hijo en circunstancias trágicas, él desa-

---

37   Germánica Nueva Medicina. Y Asesoría (javierherraez.com).
      Escuela Leyes Biologicas Clases Energia Piramidal Piramides (pasadofuturo.com) (22) Nueva Medicina Germánica "Las 5 Leyes Biológicas" Doblado al Castellano - YouTube.

rrolló un cáncer de testículo y su esposa uno de mama. Hamer intuyó que no se trataba de una casualidad, sino que tenían relación con esta muerte. Hasta aquel momento eran dos personas sanas, además, le llamó la atención que los cánceres fuesen en sitios tan simbólicos como padres. Por lo cual empezó a interrogar en su trabajo —era médico internista y oncólogo en una clínica universitaria—, a las personas que les habían diagnosticado de cáncer si habían pasado por un proceso trágico, su sorpresa fue que todas las respuestas fueron positivas. Lo cual lo llevó a estudiar y formular al cabo de unos años lo que llamó las "Cinco leyes biológicas". Estas leyes explican la causa, el desarrollo y la curación de las enfermedades de forma natural, en base a principios regidos por la naturaleza. Son biológicas y universales. Biológicas porque se fundamentan en principios básicos biológicos, y universales porque también se cumplen en el reino animal y vegetal. Son leyes porque no se basan en afirmaciones teóricas o hipotéticas. Primero las formuló creyendo que afectaban solamente al cáncer, pero después descubrió que se cumplían en todas las enfermedades. Lo que plantea este nuevo paradigma es que lo que conocemos como enfermedades no son cómo se cree consecuencia de un mal funcionamiento o desequilibrio del organismo, sino que son "Programas de la naturaleza especiales y sensatos con sentido biológico (SBS)". Están creados para ayudar al organismo a lidiar con una situación que lo pone en un peligro inesperado, y encaminados a la supervivencia del sujeto y de la especie.

Hamer demuestra que esos programas biológicos (SBS) denominados enfermedades se desarrollan simultáneamente en tres niveles: en la psique, en el cerebro y en un órgano. Se entiende el cuerpo como una unidad que funciona en estos tres niveles. Hamer descubrió que cada órgano, tejido y parte del cuerpo tiene su representación y conexión con una parte concreta del cerebro, la cual la llamó "relé cerebral". Desde el primer momento que empieza un programa SBS, en un TAC cerebral sin contraste se puede observar la afectación en un área concreta. Son científicas porque son comprobables y verificables. Estas *cinco leyes biológicas* son las siguientes:

1. La Primera Ley Biológica nos dice que todo SBS —enfermedad cómo le llamamos—, se origina a partir de un acontecimiento que produce un impacto o shock que recibe la persona. Hamer le llamó Dirk Hamer Síndrome (DHS), en honor a su hijo Dirk. Este evento consta de tres criterios. *El primer criterio* tiene tres características: la primera es que la persona lo vive de forma inesperada y le coge a contrapié; la segunda que lo percibe de forma aguda, dramática

y grave; y la tercera que lo vive en soledad y aislamiento. No quiere decir que se trate siempre de una situación dramática o grave, es cómo lo vive y siente la persona en este preciso momento en que no lo espera y no lo puede compartir. Es importante recalcar que no se trata de un problema psicológico o emocional, sino de un choque biológico, y la biología de forma global se siente afectada, la cual incluye la psique y la parte emocional. *El segundo criterio* dice que en el instante del DHS, el contenido del conflicto determina la localización del Foco de Hamer (FH) en el cerebro, y la localización del cáncer o enfermedad equivalente en el órgano, así como los cambios a nivel psíquico. El contenido o coloración del conflicto se determinan en el preciso momento que ocurre el DHS, en fracciones de segundo nuestro subconsciente lo asocia a un sentir muy particular. *El tercer criterio* nos dice que desde el primer instante y durante todo el proceso, el programa SBS transcurre sincrónicamente en los tres niveles: psique, cerebro y órgano. Nuestra vida está regida por la alternancia de las fases o ritmos diurno y nocturno. En la fase diurna estamos con un ligero estrés y en el cuerpo tenemos adrenalina para mantenernos activos, la llamamos fase de simpaticotonía. La fase nocturna es la contraria, y el cuerpo libera hormonas para la relajación y la reparación, a esta fase la llamamos de vagotonía. Cada una dura alrededor de doce horas. En el momento del DHS se rompe esa normotonía que rige nuestra vida, con lo cual la alternancia de los ritmos diurnos de simpaticotonía y nocturnos de vagotonía queda alterada, estando el cuerpo en simpaticotonía permanente.

2. La Segunda Ley Biológica es bifásica. Nos dice que todo programa SBS que se desencadena consta de dos fases, siempre que haya solución al evento que lo originó. En la primera fase hay simpaticotonía permanente; se la denomina fase de conflicto activo (CA). La persona está en estrés permanente; esto quiere decir que está ocupada y preocupada en aquello que le causó el conflicto, el cuerpo está en ritmo de día permanente[38]. Si hay solución, que el sujeto pueda resolver aquello que le causó el impacto biológico —Hamer le llama conflictolisis (CL)—, se pasa a la segunda fase

---

38 En esta fase se siente frío, hay insomnio, estamos pensando en el problema, hay falta de apetito, pérdida de peso, el ritmo cardíaco es más acelerado, aumenta la presión sanguínea, hay vasoconstricción con extremidades frías, incremento de la adrenalina, cortisol o adrenalina, entre otros.

o fase de vagotonía, la cual marca el inicio a la curación. A esta fase también se la denomina de post conflictolisis (PCL): es la de reparación y vagotonía. Con la solución al conflicto la persona se queda tranquila, y el cuerpo tiene que reparar los órganos que se dañaron en la primera fase de simpaticotonía (CA). Ahora la persona está en ritmo de noche, se encuentra mal y aparecen los síntomas, es cuando nos encontramos cansados y enfermos[39]. En la mitad de esta fase se produce lo que se conoce como crisis epiléptica, epileptoide o epicrisis (CE), corresponde en el punto más bajo de vagotonía: en este momento se revive el conflicto que habíamos vivido y sucede cuando el edema cerebral y del órgano es mayor. A partir de este momento se empieza a reducir, es el punto en que el organismo entero se prepara para volver a la normalidad. La fase de simpaticotonía se la conoce como fase fría, y la de vagotonía fase caliente[40].

3. La Tercera Ley Biológica describe el sistema ontogenético de tumores y enfermedades equivalentes al cáncer. La embriología oficial conoce que a partir de las tres hojas embrionarias iniciales se originan todos los órganos y tejidos del cuerpo. Son la hoja embrionaria interna o endodermo, es la más antigua en la evolución; la intermedia o mesodermo —que se divide en mesodermo antiguo y mesodermo nuevo—, es más nueva; y la hoja embrionaria externa o ectodermo que es la más reciente. Hamer descubrió que los tejidos y órganos que derivan de la misma capa u hoja embrionaria muestran la misma respuesta en un programa SBS, tanto durante la fase de simpaticotonía o CA, como en la de curación o PCL. Hamer también descubre que cada hoja embrionaria es controlada por una parte distinta del cerebro: tronco cerebral, cerebelo, médula cerebral y corteza cerebral. Hace una distinción en dos grandes grupos. Un grupo son los tejidos y órganos controlados por el cerebro antiguo o paleoencéfalo; los procedentes del endodermo son dirigidos por el tronco cerebral, y los procedentes

---

39 En esta fase aparece cansancio, debilidad, fiebre, se normaliza el ritmo cardíaco y la tensión arterial, hay tos y mocos, los vasos periféricos están dilatados y las extremidades tibias o calientes, hay dolor, inflamación e hinchazones, aumento de peso por retención de líquidos, edemas cerebrales y orgánicos, sudoración nocturna, se normalizan la adrenalina y el cortisol.

40 La idea de enfermedades frías y calientes no es nueva, muchos pueblos antiguos conocían enfermedades frías y enfermedades calientes, y tenían tratamientos y alimentos para cada una de ellas.

del mesodermo antiguo lo son por el cerebelo. El otro grupo son los tejidos y órganos controlados por el cerebro nuevo o neoencéfalo; los procedentes del mesodermo nuevo son dirigidos por la sustancia blanca o médula cerebral, y los procedentes del ectodermo lo son por la corteza cerebral[41]. La mayoría de síntomas aparecen en la fase de vagotonía; no obstante, en algunos SBS que dependen de la hoja embrionaria más reciente aparecen en la fase de simpaticotonía.

4. La Cuarta Ley Biológica es el sistema ontogenético de los microbios. Hace referencia al papel de los microbios en el proceso del SBS o enfermedad. Cuando el organismo está en normotonía los microbios están latentes; cuando los necesita el cerebro da la orden de activarse a los que están presentes en el órgano afectado para ayudar en el proceso de curación. Hamer descubrió que los microbios nos ayudan en la reparación de los órganos dañados en los procesos de SBS, no son los que nos crean las "enfermedades", sino nuestros aliados para acabar el proceso de curación. Los microbios optimizan la restitución celular orgánica y degraden los tumores que estaban en marcha. Además, descubrió que cada capa embrionaria tiene sus micobacterias, bacterias y hongos específicos, dado que en cada una han de cumplir una función distinta. También los denominados "virus" aparecerían en esta fase[42]. Todo esto está en consonancia con los que defienden que los microbios y virus no están aquí para enfermarnos, sino que son nuestros aliados. También con los que defienden el pleomorfismo, sostienen que tienen la capacidad de alterar su morfología y sus funciones.

---

41 En los órganos procedentes del endodermo y mesodermo antiguo en fase de CA hay multiplicación celular, crece un tumor, hay aumento de la función del órgano y proliferación de micobacterias; en la fase de curación hay destrucción celular del tumor por las micobacterias u hongos (son los microorganismos más antiguos, entre ellos hay el bacilo de la TBC), o hay encapsulamiento del tumor. En los órganos procedentes del mesodermo nuevo en la de CA hay reducción celular, que puede ser necrosis u ulceración, o bien puede haber pérdida funcional; en la fase de curación hay crecimiento celular para la reparación del tejido dañado, se hace con la colaboración de las bacterias que no son micobacterias y con los "virus".

42 Hamer más tarde cuestionó los virus, además últimamente varios científicos también los han puesto en tela de juicio como causantes de enfermedad, por tanto, habría que hablar de hipotéticos virus, en todo caso no nos enfermarían, sino que nos ayudarían en la curación. No se niega que existan estas partículas, lo que se dice es que no son nocivas.

Esta Cuarta Ley Biológica es de vital importancia especialmente en este momento de supuesta pandemia. De acuerdo con esta Ley las vacunas pierden todo su sentido, y dejan de ser necesarias en este momento y para todas las enfermedades.

5. La Quinta Ley Biológica es la Quintaesencia, nos dice que todo este proceso que conocemos como enfermedad es parte de un Programa Biológico Especial de la Naturaleza con Pleno Sentido Biológico (SBS), creado para asistir a los organismos a resolver un conflicto biológico inesperado que los llevaría a la destrucción y a la muerte en caso de no ser resuelto, y pondría en riesgo la supervivencia del grupo o de las especies. De esta manera todo que llamamos *enfermedad* tiene un significado y un sentido biológico especial. Ante un conflicto que no resistiríamos, el SBS tiene la misión de ayudarnos a resolverlo y de volvernos a la normalidad, y salir reforzado de la situación. Los hechos no suceden sin un sentido, sino que están dirigidos a que reaccionemos ante una situación que nos perjudica, eso es lo que quiere decir "sentido biológico".

Hamer defiende y pudo demostrar que los problemas o enfermedades se resuelven en la mayoría de ocasiones sin productos ni tratamientos externos; es el propio organismo que lo resuelve volviéndonos a la normalidad[43], y se hace de la misma manera que sucede en el reino animal. Cuando se acude al médico estamos ya en la fase de curación, el organismo se está auto sanando. Esto puede tener varias consecuencias, en unos casos se interrumpe la autocuración que estaba en marcha pudiendo dificultar el proceso natural; en otros el tratamiento puede que no interrumpa el proceso de autosanación —en algunos casos puede ayudar, en otros no le ayuda, pero tampoco provoca distorsión— y nosotros creemos que el tratamiento ha sido el responsable de la curación. En ocasiones, que son las mínimas, se requiere un tratamiento externo y/o cirugía, por ejemplo,

---

43 Este hecho lo hemos podido comprobar directamente, todos tenemos procesos o malestares que se nos se resuelven espontáneamente en unos días o semanas o incluso meses. Si en este momento fuéramos al sistema médico y nos realizaran pruebas muy probablemente nos encontrarían desajustes y entraríamos en una escalada de pruebas, tratamientos y enfermedad, que, sin embargo, se nos resuelven espontáneamente. A todos en algún momento nos ha sucedido un evento que nos preocupa y constantemente pensamos en ello, después este pensamiento se desvanece, nos quedamos tranquilos y podemos estar cansados o con síntomas unos días, esto sería un proceso SBS, pero al no saberlo no hemos prestado atención en todo este proceso.

si hay déficit o un tumor compromete un órgano vital. Hamer no rechaza las intervenciones quirúrgicas ni la medicación químico-farmacológica, pero reduce drásticamente su utilización, por lo tanto, el negocio de las industrias se vería muy severamente afectado conociendo, aceptando y poniendo en la práctica este paradigma[44]. Así se puede comprender por qué está tan ocultado y denostado desde el momento que hizo públicos sus descubrimientos sobre esta nueva concepción de la enfermedad[45]. Toca los cimientos de la medicina basada en el negocio, quita el miedo a la enfermedad y que la persona comprenda lo que le sucede.

Este nuevo paradigma tiene una importancia vital para la humanidad, sin embargo, hay dos puntos trascendentales por el enorme dolor que nos traen. Uno es el cáncer, que en la gran mayoría de veces remiten espontáneamente. Hay que señalar que las remisiones espontáneas en tumores o cánceres las admite la medicina oficial, aunque no sabe explicar las causas del porque sucede, además se tiende a ocultar[46]. El otro son las

---

44   Los terapeutas y profesionales médicos que conocen la NMG no rechazan del todo los tratamientos, pero igual que Hamer consideran que en la mayoría de ocasiones no son necesarios, algunas veces si creen que pueden ayudar al enfermo se recomiendan; tratamientos que pueden ser del campo médico o de los campos holístico, integrativo o naturalista.

45   Hamer presentó sus descubrimientos los días 8 y 9 de septiembre de 1998 en el instituto de oncológico de S. Elisabeth en Bratislava y en el departamento de oncología del hospital de Trnava, fueron examinados varios casos en presencia del rector de la universidad y del decano de la facultad de metodología curativa y social de la universidad de Trnava y de 10 profesores y catedráticos. Hamer demostró que las Leyes Biológicas de la Nueva Medicina se confirmaban, y así lo verificaron ya aceptaron los catedráticos y profesores asistentes. Esta no fue la única vez que expuso sus descubrimientos en la universidad, pero posteriormente todo se truncó y pasó a ser perseguido y encarcelado.

46   Se han realizado biopsias en cadáveres de personas que han muerto de causa natural y de manera fortuita en las cuales se detectaron cánceres. Harach (1985) encuentra cáncer de tiroides en un 36% de los cadáveres, destaca que es de los poco frecuentes y que si se hubieran hecho los cortes más finos posiblemente se hubieran detectado más; Manser *et al.* (2005) encuentran cáncer de pulmón; y Welch & Black (1997) de mama. Park *et al.* (2016) definen como epidemia de cáncer de tiroides cuando lo detectaron en una gran cantidad de personas sanas con ecografías innecesarias. A estos cánceres que no llegan a dar sintomatología y remiten por si solos se les denomina cánceres histológicos, y los que dan síntomas cánceres biológicos, Manser *et al.* (2005), Welch (2010), Gérvas:
http://www.actasanitaria.com/cancer-reivindicacion-de-la-emocion-en-cli-nica-e-investigacion/.

enfermedades mentales, desde este nuevo paradigma también tienen una explicación muy distinta, y a la vez compleja y más humana.

Hamer, que además era físico y teólogo, realza la parte espiritual del ser humano, defiende la importancia en la relación que deberíamos tener con la madre naturaleza, de la cual formamos parte. En este sentido, Le Breton (2012) explica que a lo largo de la historia y de todas las culturas el ser humano —el sujeto entendido como la globalidad del ser, y el objeto entendido como el cuerpo— formaban un todo integrado a la naturaleza y al reino vegetal, y que se separaron en la modernidad con el ascenso del individualismo egoísta. Hamer subraya que el hombre está sujeto a las leyes de la naturaleza y a sus ritmos como los demás seres vivientes, los animales y plantas. Apartarnos de ese camino nos ha llevado a más enfermedades; vivir en armonía con la naturaleza debería ser una prioridad para el ser humano. El evento que desencadena el proceso SBS se trata de un choque/impacto biológico, se inscribe dentro de lo biológico como seres biológicos y animales que somos —no es un impacto emocional—. Por eso no lo podemos evitar o dominar en el primer momento, pero si conociéramos el fundamento y el funcionamiento de las Cinco Leyes Biológicas nos podríamos prevenir y actuar posteriormente dentro de ciertos límites. Uno de los puntos clave de este nuevo paradigma es que da autonomía al ser humano, puede comprender por él mismo lo que le ha sucedido, y está en mejor posición para dar una solución definitiva y verdadera al problema que originó el SBS, lo cual le convierte en un ser soberano con capacidad para decidir lo que le conviene, y le permite la autosanación. Este paradigma es una nueva manera de entender la vida, de la cual la salud y la enfermedad forman parte —no pertenecen al mundo del bien o del mal—. Es una nueva manera de entender las relaciones con todo nuestro entorno. Es entender la vida y tratar la enfermedad acorde con la naturaleza, permitiendo que se sane por sí misma, en cambio la medicina alopática se basa en la medicación y tratamientos externos, dejamos nuestra autonomía en manos del complejo médico industrial.

No estamos ante una teoría alternativa que encaja en algunas partes con otras medicinas, estamos ante *un nuevo paradigma,* ante una revolución

---

La medicina no entiende por qué unos se llegan a desarrollar y los otros no cuando ambos histológicamente son iguales, ni tampoco puede determinar su nivel de agresividad en un cribaje, con lo cual muchos médicos defienden que las prevenciones no siempre son positivas ni tampoco iniciar un tratamiento sin síntomas, entre otras razones por el sobrediagnóstico y la iatrogenia que conlleva y sin un beneficio para el futuro. En cambio, esto tiene explicación desde las Cinco Leyes Biológicas.

en la manera de entender y de considerar la enfermedad. Y como todas las revoluciones necesitan tiempo y son difíciles de aceptar en un primer momento. Todos los conocimientos llevan a más conocimiento, y lo que sabemos puede quedar desautorizado con los nuevos que adquirimos. Esto hace tambalear nuestros fundamentos, por eso es tan difícil aceptarlo en un primer momento.

A este nuevo paradigma se le conoce como Nueva Medicina Germánica (NMG), Ciencia Curativa Germánica (CCG), por su nombre en alemán, *Germanische Heilkunde (GHK)*, o las Cinco Leyes Biológicas. No es conocido por la población general, al contrario, es ocultado. Pero hay pocas dudas que las altas esferas lo conocen bien[47], y es muy probable que se hayan inspirado en su conocimiento y sus leyes para implementar esta supuesta pandemia. Es curioso que se ponga tanto empeño en que nos causan enfermedades los virus y bacterias que forman parte del mundo biológico pero que requieren de muchos productos químicos, en cambio, obviamos y ridiculizamos otra explicación, también biológica que requiere de muchos menos.

Este paradigma de la Germanische Heilkunde está en consonancia con la *Vix Natura Medicatrix,* el poder curativo de la naturaleza, se le atribuye su origen a Hipócrates de Kos, el cual considera que "la naturaleza es el médico de las enfermedades". De ahí parece que surgiría el principio ético *primun non nocere,* "primero no hacer daño", que ha defendido la medicina, y del cual cada vez está más apartada. La teoría del terreno de Bechamp podría considerarse la continuidad de la *Vix Natura*, y más recientemente la continuación seria en las Cinco Leyes Biológicas. Estas leyes no son lo mismo que la teoría del terreno —son un nuevo paradigma— pero sí que estarían en una línea más similar y comparten algunos elementos.

Otro aspecto a considerar es que conocemos, y cada vez va tomando más relevancia, la importancia que tienen para la vida las bacterias y los denominados virus. Sin ellos no sería posible la vida en el planeta ni en ninguno de los seres vivos. Sabemos que la vida empezó con las bacterias. Se cree que el número de bacterias que tenemos en el interior de nuestro cuerpo es superior al de células eucariotas —39 billones de bacterias por 30 billones de células eucariotas— y entre diez y veinticinco veces más de virus que de bacterias. Todos ellos cumplen una función esencial sobre el cuerpo y sobre la vida. Bacterias y virus son nuestros aliados, no son nuestros enemigos, vivimos en simbiosis con ellos. También se sabe que el microbioma es esencial para nuestra salud, no hay que combatirlo sino

---

47   Las cartas del Dr. Hamer — Hermanos Barea TV.

cuidarlo. Las bacterias y los virus se hallan en todos los ecosistemas de la tierra. Se admite que hay una gran abundancia y diversidad en toda la naturaleza. Por tanto, hay bacterias y virus exógenos y endógenos del cuerpo humano, o sea, en el exterior e interior de nuestro cuerpo.

En relación a los virus, la biología oficial defiende que son inertes y son partículas que contienen información de código genético ADN o ARN, son mucho más pequeños que las bacterias, son acelulares y están encapsulados dentro de una vesícula en forma de proteínas. Admite que por sí mismos no pueden replicarse, para ello necesitan "infectar" una célula y usar sus componentes, que sería entonces cuando nos enferman. Sin embargo, no todos los biólogos están de acuerdo con las tesis de la biología oficial que los virus nos causan enfermedades. Hay una corriente que propone una versión diferente. Entre ellos destacan el virólogo alemán Stefan Lanka y el biólogo español Máximo Sandín, entre otros. A esta línea se la denomina "nueva biología".

Stefan Lanka defiende que hay virus exógenos y endógenos en todos los seres vivientes. Según Lanka y otros virólogos y biólogos los virus patógenos no existirían dado que nunca se ha podido demostrar experimentalmente que sea así, por lo que no serían los causantes de las enfermedades, añade que no hay evidencia de que nos las causen. Lanka defiende que la virología no aísla adecuadamente lo que se llama partículas virales y no se realizan las pruebas necesarias de control. Además, sostiene que nunca se ha encontrado un genoma viral completo, sino que se construye artificialmente, es decir, se trataría de un constructo matemático y estadístico hecho por ordenador, por tanto, "encuentran lo que quieren encontrar" según el autor. Por ese motivo, según Lanka, los primeros artículos en que se ha basado toda la supuesta pandemia, al ser recreaciones por ordenador —este aspecto también lo han denunciado otros autores—, y debido a la rapidez con que debieron trabajar no les permitió pulir las anomalías. Ello fue la causa que corriera la voz que había sido creado en un laboratorio. Para el autor lo que se ve en el microscopio son componentes típicos de células y tejidos en descomposición. Esas partículas nunca han sido caracterizadas bioquímicamente ni aisladas. Por todo ello, Lanka defiende que los test son una estafa al no estar demostrada la existencia del SARS-CoV-2[48]. Lanka logró aislar correctamente lo que en un primer momento catalogó que era un virus. Después de seguir investigando llegó a la conclusión que no se trataba

---

48   Aportaciones de Lanka en una entrevista a la revista *Discovery DSalud* en abril, mayo y junio de 2021.

de un virus según la versión hegemónica, lo cual lo llevó a rectificar. El mismo ahora se denomina ex virólogo.

A esas partículas que de forma hegemónica se denominan virus, algunos —como el médico estadounidense Andrew Kaufman— las denominan exosomas celulares, los cuales también considera que serían partículas excretadas por las células, que permiten la comunicación intracelular y ponen en marcha o finalizan procesos fisiológicos ante una desestabilización del cuerpo mediante el intercambio de información entre las células. Por tanto, no tienen capacidad de contagio ni de enfermar ya que forman parte del medio natural y de cada uno.

Esta corriente de biólogos críticos con la versión oficial que proponen un cambio de paradigma y que sugieren llamarla "nueva biología", defienden una visión que está mucho más acorde con la vida: para ellos esas partículas forman parte de nuestra vida, de nuestras células, de nuestro entorno, y están en nuestro genoma para ayudar a adaptarnos y comunicarnos con el medio en que vivimos. Remarcan que son mensajeros, no atacantes, por tanto, hablar de que nos causan enfermedades es un concepto muy reduccionista, ya que hoy en día se sabe que gran parte del genoma de los seres humanos contiene secuencias de origen viral.

Oficialistas y críticos están de acuerdo que los denominados virus son fragmentos de ADN o ARN. Los primeros defienden que tienen un gran potencial para enfermarnos, los segundos ponen el acento en que son constructores y moduladores de vida, no están en la naturaleza para atacarla ni atacarnos sino para ayudarnos. Nuevamente nos encontramos con la misma paradoja que en la medicina alopática, la parte oficial está relacionada y apoyada por la IQF y defiende la patogenicidad de los virus, con lo cual se necesita un químico industrial para combatirlos. La "nueva biología" está más relacionada con las tesis naturistas y humanistas. Denuncian que se ha usado la biología para manipular a la sociedad. Para ellos la biología va ligada a la vida y no a la muerte. Además, algunos defienden que se debería buscar otra palabra para definir estas partículas más acorde con lo que son, ya que la palabra virus significa veneno.

La teoría de la evolución está cimentada sobre la competencia del más fuerte. La bióloga Lynn Margulis fue de las primeras que se atrevió a ir en contra. Defendía que la vida se ciñe sobre la cooperación, siendo ésta un mecanismo evolutivo. La vida es simbiosis y cooperación, no competencia. Para el biólogo y catedrático Máximo Sandín, los virus son mensajeros y lo más importante: son constructores de vida. Sandín propone una nueva visión de la biología distanciada del darwinismo, defiende la vida y la biología como las interrelaciones significativas entre todos los elementos que la componen y no sobre la competencia y la ley del más apto. Su ensayo *Pensando la evolución, pensando la vida. La biología más allá del darwinismo* (2006) nos abre una puerta a una nueva visión de la biología y de la vida sobre la Tierra, también Sandín (2002) es otro buen documento en esta otra mirada en la biología.

Esta idea del contagio que apareció con Pasteur solamente la contempla la medicina occidental e industrial. No está presente en ninguna otra. En cambio, las intoxicaciones y envenenamientos los encontramos en todas las sociedades y sabemos desde siempre que causan problemas en la salud. Han sido varios los médicos y científicos que han defendido que algunos casos de lo que se denomina Covid-19 podrían estar relacionados con intoxicaciones de diversa índole. Algunos médicos relacionaron algunos enfermos y muertes con la vacunación de la gripe estacional del invierno 2019-2020, un hecho que fue tajantemente negado y censurado en las redes, calificándolo de bulo[49]. Otros médicos los síntomas que han presentado algunos enfermos les recuerdan a intoxicaciones por metales, apuntando sobre todo al plomo y cadmio. Tampoco se les escuchó. Sin embargo, a mitades de 2022 apareció en la prensa alguna información de la relación en algún caso de enfermedad entre Covid-19 con intoxicación por metales pesados, en concreto el cadmio[50]. Asimismo, se reconoce que la contaminación ambiental/atmosférica puede dañar la salud. Sin embargo, hay una negación absoluta y ridiculización con algunas fumigaciones que presuntamente se están llevando a cabo con distintos fines, las cuales son autorizadas por los gobiernos, en publicaciones en el BOE[51]. Igualmente se reconoce en una pregunta en el Parlamento Europeo que se realizan en aeronave[52], aunque no es sólo en España, también otros países las autorizan. Se ha debatido la gran cantidad de contaminantes que se echan en la atmósfera, pero se ha debatido menos si se añaden productos deliberadamente. También es interesante la aportación de Thomas Cowen en *The Contagion Myth. Why viruses (including "coronavirus" are not the cause of disease)* (2020), defiende que muchas enfermedades atribuidas al contagio tienen una causa tóxica. Tampoco se pone interés

---

49   https://www.newtral.es/informe-hospital-barbastro-vacuna-gripe-corona-virus/20200630/

50   https://elpais.com/ciencia/2022-06-07/antonio-alonso-forense-hay-cadaveres-con-una-alta-concentracion-de-cadmio-sin-que-haya-habido-un-envenenamiento.html?

51   https://www.boe.es/buscar/doc.php?id=BOE-A-2020-4492

52   https://www.europarl.europa.eu/doceo/document/E-8-2015-007424_ES.html

en reducir la gran cantidad de aditivos que llevan los alimentos envasados y en especial los procesados, o en el inmenso consumo de los alimentos y bebidas azucaradas, además, con la paradoja que la marca Coca-Cola ha financiado congresos médicos y de alimentación.

También sabemos que las radiaciones nos pueden afectar. Desde hace tiempo que científicos alertan de los efectos nocivos que pueden tener los teléfonos móviles o las wifis a largo plazo si los tenemos durante mucho tiempo muy cerca del cerebro. En este sentido, algunos han relacionado casos de Covid-19 con la exposición a las radiaciones que emiten las antenas, especialmente las de 5G. Una de las voces críticas ha sido el biólogo Bartomeu Payeras, que observa una correlación entre la incidencia de enfermos de Covid-19 y la ubicación de redes 5G[53]. También el médico José Luis Sevillano en Francia defendió esta posibilidad. Hemos visto que las oleadas no se han dado, por lo general, al mismo tiempo en países fronterizos, por ejemplo, en España, la primera oleada tuvo una alta incidencia y en cambio en Portugal prácticamente no se declararon enfermos ni fallecimientos. Hay otros ejemplos en Europa. Si sostenemos que un virus que se transmite por el aire es el causante de la enfermedad, difícilmente puede entender de fronteras. Todo ello nos dice que en las distintas oleadas entran en juego otros factores.

Sin entrar a valorar las tesis de estos autores, se acepta —y además es un tema estudiado—, que la contaminación ambiental y la electromagnética puede perjudicar la salud y la naturaleza. No obstante, hay un silencio absoluto en relación a la contaminación electromagnética, a la proliferación de antenas y su dudosa regularización. Ante ello, cabe preguntarse el porqué de este silencio y el porqué de la negación a investigarlo, ¿No pueden influir de alguna manera esas ondas electromagnéticas en el cuerpo humano, el cual no estuvo expuesto hasta muy recientemente? ¿Se ha acostumbrado el cuerpo a ellas o en algunas personas hay un rechazo y les provoca problemas o potencia los que ya tiene? Tampoco sabemos si se cumple estrictamente la reglamentación existente o si esta es suficiente. Nada de esto se ha debatido, al contrario.

El papel del campo científico e intelectual

Descartes introdujo el positivismo en el campo científico. A partir de entonces la ciencia lo pasó a mesurar casi todo cuantitativamente y

---

53   https://archive.org/details/estudio-sobre-la-asimetrica-distribucion-de-casos-de-covid-19-y-su-relacion-con-la-tecnologia-5-g/page/2/mode/2up

rechazar lo demás; ello ha llevado a transitar por un camino estrecho y excluir otras explicaciones.

Han sido muchos los autores que han denunciado y expuesto que la ciencia a menudo ha franqueado por veredas poco honestas y éticas. Federico Di Trocchio en *Las mentiras de la ciencia. ¿Por qué y cómo engañan los científicos?* (2013), expone cómo a lo largo de la historia no siempre los científicos han sido transparentes y honrados, un hecho que aumentó desde el momento que la ciencia pasó de vocación a profesión, desde que el motor fue el dinero y se unió a la industria con lazos económicos. Añade que los científicos han producido más cuando se les ha pagado menos, ya que ha desalentado a los vulgares. Para el autor en la década de 1960 se inició lo que llama "la dictadura de los mediocres", reduciéndose proporcionalmente el número de científicos geniales respecto de los mezquinos. Di Trocchio defiende que este fraude afecta a todos los campos del saber, pero que, de todas las estafas y fraudes las más reprochables serían las que afectan el campo de la enfermedad por sus implicaciones directas sobre la persona. No obstante, en los últimos decenios el estar la ciencia controlada por el poder y no permitir la creatividad de los científicos, ha desanimado a muchos que no le encuentran sentido al corsé que les supone.

En el campo de la salud muchos autores han publicado artículos en esta línea, se van a citar solamente unos pocos. El epidemiólogo Archie Cochrane en 1972 publicó un informe que concluía que sólo el 15% de la denominada medicina científica era "medicina basada en la evidencia" (MBE). Hardern (2003) lo sitúa como muy alto en el 50% y Forcades *et al.* (2007) sostienen que a pesar de que la medicina actual se autodenomine científica, tal y como se practica en los hospitales y en la asistencia en general, está muy lejos de estar basada en la evidencia.

El rigor científico con que se realizan los estudios en el campo médico se ha puesto en entredicho, muchos autores han mostrado sus discrepancias poniendo en duda la fiabilidad de los trabajos que se desarrollan en el ámbito clinicohospitalario, especialmente cuando son financiados por la IQF. Destaca Ioannidis (2005, 2014, 2016) y Ioannidis *et al.* (2014), cuestionan la debilidad, la conducta y el análisis de los trabajos de investigación en el campo de la salud. Sostienen que muchos trabajos están sesgados, muy inflados o exagerados, producen información que no es relevante y no presenta ningún tipo de interés médico, por tanto, los resultados son engañosos y no pueden ser ni fiables ni concluyentes: se la conoce como "información basura". Para Ioannidis puede llegar a ser del orden del 85% de lo publicado.

Horton (2015) publica un artículo en la revista *The Lancet* que comienza diciendo: *"A lot of what is published is incorrect"*, *una gran cantidad de lo que se publica es incorrecto*, cree que puede ser del orden del 50%. Remarca que el endemismo dentro de la investigación es alarmante, dominan los conflictos de intereses, hay una obsesión para perseguir las tendencias de moda de dudosa importancia, y que a muchos investigadores no les importa si han de modificar datos para obtener sus resultados. Horton explica que pocos días antes se había reunido a puerta cerrada con destacados científicos y representantes gubernamentales, se les pidió que no tomaran fotos ni se diera el nombre de los asistentes.

Begley (2012) subraya que un grupo de investigadores en hematología y oncología intentaron reproducir los resultados de 53 trabajos publicados en revistas científicas punteras y sólo fue posible en seis ocasiones, un 11% de los casos; es decir, en un 89% no se pudo determinar si los resultados tenían o no valor. Gérvas[54] también refiere que un 2% de los investigadores reconocen que se han inventado datos, pero creen que el 24% de sus colegas lo hacen, Gérvas añade que el 85% del presupuesto destinado a la investigación médica es pura malversación.

Howick *et al.* (2022) publicaron los resultados de un trabajo de metaanálisis y revisión sistemática en Cochrane realizado entre enero de 2008 y marzo de 2021, en el cual revisaron la calidad y efectividad de las intervenciones médicas. Los autores concluyen que la mayoría de las intervenciones carecen de evidencia de gran calidad, y no se estudian o notifican los daños causados, añaden que, de la muestra de 1567 intervenciones analizadas en Cochrane, el 94% no tenían el respaldo de una gran calidad de evidencia científica, es decir, sólo el 6% de las intervenciones tenían una evidencia sólida.

Gotztze (2014, 2016) hace un amplio recopilatorio de artículos publicados en los cuales pone en evidencia la falsificación de estudios; la exageración de los datos en los ensayos clínicos; la ocultación de los efectos adversos graves, la yatrogenia y las muertes que ocasionan; las pruebas inadecuadas para nuevos fármacos o los conflictos de intereses de la IQF con las revistas médicas y científicas.

Estos aspectos que denuncian los autores que acabamos de ver, los que hemos estado sobre el terreno de la práctica asistencial también nos han llevado a dudas, siendo a veces motivo de discusión en el grupo. La

---

54   La Medicina como ciencia: menos arrogancia, que tiene poca ciencia (espaciosanitario.com).

rigurosidad y la seriedad no siempre son las que deberían prevalecer, los distintos intereses a veces dominan más de lo deseable.

Por otra parte, es interesante la aportación de Larivière *et al.* (2015) para entender dónde estamos. Los autores explican que la producción científica a escala mundial la lideran mayoritariamente seis grandes grupos editoriales, estos grupos han absorbido las editoriales pequeñas y controlan las publicaciones de la mayoría de los artículos científicos desde la década de 1970. Esto ha llevado a un sesgo importante en la producción científica ya que solo se publica aquello que puede beneficiar a las élites o no les perjudique. Añaden que se han visto afectadas todas las disciplinas, tanto las del campo médico como los demás, también de las ciencias sociales. En este sentido, Gérvas *et al.* (1997) ya exponen, basándose en una revisión de artículos sobre la cardiopatía isquémica, que los trabajos publicados que estaban a favor de la línea oficial eran mucho más citados que los que daban resultados en contra, es decir, se silenciaban los críticos. Para Martin (1998) es mucho más difícil publicar en revistas científicas trabajos innovadores o desafiadores, sostiene que los organismos no lo toleran si van contra sus intereses, que los científi-cos están demasiado ocupados, no son suficientemente inteligentes o de mentalidad bastante abierta para captar la nueva idea que se propone, y que si se llegan a publicar son obviados y menospreciados.

A propósito de la presente crisis del Covid-19, cabe mencionar que desde los inicios se vienen publicando artículos en revistas científicas que llaman la atención por su curioso y banal contenido. Por poner dos ejemplos entre muchos, uno exponía que el virus se puede propagar al tirar la cadena del baño (Yun-yun Li, 2020). El otro que pueden existen superpropagadores que a su vez pueden generar otros (Beldomenico, 2020). Muchos periódicos y revistas populares se hicieron eco de estos y otros artículos en esta línea. Todo ello ayuda a aumentar el miedo y la confusión.

Por lo contrario, Abbasi (2020) en una editorial en el *BMJ* defiende que cuando la buena ciencia se suprime las personas mueren, y que el objetivo es engrandecer y enriquecer a los que están en el poder. Consi-dera que los políticos y la industria son responsables del desfalco que se ha originado, pero también lo son los científicos y los expertos en salud. Añade que la Covid-19 ha desatado la corrupción a gran escala con el perjuicio para la salud pública; que el complejo mundo médico-político puede ser manipulado de manera urgente y sin salvaguardar la ciencia; y cuando los poderosos tienen más éxito, son más ricos y más intoxicados por el poder las verdades incómodas de la ciencia se suprimen.

Estos ejemplos son unos pocos de las denuncias realizadas por muchos autores durante años, sería ingenuo pensar que en este momento de la crisis Covid-19 los trabajos realizados y publicados lo son bajo estricta metodología, transparentes y honestos. Además, si una parte importante de los trabajos científicos carecen de rigurosa metodología y de fiabilidad, nos debe llevar a dudar y a cuestionar que los tratamientos y protocolos que se derivan de ellos y se utilizan en el campo médico asistencial, sean los más correctos y efectivos para el enfermo, o que incluso sean perjudiciales. Es decir, si muchas investigaciones no son fiables ni concluyentes, nada nos debería llevar a pensar que sus aplicaciones sean efectivas y seguras, por tanto, deberían ser revisadas, y mucho más en este momento de intereses, incertidumbre y contradicciones.

Además, conviene recordar que la medicina alopática no es una ciencia exacta, en las causalidades de las enfermedades trabaja sobre hipótesis o conjeturas, no se basa sobre leyes naturales que se cumplan siempre, lo que quiere decir que no hay certezas. Aunque esto no quiere decir que las prácticas sean siempre perjudiciales; en ocasiones los tratamientos o las intervenciones quirúrgicas son efectivas y necesarias, especialmente en los casos urgentes, en los agudos y en los que hay un déficit, también en algunos otros. A menudo el problema más importante radica en los excesos y cuando son innecesarios. A este respecto escribía Foucault (1996):

> No hubo que esperar a Ilich ni a los antimédicos para saber que una de las propiedades y una de las capacidades de la medicina es la de matar. La medicina mata, siempre mató, y de ello siempre se ha tenido conciencia. Lo importante es que hasta tiempos recientes los efectos negativos de la medicina quedaron inscritos en el registro de la ignorancia médica. La medicina mataba por ignorancia del médico o porque la propia medicina era ignorante; no era una verdadera ciencia sino sólo una rapsodia de conocimientos mal fundados, mal establecidos y verificados. La nocividad de la medicina se juzgaba en proporción a su no cientificidad. Pero lo que surge desde comienzos del siglo xx es el hecho de que la medicina podría ser peligrosa, no en la medida de su ignorancia y falsedad, sino en la medida de su saber, en la medida en que constituye una ciencia. (Foucault, 1996, pág. 46).

En relación a lo que nos dice Foucault sobre la medicina que "no era una verdadera ciencia sino sólo una rapsodia de conocimientos mal fundados, mal establecidos y verificados", está en consonancia con las Cinco Leyes Biológicas del doctor Hamer, que sí que se pueden verificar.

En cambio, la medicina prefiere ignorarlas antes que hacer un ejercicio de humildad, honestidad y reconocer los errores. No obstante, no ser una ciencia exacta, se han llevado a cabo las políticas de restricciones de los derechos fundamentales en base a solamente hipótesis.

Políticas y relaciones entre industria, gobiernos, sistema sanitariomédico y universidades

Muchos autores han denunciado las influencias y coacciones que realizan las industrias quimicofarmacéuticas y tecnológicas en todas las esferas del campo social desde hace años (Blech, 2005; Jara, 2007, 2011; García Blanca, 2009; Gotzsche, 2014). Señalan aspectos como que las industrias corrompen las agencias del medicamento; compran silencios en todos los campos; acuerdos entre los gobiernos y las industrias para comprar grandes partidas de medicamentos; o financiar partidos políticos para después recibir tratos de favor. También señalan las vendas agresivas o *ad nauseam* con intimidación; amenazas y violencia sobre los profesionales; complicidad con los médicos en la aceptación de sobornos y miles de médicos en nómina en las industrias. Asimismo, otros aspectos, como la publicidad engañosa en los medios de comunicación; campañas de promoción dirigidas a la población; impulsar asociaciones de enfermos para su control y beneficio; y el control sobre los medios de comunicación y creadores de opinión dirigidos a los medios y a la sociedad. La mayoría de estas actuaciones se llevan a cabo con el beneplácito y complicidad del sistema sanitario y de la clase médica.

En esta crisis los gastos sanitarios han aumentado tanto en el sector público como en el privado y particular. Se ha denunciado la gran cantidad de dinero destinado a las denominadas vacunas que sale de las arcas públicas, pero no se ha discutido del dinero extra que se está destinando en todos los ámbitos sanitarios, por ejemplo, en material de un solo uso, cuyo aumento en el campo asistencial ha sido espectacular durante estos últimos años, ya lo era anteriormente. Un material cuya necesidad y utilidad es más que dudosa, muchos sanitarios en la asistencia diaria reconocen, desde hace años, que se realiza un dispendio desmesurado e innecesario sin beneficio para el enfermo ni para ellos, se hace de forma automática, sin darnos cuenta y sin pensar[55]. Tampoco se ha hablado del

---

55 Además, en estos momentos que se nos dice que tenemos que ahorrar en temas ecológicos y hay que ser sostenibles, un dispendio de este calibre tan descomunal en material plástico que de ecológico no tiene nada y a menudo tampoco de necesario, todavía es una insensatez más grande.

dinero que sale de los bolsillos de los ciudadanos para las compras de mascarillas, test y gel hidrológico, que va directamente a las arcas de las industrias y para algunos ciudadanos representa un gasto inasumible.

En los primeros meses de esta crisis, el Gobierno de España aprobó un decreto-ley que tenía por objetivo adoptar medidas para paliar los efectos que estaba causando el Covid-19. Según la versión oficial, se trata de ayudas para complementar la actividad asistencial extraordinaria que debían soportar los hospitales y centros sociosanitarios derivada de la atención a los enfermos del Covid-19 —muchos países incrementaron ayudas en una línea similar—. Este dinero ha salido poco a la luz, no obstante, es básico para entender lo que ha sucedido y los elementos que contribuyeron. Un ejemplo es la información que aporta el BOE del 4 de junio de 2020 para los centros del sistema sanitario integrado de utilización pública de Cataluña (SISCAT)[56]:

- Alta hospitalaria para Covid-19 con estancia en UCI: 43.400 euros.
- Alta hospitalaria para Covid-19 sin estancia en UCI:
- Estancia menor o igual a 72 horas: 2.500 euros.
- Estancia mayor de 72 horas o exitus: 5.000 euros.
- Alta de media estancia socio-sanitaria para Covid-19:
- Si proviene de una alta menor o igual a 72 h: 3.902,10 euros.
- Si proviene de un alta mayor a 72 h: 2.601,40 euros.
- Alta de convalecencia en hospitales de campaña (pabellones) para Covid-19: 1.381,30 euros.
- Alta de hospitalización a domicilio para COVID-19: 942,08 euros.
- Prueba PCR: 93 euros.

Para los centros que no tengan convenio o contrato de servicios asistenciales con el Servicio Sanitario Catalán de la Salud o los tenga en una línea distinta a la requerida para la contención de la pandemia, la actividad se compensará según estas tarifas:

- Urgencia sin ingreso: 92,00 euros.
- Alta médica de paciente sin Covid-19: 1.381,30 euros.
- Alta quirúrgica de paciente sin Covid-19: 1.627,33 euros.
- Cirugía mayor ambulatoria de paciente sin Covid-19: 1.464,60 euros.
- Alta obstétrica de paciente sin Covid-19: 1.194,24 euros

---

56   https://www.boe.es/boe/dias/2020/06/04/pdfs/BOE-A-2020-5649.pdf

Abbasi (2020) expone que en el Reino Unido la respuesta que se ha dado a la pandemia depende de los científicos y de otras personas designadas por el gobierno de turno, con intereses preocupantes debido a sus participaciones en empresas que fabrican pruebas de diagnóstico, tratamientos y vacunas para el Covid-19. De manera que hay mucho en juego para los políticos, los asesores científicos y las personas designadas por el gobierno ya que sus carreras y saldos bancarios pueden depender de las decisiones que tomen. Estas relaciones de científicos y personas designadas por los gobiernos con las industrias que fabrican test o potencian las vacunas se han dado en todos los países, también se han denunciado en Cataluña y en España[57]. Abbasi recalca que al suprimir la ciencia se expone a las personas a intervenciones inseguras o ineficaces y se evita que se beneficien de otras de mejores, además todo ello se lleva a cabo con el dinero de los contribuyentes.

En todos los países se ha actuado de forma parecida: el sociólogo Laurent Mucchielli (2020) explica que los intereses del complejo médico-industrial en este episodio se han cebado con más intensidad que nunca sobre las políticas del Gobierno francés, y son estos complejos quienes deciden los tratamientos a administrar. Señala que estas presiones llevaron a destituir de forma rápida a un prestigioso virólogo, por discrepar de las directrices que marcaban los comités de expertos puestos a dedo por el presidente de la República, para implementar las decisiones del complejo médico-industrial. Unos tratamientos mucho más caros de los que proponía dicho virólogo. También Kennedy (2021) explica que se recomendaron tratamientos con un mayor coste económico, y que su eficacia estaba en entredicho o incluso era perjudicial.

Tanto en España como en Cataluña hubo debate, en una parte pequeña de la población, sobre quienes formaban los comités de expertos que dictaba las políticas. En Cataluña los medios mencionaban al Procicat como quien las decidía, pero no se hacían públicas las actas de sus reuniones ni quienes lo formaban, lo cual llevó a sospechar que se trataba de un organismo poco transparente. En septiembre de 2020 la Generalitat constituyó el comité asesor para el Covid-19[58]. Las sospechas que los asesores estaban vinculados a grupos privados con conflictos de intereses como ISGloblal o IRSI-CAIXA se confirmaron. En abril de 2022, entre quienes formaban

---

57 Quin famós cognom apareix en una empresa organitzadora de cribratges amb tests d'antígens? - *El triangle*

58 https://govern.cat/salapremsa/notes-premsa/414042/salut-constitueix-comite-cientific-assessor-covid-19-labordatge-control-pandemia?

parte del patronato de ISGlobal, destacan tres consejeros del Gobierno catalán: Josep M. Argimon de Salud, Gemma Geis, de Investigación y Universidades y Teresa Jordà, de Acción Climática, alimentación y agenda rural. También formaban parte Josep M. Campistol, director del Hospital Clínico; Joan Guàrdia, rector de la UB; Laura Pérez Castaño, teniente de alcalde de Barcelona; Joan Puigdollers, gerente del ámbito metropolitano Región sanitaria de Barcelona. Todas estas personas tienen poder de decisión en el ámbito político y sanitario, asimismo hay otras que habían ocupado puestos públicos y en este momento los ocupan en empresas privadas, también hay varios cargos ligados a la Fundación La Caixa. ISGlobal admite que: "La Fundación Privada Instituto de Salud Global Barcelona ("ISGlobal" o la "Fundación") es una entidad de carácter privado, sujeta a la legislación de la Generalitat de Catalunya, que se rige por sus estatutos y por las disposiciones legales que le resultan de aplicación"[59]. Esta fundación de carácter privado es una de las que dicta las decisiones en políticas de salud en Cataluña, de la misma manera que sucede en los otros países o la OMS internacionalmente.

Más allá de los expertos que ocupan estos lugares que acabamos de ver que son del ámbito político ¿quiénes son esos expertos del campo profesional médico que asesoran a los gobiernos y demás instituciones? ¿Son verdaderos expertos, y quién los nombra? Patrick Quanten (2022) los define como:

> Los expertos son siempre cuidadosamente seleccionados. Una persona es nombrada experta por su grupo de colegas, los cuales declaran que esa persona (en opinión de ellos) representa lo que a ellos les parece lo correcto. En otras palabras, los expertos actuales han pasado por un proceso de selección de años, los años que les ha costado ganarse la confianza de sus colegas y convencerles de que son sus representantes de confianza […] Los expertos no han sido seleccionados ni nombrados por los gobiernos. Es la profesión médica la que facilita estos expertos seleccionados a los gobiernos y, de esa manera se aseguran de que la difusión de la información en todo el mundo sea idéntica y esté envuelta en la misma retórica. Esto consigue que parezca que, a pesar de las fronteras, todos los expertos del mundo están de acuerdo, lo que da a la población la sensación de que solo hay una versión "real", versión que obviamente tiene que ser la verdadera (págs. 168-169).

---

59   https://www.isglobal.org/our-team/-/profiles/1900

Los que conocemos el sistema sanitario podemos corroborar que Patrick no está mal encaminado. En las instituciones en dichos comités hay profesionales que conocen la materia en cuestión desde la óptica médica, pero hay otros que menos. A veces se coloca a alguien que se desea promocionar, veremos en el apartado 9 que es una manera de obtener puntos para el currículum. Quanten expone un punto muy interesante para entender por qué esta supuesta pandemia ha arraigado en todo el mundo, y es que al dar voz a solo los expertos de la posición oficial da la sensación que todos están de acuerdo, que sólo hay una versión, pero la realidad no es esta. Robert F. Kennedy (2021) también hace una definición interesante de los expertos y sus consejos:

> Los aficionados al Dr. Fauci, entre ellos el presidente Biden y los presentadores de las noticias por cable y de las cadenas públicas, aconsejaron a los estadounidenses que "confiaran en los expertos". Este consejo es tanto antidemocrático como anticientífico. La ciencia es dinámica. Los "expertos" a menudo difieren en cuestiones científicas y sus opiniones pueden variar de acuerdo con la política, el poder y los intereses financieros. Casi todos los pleitos que he llevado a cabo han enfrontado a reputados expertos de bandos opuestos, y todos ellos han jurado posiciones diametralmente opuestas basadas en el mismo conjunto de hechos. Decirle a la gente que "confíe en los expertos" es ingenuo o manipulador, o ambas cosas (pág. 35).

Otro aspecto que denota la connivencia entre los estados y las industrias, es que los gobiernos de los países occidentales empezaron a comprar las denominadas vacunas a las industrias en el verano de 2020[60], cuando todavía no se había aprobado su uso de emergencia[61]. Se aprobó a finales de año cuando estaban empezando los ensayos clínicos. Además, la Unión Europea y los gobiernos han eximido a las industrias de toda responsabilidad económica por los posibles efectos adversos. Los contratos que ha firmado la Unión Europea con los fabricantes no se han hecho públicos[62],

---

60   https://ec.europa.eu/info/live-work-travel-eu/coronavirus-response/pu-blic-health/eu-vaccines-strategy_es

61   https://ec.europa.eu/info/live-work-travel-eu/coronavirus-response/safe-covid-19-vaccines-europeans/how-are-vaccines-developed-authori-sed-and-put-market_es

62   Contratos secretos y censurados entre la UE y las farmacéuticas por las vacunas Covid - Blog Miguel Jara - http://www.migueljara.com

se hicieron públicas algunas páginas tapando parágrafos. La transparencia debería ser absoluta y prioritaria ya que se trata de un dinero que sale del contribuyente europeo. No hubo ninguna protesta de los partidos políticos de los países afectados, algo paradójico, y cabe preguntarse qué razones llevaron a ello. Las relaciones entre las industrias y el espacio público y las influencias que ejercen son conocidas y denunciadas desde hace años (Moynihan y Smith, 2002*a*; Moynihan, Heath y Henry 2002*b*; Moynihan, 2008; Guerrero, 2004; Jara, 2011; Laporte y Bosch, 2012; Gotzsche, 2014; García Blanca, 2009). Ahora han aumentado y quedado al descubierto con más fuerza.

Otro hecho insólito es que el 6 de septiembre de 2021 más de 220 revistas de medicina, enfermería y salud pública de todo el mundo publicaron una editorial conjunta, en ella urgen a los líderes mundiales y gobiernos a actuar contra la crisis climática y la pérdida de biodiversidad en el planeta, varios periódicos hicieron eco de ello, entre ellos *El País*[63]. Entre las revistas de más renombre están: *The Lancet, East African Medical Journal, Chinese Science Bulletin, The New England Journal of Medicine* y *The British Medical Journal*. Remarcan la necesidad que no se incremente la temperatura media global por encima de 1,5 grados, la interrupción de la destrucción de la naturaleza y la protección de la salud. Subrayan que la preocupación por la covid es necesaria pero no se puede esperar más tiempo para reducir las emisiones (Atwoli, L. *et al.* 2021). Aunque a priori se pueda estar en acuerdo en muchos puntos, pero una editorial conjunta de todas las revistas sin ninguna discrepancia ni fisura y mezclando temas es un dato más a analizar sobre quien mueve los hilos a nivel global, sea en el campo que sea, antes hemos visto cómo unos pocos grupos editoriales dominan todas las publicaciones a escala mundial.

Sabemos que los conflictos de intereses están presentes en el ámbito médico, en las publicaciones los autores deben de especificar este punto. En la actual situación este hecho ha aflorado con más intensidad y ha aumentado el número de personas que buscan información. Las industrias sabedoras de ello muestran información al respecto, seguramente solo una parte pequeña, por ejemplo, en la página web de Pfizer[64] o Janssen[65],

---

63   https://elpais.com/clima-y-medio-ambiente/2021-09-06/mas-de-220-re-
      vistas-medicas-urgen-a-los-gobiernos-a-actuar-frente-a-la-crisis-climatica.
      html?outputType=amp&ssm=TW_CC&__twitter_impression=true&

64   https://www.transparencia-pfizer.es/transparencia2020

65   https://public.janssentransferofvalue.com/es_es/hco-individual?popula-
      te=Institut&searchButton.x=1&searchButton.y=13

en base a lo que llaman transparencia del año 2020, muestra nombres de profesionales e instituciones sanitarias que han recibido dinero, se presentan como gastos por servicios prestados.

Otro hecho a considerar es que el 18 de octubre de 2019 se celebró en Nueva York el denominado "evento 201"[66]. Se trató de un acto de alto nivel en el que intervinieron el Centro de Seguridad de la Universidad Johns Hopkins —el mismo centro que desde el inicio hace el recuento en tiempo real de afectados y muertes por Covid-19 en todos los países del mundo—, el Foro Económico Mundial y la Fundación Bill y Melinda Gates. En este evento participaron destacadas personalidades del mundo de los negocios, de los gobiernos y del sector de la sanidad. El evento se trató de un simulacro ante una posible pandemia global, simulaba un nuevo coronavirus zoonótico transmitido de murciélagos a cerdos y a personas, posteriormente se transmitía entre personas, lo que llevaría a una pandemia global muy severa con unos 65 millones de muertos en 18 meses. Se ubicaba un inicio silencioso y lento en una granja en Brasil, aunque su aumento seria rápido y exponencial pasado poco tiempo. Las conclusiones[67] de los organizadores son unas recomendaciones dirigidas a los gobiernos, empresas, organizaciones internacionales e industrias a trabajar juntos para contener y mitigar los daños, tanto de salud como económicos, que causaría la pandemia global, con el objetivo que todo el mundo pudiera tener una respuesta común adecuada frente a la "eventual" pandemia. Este documento está firmado por la Universidad Johns Hopkins, el Foro Económico Mundial y la Fundación Bill y Melinda Gates, son tres instituciones privadas. No deja de ser curioso que quienes simulan un evento de estas características, dos meses después empiecen a dar señales que se inicia una pandemia. Además, la posibilidad de una pandemia a nivel global se había insinuado antes por varios personajes y organizaciones. No es la primera vez que se celebra un evento de este tipo, anteriormente ya se habían llevado a cabo (Kennedy, 2021).

Por otro lado, las políticas que se dictaron se sustentaron, entre otros, en un informe de 21 páginas que el Imperial College de Londres publicó el 29 de marzo de 2020, el autor principal fue Neil Ferguson. Dicho documento reconoce que a día 16 de marzo se habían confirmado 164.837 casos y 6.470 muertes en todo el mundo por Covid-19. Con esos datos

---

66   https://diario16.com/el-simulacro-evento-201-y-las-recomendacio-
nes-que-daban-los-expertos-en-octubre-de-2019-ante-una-pandemia-global/

67   https://www.centerforhealthsecurity.org/our-work/exercises/event201/
event201-resources/200117-PublicPrivatePandemicCalltoAction.pdf

se realizó una proyección con una simulación en modelos matemáticos para los siguientes dos años, los resultados que se presentaron eran catastróficos, alertaban de una sobremortalidad muy elevada, hablaba de políticas robustas y el vocabulario que se utilizaba inducia al miedo y a una situación de desastre total. Los pronósticos no se han confirmado y han quedado muy lejos de ello, pero sí que se han llevado a cabo las fuertes medidas restrictivas a la población que proponían.

Una de las formas para entender las políticas que se llevan a cabo y cómo se ha gestado a lo largo del tiempo el poder del sistema médico y su infiltración en todas las áreas de la sociedad es conocer el dinero que se destina. El porcentaje del PIB que asignan los países europeos a la sanidad es aproximadamente entre el 7 y el 11%, y sigue creciendo[68], y, aunque haya habido recortes en algunos momentos, sigue al alza. Todos los actores sociales y políticos de todos los campos y colores exigen que el incremento continúe, aunque esto no arranca ahora. Ilich ya en 1975 denunciaba la medicalización de los presupuestos de los países occidentales, que los sistemas sanitarios son uno de los sectores que más dinero mueven y están continuamente al alza sin beneficio ni social ni para los individuos, al contrario:

> Un sistema de asistencia a la salud, basado en médicos y otros profesionales, que ha rebasado los límites tolerables resulta patógeno por tres razones: inevitablemente produce daños clínicos superiores a sus posibles beneficios, tiene que enmascarar las condiciones políticas que minan la salud de la sociedad, y tiende a expropiar el poder del individuo para curarse a sí mismo y para modelar su ambiente (pág. 9).

Rodríguez y Miguel (1990) afirman que el sector sanitario crece más rápido que la riqueza de los países. Barsky (1988) muestra el ascenso vertiginoso del gasto en sanidad en los EUA, en que previamente ha enmendado la inflación, añade que la relación de más gasto sanitario y mejor calidad de salud de la población no se cumple. Ortún (1986) sostiene que un número mayor de hospitales y de actividad hospitalaria

---

68   Por ejemplo, Laporte & Bosch (2012) explican que España es el segundo país del mundo donde más medicamentos se consumen, la factura farmacéutica es entre el 25% y el 30%, representa un 1,27% del PIB. La mediana de la UE es del 0,94 del total de lo que se dedica al gasto sanitario. Añaden que las estadísticas del consumo de medicamentos parecen un secreto de estado por lo difícil que es acceder a ellas, y que los gastos en medicamentos hospitalarios son del orden de un 20% anual.

no acompañan necesariamente de más salud poblacional. Foucault (1996) defiende que es una paradoja que el consumo médico y el nivel de salud de la población no guarden relación directa. Sen (2002) demuestra que cuantos más recursos destinan las sociedades al sistema sanitario mayor es la probabilidad que la población tenga problemas de salud. Barsky (1998) introdujo el concepto de "paradoja de la salud", en el sentido que a mayor nivel de salud que se considera que tiene una población, al mismo tiempo presenta mayores niveles de preocupación y de ansiedad respecto a enfermar. Serra-Sitges sostiene que la medicina se ha convertido en un colosal negocio, a expensas casi siempre del enfermo, por lo cual dice que si se puede evitar no se vaya al médico[69].

En el siglo pasado se publicaron varios informes que demostraban que la salud depende poco del sistema sanitario y, en cambio, está muy condicionada por otros factores. Uno de los primeros fue el de Salvador Allende (1939) en que demostraba que la salud de los trabajadores estaba fuertemente influida por los factores socioeconómicos. En la segunda mitad del siglo cabe destacar el Informe Lalonde (1974), el Informe Black Report (1986)[70] o los determinantes sociales de salud de Marmot y Wilkinson (1996). Estos informes sostienen que la salud y la enfermedad están condicionadas por cómo viven y de los recursos que tengan los sujetos, sean de índole económica, social o relacional, también por las condiciones ambientales, hechos que se les dedica poca atención, y cada vez menos. A pesar de conocer todos estos informes, los recursos no se orientan a solucionar las problemáticas ni de las personas ni sociales que están en el origen de la enfermedad, sino que siguen centradas casi exclusivamente en el sistema médico. Además, desde hace años se sabe que la IQF es la tercera en volumen de negocio, detrás de la armamentística y el narcotráfico, y los medicamentos y la yatrogenia son la tercera causa de muerte; debido a su aumento no sería descabellado pensar que han escalado de posición.

En consonancia a esto, desde hace años se está denunciando el exceso de pruebas preventivas o cribajes, sobrediagnósticos y sobremedicación. El campo de la prevención lleva a realizar analíticas y pruebas diagnós-

---

69 "Si puede, no vaya al médico": cómo la ciencia hace creer a la gente que aunque estén sanos todos son enfermos potenciales - BBC News Mundo

70 Black. DHSS, Inequalities in Health, report of a research working group, London. https://www.sochealth.co.uk/national-health-service/public-health-and-wellbeing/poverty-and-inequality/the-black-report-1980/black-report-foreword/

ticas de todo tipo para detectar posibles enfermedades en un futuro, es decir, hipotéticas enfermedades que todavía no han producido síntomas o sólo son variaciones de la normalidad. Dichos síntomas se definen como factores de riesgo y sin ninguna certeza que puedan desencadenar una enfermedad más adelante (Rose, 1985). La mayoría de estos hallazgos no aportan beneficio, no mejoran la salud de los individuos, ni se acompañan de una disminución de la mortalidad, en cambio generan sufrimiento y convierten a millones de ciudadanos sanos en enfermos (Gérvas y Pérez 2002; 2013*a*, 2013*b*; Lumbreras y Hernández, 2008). Estos autores añaden que cuantas más pruebas se realicen habrá más probabilidad de tener sobrediagnósticos y falsos positivos; por tanto, que aumente la multimorbilidad con la consiguiente polimedicación, con el agravante que muchos de los sobrediagnósticos nunca afectarían la salud del sujeto. Vinay Prasad *et al.* (2016) añaden que los cribajes del cáncer nunca han salvado vidas. Gérvas y Pérez (2014) sostienen que los sobrediagnósticos son principalmente errores en el pronóstico, son diagnósticos clínicamente irrelevantes. Todo esto lleva a una cascada interminable de más y más pruebas complementarias innecesarias, que, a su vez, son susceptibles de causar nueva iatrogenia y nuevos tratamientos. Los cribajes y demás pruebas no están exentas de efectos indeseables y de causar yatrogenia, por lo tanto, el campo de la prevención debería estar mucho más justificado que el de la terapia curativa; uno sólo es preventivo, tiene riesgos para el presente sin ninguna garantía para el futuro, en cambio, el otro está encaminado a la cura (Gérvas, Pérez y González de Dios, 2007; Segura-Benedicto, 2006). Estos autores añaden que el campo preventivo es arrogante, y sus acciones deberían de ser una responsabilidad sanitaria de primer orden por el hecho que van dirigidas a personas sanas y el resultado es impredecible, con lo cual los aspectos éticos tendrían que ser de suma importancia. También Ilich (1975) sostiene que "el diagnóstico precoz transforma a personas que se sienten sanas en pacientes ansiosos".

Sackett (2002) considera que la medicina preventiva es agresiva, presuntuosa y arrogante. Glasziou, Moynihan, Richards y Godlee (2013) explican que se han cambiado las definiciones y la línea divisoria de los valores que se consideran normales y los que no, y que se han modificado las fronteras de la enfermedad; esto ha llevado a que muchas persones han pasado del campo de la salud al de la enfermedad, y con ello a depender de visitas, pruebas y tratamientos médicos para toda la vida. Uno de los ejemplos paradigmáticos de sobrediagnósticos y polimedicación es el colesterol, sus valores se fueron bajando deliberadamente, así más sujetos son susceptibles de tomar medicación de por vida. Gérvas y Pérez (2013*b*) defienden que una persona sana no le hace falta saber sus valores.

Todo esto arranca de muy antiguo, Meador (1965) ya denunciaba que se podían confundir enfermedades, dar importancia a valores numéricos que están en el lindar de lo que se puede considerar normal, así como errores de laboratorio. Moser (1956) ya advertía de la aparición de diversas enfermedades, síndromes y sensibilidades debidas al progreso médico, de trastornos que aparecen después de un tratamiento o después de intervenciones quirúrgicas, y que pueden afectar a todas las partes del cuerpo. Lo que denunciaban estos autores sigue ocurriendo con más intensidad.

El campo de la prevención reporta beneficios a las industrias en un primer momento, pero en especial a medio y largo plazo, ya que se pasa a depender de una medicación —y a menudo del uso de las tecnologías— para toda la vida; no tenemos en cuenta que, por ejemplo, detrás de un simple análisis de sangres, hay toda una tecnología que aporta ganancias a las industrias. Además, la prevención lleva a muchos sujetos a una gran dependencia del sistema. El campo preventivo implica un gasto muy alto de recursos económicos y humanos, mientras se desatienden otras esferas o personas que requerirían atención, y a veces urgente. Una de las consecuencias de todo esto son las largas listas de espera por controles innecesarios y que no mejoran la salud, pero se ha creado cuidadosamente su necesidad, además, la espera también conlleva incertidumbre, inseguridad, ansiedad y sufrimiento, a veces muy altos, ante algo que no reportará beneficio. Esto hace que, en ocasiones procesos que sí que necesitarían una intervención tengan que esperar mucho tiempo, y aquí sí que hay un perjuicio directo para la persona.

Hay tres factores esenciales en que se basa este sistema, y contribuyen a mantenerlo y a aumentarlo. Uno son los planes de estudios de la medicina alopática y de todas las ciencias de la salud que, desde el Informe Flexner están definidos por las mismas industrias. Otro es que, quien dicta o aconseja las políticas en todo el mundo es la OMS, y quién la financia es la IQF, por tanto, quien marca las directrices en el campo de la salud de casi todos los países son los intereses particulares y opacos del entramado internacional que opera desde el sector industrial. Son dos factores decisivos que confluyen y se deciden en el mismo nicho de poder. Las obras de Robert F. Kennedy Jr. (2021) y de Victòria Català (2022) aportan luz a todo este entramado, destapan quienes mueven los hilos dentro de los sistemas de salud a los niveles global y local —catalán y español, en este caso—. Dichos autores explican la inmensa cantidad de conflictos de interés dentro de los sistemas sanitarios, y cómo inciden en las decisiones que se toman, tanto en los sistemas que catalogamos de públicos cómo en los privados, todos obedecen unos mismos dictados. El tercer factor son las necesidades y la dependencia que se han creado hacia la medicina industrial[71], tal como nos explica Iván Ilich. Esta necesidad se apoya en la vulnerabilidad que siente el ser humano, en especial cuando se siente enfermo, en esto ha contribuido la modificación de los límites de los valores normales. La creación del miedo irracional a la enfermedad y a la aparición de un síntoma, aun sin importancia, ha sido otro punto de partida para la medicalización, creando las necesidades para sustentarlo.

Para ello ha sido decisiva la educación, se nos arrebató los conocimientos sobre salud y cómo cuidarnos, se nos ha educado y persuadido para que consultemos siempre todos los problemas y los solucionemos a través del sistema sanitario, de esta manera todo este complejo industrial puede ejercer poder sobre la población. Ejercer poder y erigirse en autoridad única es otro de sus fines. De esta manera se han podido instaurar todas estas políticas, y además que las deseemos e instemos su aumento continuo. Si una parte importante de la población no fuera dependiente, el sistema no podría ejercer poder, y no se podría sostener de la manera que lo hace, de ahí la insistencia que acudamos para todo.

Esto nos lleva a que sea difícil hablar de sanidad pública o social —y mucho menos de humanística— tal como está estructurada. Con este entramado la sanidad se convierte en privada y arrogante, no se enfoca al interés y beneficio de las personas, sino al lucro de las industrias. En todos los casos se trata de un enorme trasvase de dinero de las arcas públicas al sector privado, es decir, cuanto más dinero dedica el sector público en pruebas y tratamientos innecesarios de dudosa eficacia, o perjudiciales por yatrogenia de varios tipos, más lucro tiene el sector privado. El *primum non nocere* ha desaparecido. Hemos visto sólo unos pocos autores que ponen en evidencia los estudios científicos y el gran número de actuaciones que no tienen utilidad, pero sus aplicaciones han generado un gasto descomunal y desmedido de dinero público, tanto en aparatajes como en tratamientos. Al mismo tiempo que se enriquecen enormemente las industrias, aumenta la ansiedad, el sufrimiento y muchos se empobrecen a causa de la yatrogenia que los lleva a no poder trabajar o tener menos ganancias de las que tenían antes.

---

71 También las medicinas alternativas crean dependencia desde el momento que se acude a ellas de forma rápida y creyendo que el terapeuta o la medicina nos va a solucionar el problema, pero a diferencia de la alopática no tienen poder coercitivo legal.

La poca efectividad de muchas intervenciones y la yatrogenia los profesionales asistenciales lo podemos corroborar sobre el terreno, y a veces es motivo de discusión dentro del grupo, se sabe y se admite que muchas prácticas no tienen lógica, ni sentido, ni son necesarias, pero se ejecutan. No obstante, no se va a las raíces, la discusión queda en el plano superficial. Las normas y los protocolos dejan atrás el razonar sobre la conveniencia de realizar cada acto, y allanan el camino a que cada vez más se actúe por la inercia impuesta socialmente.

Un sistema médico que está basado en la medicina industrial está ideado para ser un lucro privado, y, para considerar el cuerpo cómo una máquina. Como todo lucro privado su objetivo es aumentar constantemente los beneficios económicos de sus inversores. Y esto sucede en todos los niveles de atención, tanto si es la asistencia que se sostiene con dinero de las arcas públicas que lo catalogamos de público, que el contribuyente/usuario lo paga con los impuestos, por tanto, tiene derecho a usarlo; como si es privado, que el cliente lo paga de su bolsillo o a través de una mutua de seguros. Las industrias a través del complejo médico sanitario influyen en las dos esferas. No hay diferencia ideológica entre medicina pública o privada, las dos se sustentan en las mismas raíces y persiguen los mismos fines. Algunos actores del campo político y social sostienen que se deberían nacionalizar las industrias farmacéuticas, en este caso las ganancias no irían a los bolsillos de los lobbies, pero igualmente —si no se revisan los fundamentos— estaríamos ante una medicina industrial, arrogante y prepotente, seguiría tratando al ser humano como una máquina y creando dependencia. En cambio, no se pone el acento —al contrario, se menosprecian y se persiguen— las praxis que defienden una medicina más naturista, integrativa y humanista y que es menos invasiva; pero tienen la contrapartida que no produce beneficios para la industria.

Otro punto importante y decisivo para sostener este sistema ha sido su gratuidad, no se ha creado para el bien del enfermo, sino para los beneficios de la IQF. Con la gratuidad, el sistema se asegura que el individuo no recurra a otras prácticas menos agresivas y perciba su efectividad y que le puede ayudar. No se está diciendo que la sanidad no debe ser gratuita —debe serlo sin ninguna duda— sólo se intenta dar una explicación al hecho de crear dependencia, de ser un aspecto más que contribuye a ello.

Este déficit de recursos y que deben de aumentar continuamente, se debe a que se están creando nuevas necesidades constantemente, mientras siga ocurriendo, no habrá límites ni satisfacción en los sujetos. Quizás debamos ir por el camino de replantearnos si todo lo que hacemos nos favorece o si hemos de enfocar la salud y la enfermedad hacia una asistencia más humanista y social, y ecológicamente sostenible. Para convertir el sistema en genuinamente público, social y sostenible hay que ir a las raíces, cambiar el paradigma industrial por otro naturista y humanista. Por esto no interesa que se conozcan las Cinco Leyes Biológicas, una de ellas es esencial en este momento que atravesamos, es la teoría micro- biana del contagio, sin esta nada de lo que está ocurriendo se podría sostener. No interesa que se conozcan porqué las ganancias para las IQF casi desaparecerían, los aparatajes y las medicaciones se necesitan en una proporción muchísimo menor ya que la mayoría de procesos de enfer- medad (SBS) se autosolucionan o necesitan una intervención mínima. Además, y quizás todavía más importante, el sujeto conoce qué le está sucediendo, sólo necesitaría acompañamiento de un médico en algunos casos; en los casos más graves necesitaría un remedio externo, sea natural o químico, o una intervención quirúrgica. Con este paradigma el campo preventivo —una de las joyas de la corona del sistema médico— tal como lo sostiene la medicina alopática queda anulado, por el hecho que muchos de los síntomas y signos son temporales y desaparecen conforme el proceso SBS se soluciona.

Para manipular eficazmente a la gente es necesario hacer creer a todos que nadie les manipula.
JOHN KENNETH GALBRAITH

Los datos estadísticos oficiales que hacen referencia a la mortalidad y letalidad, ya desde los inicios que se declaró la supuesta pandemia, han sido motivo de discusión y controversia, había indicios que se mostraban de forma parcial o sesgada según los intereses de quien los publicaba. Pronto salieron a la luz estudios que cuestionaban la mortalidad tal como la explicaban los medios de información, en el sentido que la media de edad era similar a la de los años anteriores y a la esperanza de vida —estaban dentro de los parámetros de lo que sucede cada año—, como el de Onder Rezza y Brussaferro (2020) en Italia. Por tanto, con dudas razonables que estuviéramos ante una pandemia de las características que se informaba.

Desde el primer momento la OMS insistió que nos encaminábamos a un enorme exceso de fallecimientos a nivel global, barajaba cifras de muchos millones. Antes de declarar la pandemia, con insignificantes defunciones a nivel mundial, el día 4 de marzo informaba que la tasa de mortalidad era peor de la esperada y la letalidad del 3,4%, por encima del 2,4% que había atribuido inicialmente[72]. Estas cifras no sólo no se han producido, sino que han quedado muy por debajo de los valores que se habían dado. La OMS reportó a finales de 2020 un millón ochocientos mil (1.800.000) muertes por Covid-19, una cifra similar a la que se atribuye a la gripe anual que había desaparecido. Además, reconoce que las enfermedades no transmisibles siguen siendo las que más muertes causan. Esta estrategia la OMS ya la ha aplicado en otras supuestas epidemias que quedaron en nada, como en el año 2002-2003 en el caso del SARS-CoV, en el MERS en 2012, y en especial en el episodio de la gripe A (N1H1) en el año 2009-2010. La gripe A fue un ensayo de lo que ha sucedido ahora,

---

72 https://www.infobae.com/america/mundo/2020/03/04/la-oms-informo-que-la-tasa-de-mortalidad-del-coronavirus-es-mayor-de-la-esperada/

también hubo cierres de eventos y transportes, aunque a nivel más local y de corta duración.

Asimismo, desde los inicios se alzaron voces críticas con la versión oficial, entre ellas la del profesor y epidemiólogo John Ioannidis, ha sido uno de los científicos más combatientes y activos durante esta crisis. Ioannidis (2021) en un artículo en el que se revisaron más de setenta trabajos, encontró que la tasa de letalidad atribuida al Covid-19 varía de forma substancial en los diversos lugares, hay diferencias en la estructura de edad y en la variedad de casos de enfermos y fallecidos, y la letalidad tiende a ser mucho más baja de las estimaciones iniciales:

> Las tasas de letalidad por la infección oscilaron entre el 0,00 % y el 1,63 %, los valores corregidos entre el 0,00 % y el 1,54 %. En 51 lugares, la mediana de la tasa de letalidad por la infección de la COVID-19 fue del 0,27 % (corregida en un 0,23 %): la tasa fue del 0,09 % en lugares donde las tasas de letalidad de la población con la COVID-19 eran inferiores al promedio mundial (menos de 118 muertes/millón), del 0,20 % en lugares con 118-500 muertes a causa de la COVID-19/millón de personas y del 0,57 % en lugares con más de 500 muertes a causa de la COVID-19/millón de personas. En personas menores de 70 años, las tasas de letalidad por la infección oscilaron entre el 0,00 % y el 0,31 % con medianas brutas y corregidas del 0,05 %. (Ioannidis, 2021:30).

Axfors y Ioannidis (2021, 2022) en un trabajo de seroprevalencia con datos de catorce países, entre ellos España —en que ponían mayor énfasis en las personas mayores— llegaron a la conclusión que las ratios fatales de infección fueron más bajas respecto a los datos que se habían barajado inicialmente en el grupo de los mayores, y mucho más bajos en los grupos más jóvenes. Estos autores defienden que esto jugó un rol fundamental en la diseminación del miedo de forma muy rápida y con alacridad.

La pandemia se declaró en todo el mundo, pero la afectación en el número de casos y la mortalidad que se le atribuye es muy diferente en los países. La universidad americana Johns Hopkins[73] —recordemos que participó en el Evento 201— desde el primer momento tenía disponible una página web que cuenta y muestra en tiempo real los casos y las muertes en todo el mundo, así como las dosis de las vacunas que se administran. Unos ejemplos son los de la siguiente tabla [Figura 1]:

---

73   https://coronavirus.jhu.edu/map.html

	Casos	Muertes	Población	Vacunas administradas
Mundial	**629.740.541**	**6.587.818**	**7.800.000.000**	**12.831.496.937**
España	13.511.768	115.078	47.300.000	103.064.170 (88,3%)[74]
Alemania	35.571.130	153.544	83.200.000	187.709.751 (77,9%)
Tanzania	39.804	845	61.500.000	28.091.873 (39,6%)
Kenia	339.036	5.678	54.900.000	21.522.783 (25,3%)
Burundi	50.470.	38	12.200.000	25.258 (0,20%)
Nicaragua	15.166	245	6.700.000	11.890.941 (92,04%)
Canadá	4.366.909	46.654	38.900.000	92.492.874 (88,2%)
Australia	10.375.475	15.669	25.700.000	63.461.493 (88,15%)
Bangladesh	2.034.968	29.418	166.000.000	318.255.850 (82,9%)
China	2.930.381	15.597	1.412.000.000	3.457.953.632 (92,6%)

Figura 1. Tabla afectación Covid-19 y vacunas administradas (29 octubre 2022)

En dicha página se observan las importantes diferencias que hay entre los países en el número de fallecidos y en los casos que reportan en relación a su número de habitantes. Los que han reportado un mayor número son los occidentales y/o más ricos económicamente: Europa, EUA y Latinoamérica, aunque también hay diferencias. Las cifras de mortalidad que da España están en consonancia con otros países europeos, pero tampoco hay homogeneidad; no obstante, España en relación a su número de habitantes es uno de los que más reporta. De acuerdo con los datos que facilitan, la incidencia ha sido muchísimo más baja en los países económicamente pobres, en especial los de África —en todos es insignificante o muy escasa—, también en algunos de Asia y de Latinoamérica. Dan cifras muy bajas Australia y Nueva Zelanda, también Japón en relación a su población. Paradójicamente, ha sido extremadamente

---

74   Se refiere al tanto por ciento de la población que ha recibido al menos una dosis

baja, según los datos oficiales, en el país donde se detectó el primer caso, en China. Además, el número de casos que reporta en relación al número de test que se realizan también es muy bajo, que según se informa en los medios son cientos de millones, asimismo lo es en relación al número de habitantes del país. No obstante, hay que recordar que los test se pueden hacer en un número de ciclos bajos, altos o muy altos, lo cual puede dar resultados muy distintos, aunque este dato no lo conocemos, ni de China ni de ningún país, tampoco si se varían en cada momento. En China los confinamientos han sido salvajes según los medios —no es el único, también en otros—. No obstante, las informaciones contradictorias habría que ponerlas en duda. En este sentido hay una contradicción flagrante entre lo que informan los medios y los datos que muestra la página de la universidad Johns Hopkins, a 7 de enero de 2023 informa de 4.651.451 casos y algunos medios hablan de decenas de millones en las últimas semanas.

En cuanto a que la mayoría de países económicamente pobres reportan muy pocos casos en relación a su número de habitantes, hay que tener en cuenta que en estos se ha realizado muy pocos test, por tanto si no se hacen test no se pueden reportar casos. Su menor afectación se atribuye a que la población es menos envejecida, pero esto entra en contradicción con lo que se insiste en Occidente en las distintas oleadas, en que la afectación en algunas lo es sobre todo de los jóvenes. También se atribuye que en estos países no se cuentan los casos al no hacer test. Sin embargo, ya hemos visto que los casos no se corresponden con los enfermos; si en Occidente sólo se contabilizaran los enfermos, estaríamos hablando de otros números que nada tendrían que ver con los oficiales. A la vez, estos países no disponen de unos recursos medicosanitarios y tecnológicos comparables a los de Occidente que den cobertura a toda la población, y en algunos no se han adoptado las medidas restrictivas como en el mundo occidental, lo cual según los argumentos oficiales serían factores que jugarían a la contra cuando una persona enferma. En concordancia a las tesis oficiales debieran haber enfermado y muerto muchos más sujetos por estos motivos. Pero quizás no es el único factor, estos países no disponen de unos medios de comunicación de masas tan potentes como los occidentales que lleguen a toda la población, y que durante las veinticuatro horas están inculcando y diseminando el miedo y el terror. Tampoco se han realizado los test de forma tan masiva como en Occidente, lo cual es otra forma de inducir al miedo. Sin embargo, algunos países africanos han tenido problemas sociales y económicos derivados de las políticas instauradas.

En relación a los datos sobre las dosis administradas de la vacuna Covid-19 que muestra la misma página de la Universidad Johns Hopkins los países de Europa, América, Asia y Oceanía son los que más han inoculado. En cambio, en África en la mayoría el porcentaje que ha recibido una dosis es muy bajo, muchos no superan el 40% a fecha de 29 de octubre de 2022. También en EUA hay importantes diferencias entre los estados, los porcentajes van desde poco más del 50% hasta más del 80%.

Veamos algunos datos sobre la tasa bruta de mortalidad en Europa, España y Cataluña de los últimos años. El siguiente gráfico [Figura 2], nos muestra la mortalidad en Europa entre los años 2017 y 2022. Vemos que no es uniforme ni lineal en el tiempo, sino que es ondulante. Presenta periodos de mayor alternados con otros de menor; las cifras cada año varían sensiblemente. Se observa que a finales de 2016 y principios de 2017 se produce un aumento considerable. En el invierno 2017-2018 hay otra curva notable, y a inicios de 2019 una de más pequeña. A finales de invierno e inicios de la primavera de 2020 vemos la curva de la primera oleada atribuida a la Covid-19 que es muy pronunciada, pero de duración corta, y otra de más larga en el tiempo y menos alta en el invierno de 2020-2021. La primera ola afectó a unos países y la segunda a otros que en la primera no lo habían estado. En 2022 vemos otros picos menos elevados, pero más anchos.

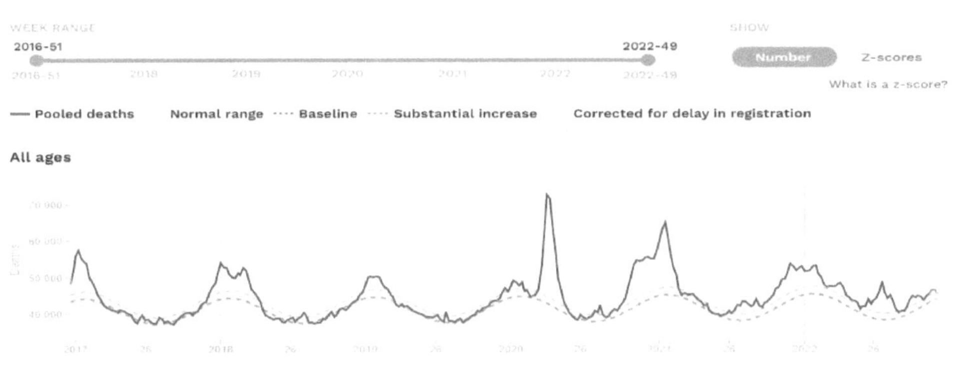

Figura 2. Gráfico sobre la mortalidad en Europa 2017-2022. Fuente[75]

---

75   https://www.euromomo.eu/graphs-and-maps

En las dos siguientes figuras (gráficos 3 y 4) vemos la mortalidad en varios países europeos entre los años 2017 y 2022. Se observan claramente las diferencias, algunos presentan curvas altas en 2020 como Bélgica, menos altas en Austria y Alemania, o insignificantes en Grecia, Dinamarca, Finlandia, Chipre o Estonia. En algunos la mortalidad durante estos años es muy homogénea, en otros hay incrementos ya en los años anteriores a 2020.

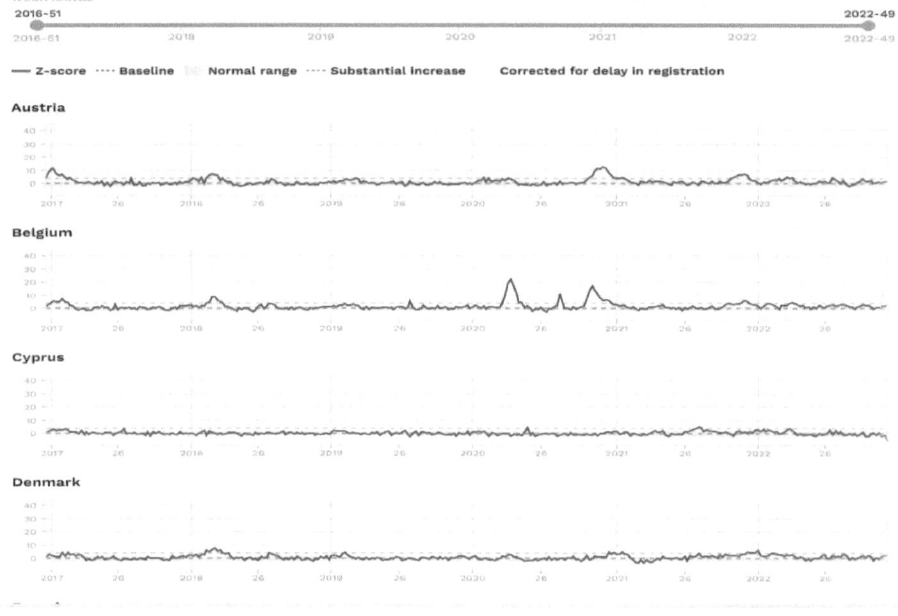

Figura 3. Gráfico sobre la mortalidad en países europeos 2017-2022. Fuente[76]

____

76   https://www.euromomo.eu/graphs-and-maps

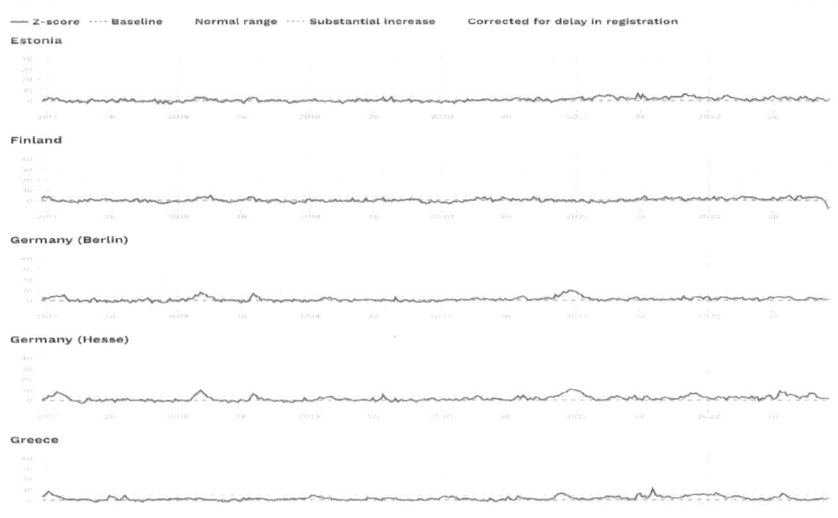

Figura 4. Gráfico sobre la mortalidad en países europeos 2017-2011. Fuente[77]

El siguiente gráfico [Figura 5] muestra la curva de la mortalidad en España entre los años 2017 y 2022. Vemos que la curva tampoco es homogénea, presenta incrementos periódicos, pero sí que a partir de 2020 el aumento es mayor.

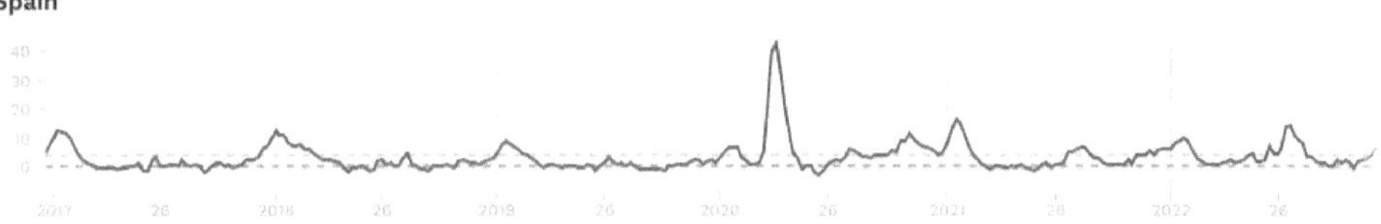

Figura 5. Gráfico sobre la mortalidad en España. Fuente[78]

El siguiente gráfico [Figura 6], corresponde a los datos de la mortalidad durante los años 2020-2021 en España. Se observa la curva del gran incremento en unas pocas semanas a finales de invierno e inicios de la primavera de 2020, que aumenta y desciende muy bruscamente. Hay otro crecimiento menor en noviembre y diciembre del mismo año y un pico un poco más elevado en los primeros meses de 2021.

---

77   https://www.euromomo.eu/graphs-and-maps

78   https://www.euromomo.eu/graphs-and-maps

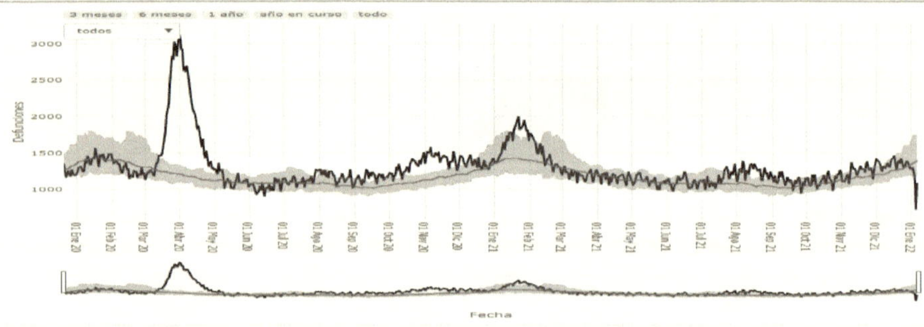

Figura 6. Gráfico sobre la mortalidad en España. Fuente[79]

Los dos siguientes gráficos [Figuras 7 y 8], nos muestran la mortalidad en España y Cataluña a lo largo de los tres últimos decenios y medio. En ellos podemos ver el incremento progresivo a lo largo de los años, en algunos desciende ligeramente, pero después se vuelve a recuperar y prosigue en aumento. Hay que tener en cuenta que el número de personas en edad avanzada se incrementa cada año; por tanto, la mortalidad es esperable que se mantenga al alza.

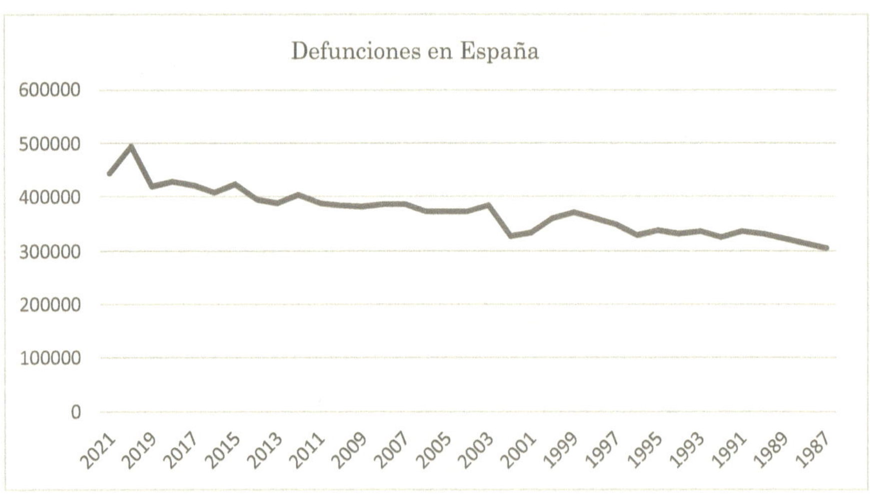

Figura 7. Defunciones anuales en España. Fuente[80]

---

79   https://www.euromomo.eu/graphs-and-maps
80   2022_Defunciones_09.pdf (sanidad.gob.es)

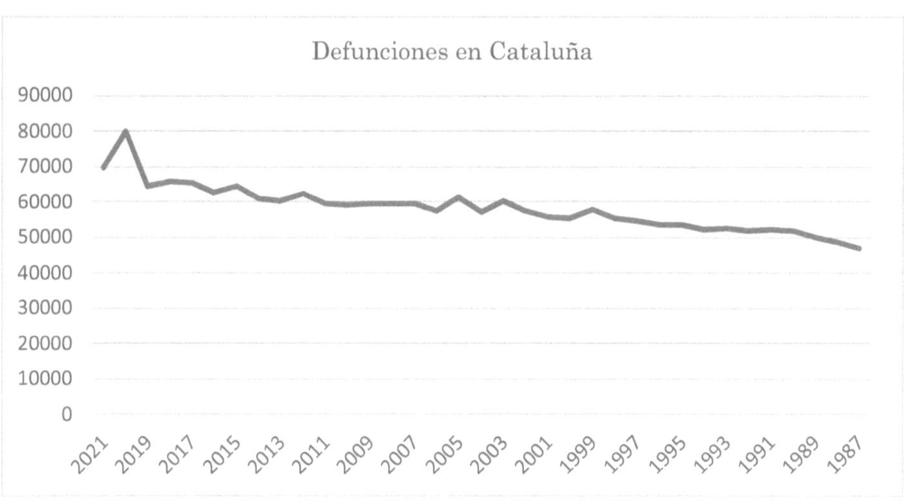

Figura 8. Defunciones anuales en Cataluña. Fuente[81]

La siguiente tabla figura (9), nos muestra los mismos datos que los gráficos 4 y 5, pero en números absolutos, se puede observar con más detalle que la variación interanual es distinta, que se va incrementando progresivamente.

	Total España	Incremento porcentual	Cataluña	Incremento porcentual
2022[82]	**465.730**	**4,86%**	**70.443**	**1,32%**
2021	444.113	-10%	69.523	-12,8%
2020	493.776	**17,9%**	79.784	**23,6%**
2019	418.680	-2,1%	64.547	-2,1%
2018	428.011	1,3%	65.939	0,6%
2017	422.163	3,1%	65.509	4,5%
2016	409.374	-3,2%	62.649	-2,6%
2015	423.020	6,9%	64.336	5,9%
2014	395.664	1,8%	60.730	0,8%
2013	388.469	-3,8%	60.210	-3,4%
2012	403.946	3,9%	62.373	4,7%
2011	388.819	1,4%	59.576	0,8%

---

81   Idescat. Estadística de defuncions. Defuncions segons sexe. Catalunya

82   Los datos de este año 2022 proceden de Euromomo: MoMo (isciii.es)

2010	383.426	0,1%	59.057	-0,9%
2009	383.010	-0,6%	59.631	0,2%
2008	385.493	-0,3%	59.474	0,2%
2007	386.893	3,8%	59.312	3,6%
2006	372.636	-0,2%	57.227	-6,8%
2005	373.393	0,2%	61.409	7,6%
2004	372.569	-3%	57.051	-4,9%
2003	384.188	**17,2%**	60.037	4,9%
2002	327.640	-1,8%	57.234	2,6%
2001	333.641	-7,4%	55.741	0,8%
2000	360.369	-3%	55.279	-4,1%
1999	371.624	3%	57.676	4%
1998	360.485	3,1%	55.408	1,3%
1997	349.533	5,9%	54.688	2,3%
1996	329.881	-2,5%	53.433	-0,4%
1995	338.459	2,1%	53.650	2,7%
1994	331.269	-1%	52.194	-0,7%
1993	334.693	2,8%	52.575	1,6%
1992	325.321	-2,7%	51.701	-0,7%
1991	334.583	1,2%	52.110	0,7%
1990	330.595	2,3%	51.700	3%
1989	323.066	2,6%	50.159	3,2%
1988	314.665	3,4%	48.571	3,3%
1987	304.044		46.977	

Figura 9. Mortalidad anual en España y Cataluña entre 1987 y 2021

En estos gráficos vemos que la mortalidad no la misma cada año, presenta variaciones y oleadas cíclicas, de un año a otro puede variar hasta un 6 o 7%. En el caso de España, de forma cíclica hay un año que se dispara respecto al precedente, hay un salto cuantitativo en el número de defunciones, aunque puede bajar moderadamente ya no se vuelve a los registros de los años anteriores. En este sentido llama la atención la diferencia entre los años 2002 y 2003 que fue de 56.548, equivale a un incremento del *17,2%* más, prácticamente igual que el del año 2020 respecto de 2019 que fue del *17,9%*. En este caso no hubo ninguna voz de alarma, nadie dijo nada, no se declaró nada, no trascendió en los medios de comunicación ni en ninguna parte. Si hubiera trascendido seguramente se habría atribuido a "un año de gripe mala". Así que, podemos decir que *el incremento del 2020 respecto al 2019 no es la primera vez que ocurre.* No obstante, en este momento se ha presentado como algo excepcional y que nunca había sucedido. Se han omitido los registros que muestran lo contrario. Las cifras de la mortalidad en números absolutos en el conjunto de España fueron de *75.073 fallecimientos* más en el año 2020 que en 2019. Son unas cifras que no se habían dado antes, pero hemos de tener en cuenta que las defunciones se incrementan a causa del envejecimiento poblacional. Por lo tanto, presentarlo como dato definitorio es manipular los datos hacia donde interesa, ya que el incremento porcentual fue el mismo. No obstante, esto no quiere decir que no se investiguen las causas de los aumentos, o que sean variaciones cíclicas, naturales o de carácter demográfico. En cambio, en Cataluña la mortalidad durante estos años sigue una trayectoria ascendente más homogénea, con oscilaciones que pueden llegar a casi el 8% en la variación interanual, no se observa ningún incremento tan acusado. Estos datos son de un período de tiempo muy corto, de solo treinta y cinco años, con lo cual analizar un período más largo se podrían obtener más conclusiones. Otro punto de interés es que en España y en Cataluña, en 2019 las cifras de defunciones fueron un poco inferiores a 2018, por tanto el partir de cifras más bajas ha contribuido a que la variación entre los años 2019 y 2020 sea ligeramente superior, lo que genera aún más sensación de catástrofe si se quiere presentar de esta forma.

Por lo tanto, hablar de un exceso de mortalidad en cifras absolutas sin considerar estos altibajos que suceden, y presentarlo como un hecho excepcional es obviar la realidad y la historia. El hilo conductor de todos estos gráficos es que la mortalidad *no es homogénea, ni estable ni lineal* —se intercalan períodos de más alta con otros de más baja—, cada país o región tienen singularidades o coyunturas distintas que pueden depender de varios factores y de cada momento. Además, el exceso de mortalidad no se ha dado por igual en todos los países europeos según los datos de EuroMoMo, en algunos ha sido insignificante o dentro de las variaciones esperadas.

La siguiente tabla [Figura 10], nos muestra los fallecimientos de España y Cataluña por meses en los años 2019 y 2020, y el porcentaje de la variación interanual entre los dos años. En esta tabla vemos que en los meses de enero y febrero de 2020 hubo un descenso respecto a 2019. Los meses que aumentaron de forma espectacular fueron marzo y abril, lo hicieron de forma brusca después de la declaración del estado de alarma y del confinamiento domiciliario, tuvieron un pico muy alto en las semanas *del 23 al 29 de marzo* y del *30 de marzo al 5 de abril,* después bajaron también de forma brusca a partir de mayo. En estos períodos fue cuando más defunciones se atribuyen al Covid-19.

	Total España			Cataluña		
	Año 2020	Año 2019	Variación 2020/2019	Año 2020	Año 2019	Variación 2020/2019
Total anual	**493.776**	**418.703**	**17,9%**	**79.784**	**64.547**	**23,6%**
Enero	43.093	44.615	-3,4%	6.452	6.953	-7,2%
Febrero	36.623	37.737	-3,0%	5.531	5.936	-6,8 %
Marzo	58.204	37.058	**57,1%**	9.999	5.589	**78,9%**
Abril	61.025	34.201	**78,4%**	12.418	5.214	**138,1%**
Mayo	35.073	33.866	3,6%	5.668	5.056	12,1%
Junio	30.755	31.873	-3,5%	4.589	4.948	-7,2%
Julio	34.768	33.551	3,6%	5.116	5.244	-2,4%
Agosto	36.038	31.671	13,8%	5.492	4.880	12,5%
Septiembre	34.568	29.916	15,6%	4.927	4.488	9,7%
Octubre	39.720	32.770	21,2%	6.113	4.964	23,1%
Noviembre	42.264	34.706	21,8%	6.726	5.559	20,9%
Diciembre	41.645	36.739	13,4%	6.753	5.716	18,4%

Figura 10. Defunciones en España y Cataluña por los meses 2019-2020. Fuentes:[83]

Otro análisis interesante para entender lo que sucedió es comparar las defunciones por grupos de edad. Las dos siguientes tablas [Figuras 11 y 12], nos muestran esos datos en España y Cataluña de los años 2019 y 2020, y la variación del porcentaje entre estos dos años. Observamos que las defunciones en los grupos de edad más jóvenes disminuyeron en algunas franjas o se mantuvieron muy similares, por lo que una pequeña subida o bajada tiene un valor relativo, ya que al ser menor cualquier variable puede alterar significativamente el resultado y no tener interés desde este punto. Estas variaciones entran dentro de lo que ocurre si analizamos la mortalidad de varios años.

---

83   https://www.ine.es/prensa/edcm_2020.pdf
Idescat. Estadística de defuncions. Defuncions segons el mes de la mort i sexe. Catalunya

	Año 2020	Año 2019	Variación 2020/2019
Total defunciones	**493.776**	**418.703**	**17,9%**
Menores 10 años	1.217	1.369	-11,1%
De 10 a 19 años	568	610	-6,9%
De 20 a 29 años	1.432	1.353	5,8%
De 30 a 39 años	3.159	2.948	7,2%
De 40 a 49 años	9.601	9.004	6,6%
De 50 a 59 años	26.236	24.378	7,6%
De 60 a 69 años	49.503	43.221	14,5%
De 70 a 79 años	91.191	75.704	20,5%
De 80 años y más	310.869	260.116	19,5%

Figura 11. Tabla defunciones por grupos edad en España[84]

	Año 2020	Año 2019	Variación 2020/2019
Defunciones totales	**79.784**	**64.547**	**23,6%**
Menos de 1 año	144	159	-9,4%
De 1 a 4 años	29	22[85]	31,8%
De 5 a 14 años	45	63	-28,5%
De 15 a 24 años	160	141	13,4%
De 25 a 34 años	302	292	3,4%
De 35 a 44 años	875	754	16%
De 45 a 54 años	2.574	2.372	8,5%
De 55 a 64 años	5.702	4.780	19,2%
De 65 a 74 años	10.497	8.505	23,4%
De 75 a 84 años	20.157	15.707	28,3%
85 y más años	39.299	31.113	26,3%

Figura 12. Tabla defunciones por grupos edad en Cataluña[86]

---

84   https://www.ine.es/prensa/edcm_2020.pdf

85   Este aumento en la cifra de defunciones en esa edad en ese año es la más baja observada en muchos años, por lo cual este aumento entre estos dos años carece de importancia.

86   Idescat. Anuari estadístic de Catalunya. Mortalitat. Defuncions. Per tipus de malaltia, sexe i grups d'edat.

Por sexo, en 2020 en España fallecieron 249.664 hombres (un 17,4% más que en 2019) y 244.112 mujeres (un 18,5% más). En Cataluña fallecieron 39.828 hombres (un 22,5% más que en 2019) y 39.956 mujeres (un 24,6% más). Es a partir de alrededor de los sesenta años, y progresivamente, que el incremento se hace más notorio en 2020. El mayor aumento se produjo claramente en las edades más avanzadas, en estas franjas superó con creces la variación total entre 2019 y 2020, es decir, el aumento de la mortalidad afectó a la ancianidad, muy poco a las edades medias y nada a los más jóvenes. Todos estos datos están en concordancia con las aportaciones de Ioannidis y de Onder que hemos visto. Los medios de información y muchos analistas han hecho hincapié sólo en el exceso de mortalidad en números absolutos, sin tener en cuenta ninguna otra variable. Esto ha sido un factor importante y decisivo que ha contribuido a generar la sensación de pandemia.

En el caso de España, en números absolutos el exceso de mortalidad de 2020 respecto a 2019 es de *75.073 fallecimientos*. Si sumamos los tres grupos de más edad, de sesenta años hasta ochenta y más, suman *72.522 defunciones*, es decir, el exceso de mortalidad según estos datos es de *2.551 fallecimientos* por debajo de los sesenta años, en un total de 493.776 defunciones. En el caso de Cataluña, en números absolutos el exceso de mortalidad de 2020 respecto a 2019 es de *15.237 fallecimientos*. Si sumamos los tres grupos de más edad, de sesenta y cinco hasta ochenta y cinco años y más, suman *14.628 defunciones*, es una diferencia de *609 fallecimientos* atribuidos a las edades inferiores a sesenta y cinco años, en un total de 79.784 defunciones. Es un dato más que nos muestra en qué edades se concentraron las defunciones, y teniendo en cuenta las variaciones entre los años de ninguna manera podemos decir que el aumento sea llamativo en las edades medias, están dentro de las oscilaciones que se vienen produciendo.

En el caso de Cataluña la edad media de la mortalidad bruta en 2020 fue de *80,65 años,* se trata de la edad más alta reportada hasta la fecha, la de 2019 fue de 80,17 años y la de 2018 de 80,16 años, y bajando progresivamente los años precedentes. Además, esta diferencia es sensiblemente más alta en la variación entre 2019 y 2020 de lo que lo era entre los años anteriores. Este dato es uno más que nos indica que murieron más ancianos que los otros años. Es decir, cabe suponer que murieron las personas que estaban ya en las puertas de la muerte. Cataluña y España —al igual que los países europeos y occidentales—, tienen una población muy envejecida y con una salud muy precaria, por lo que muchas personas estaban ya en la recta final de la vida. Estos datos están en la línea de los trabajos que hemos visto, Onder *et al.*

(2020), que sostenían que la mortalidad en relación al Covid-19 era de una media de 79,5 años.

En cuanto a la mortalidad atribuida al Covid-19, un punto interesante para entender todo este barullo de datos, es que según consta en el Instituto Nacional de Estadística (INE)[87], la OMS en marzo de 2020 incorporó dos nuevos códigos a la CIE-10. Un código es el *"Covid-19 virus identificado"*, para referirse a los que se les había identificado el SARS-CoV-2 y se consideraba que era la causa de la enfermedad y/o la muerte. El otro código era *"Covid-19 virus no identificado (sospechoso)"*, para referirse a los que no se había detectado el virus pero que el médico sospechaba que lo podían tener por el sólo hecho de mostrar síntomas compatibles con Covid-19. No obstante, hemos visto que ni los síntomas ni el cuadro clínico estaban bien definidos. Como iremos viendo esto puede ser un cajón de sastre, dado que síntomas como fiebre, tos o problemas respiratorios son muy comunes entre la población, y ahora se relacionaron exclusivamente con el Covid-19. Además, incluso desde la óptica médica, haber identificado el virus no es sinónimo que el enfermo falleciera por su causa, sólo nos dice que se había detectado[88]. En el caso de España en relación a las defunciones atribuidas al Covid-19, el (87,3%) de los fallecidos por "Covid-19 virus identificado", y el (93,3%) por "Covid-19 virus no identificado o sospechoso", tenía setenta años o más según el mismo informe.

En cuanto a las comorbilidades de los fallecidos por Covid-19 durante 2020, el INE informa de *3,7 en cada certificado*, siendo la hipertensión y la insuficiencia renal las más asociadas. La enfermedad hipertensiva en los fallecidos por "Covid-19 virus identificado" lo fue en un (12,8%) de los casos, en los de "Covid-19 virus no identificado o sospechoso sospechoso" en un (20,3%). La insuficiencia renal fue la segunda comorbilidad informada en los certificados de defunción de "Covid-19 virus identificado" en un (9,6%) del total de los casos. La demencia en las defunciones por "Covid-19 virus no identificado o sospechoso" lo fue en un (12,8%) del total. En relación a las complicaciones, las más frecuentes fueron la insuficiencia respiratoria y la neumonía (un 57,5 y un 32,5%, respectivamente) en el total de las defunciones por "Covid-19 virus identificado"; y en (53,4 y un 21,1% respectivamente) en las por "Covid-19 virus no identificado o sospechoso". También Onder *et al.* (2020) encuentran en Italia que el 50% de los fallecidos presentaba tres o más comorbilidades, y

---

87   https://www.ine.es/prensa/edcm_2020.pdf

88   Además, estas etiquetes son un claro ejemplo de la invención de enfermedades, *disease mongering*, que antes se comentaba.

sólo tres personas de 355 estudiadas no presentaban ninguna enfermedad anterior. Con estos datos cabe preguntarse desde el punto de vista oficial médico si los enfermos fallecieron a causa del supuesto virus o por las enfermedades previas y debido a su edad.

Si lo detallamos por enfermedad la "Covid-19 virus identificado" fue la causa más frecuente con 60.358 defunciones, según consta en dicho documento, y a la "Covid-19 virus no identificado o sospecha" se le atribuyen 14.481 defunciones.

En relación a las causas de muerte por grupos de enfermedades en España en 2020, y según la CIE-10, se presentan los datos en la siguiente tabla [Figura 13]. Se muestran en valores absolutos y en porcentajes, en la última columna la variación porcentual 2020/2019, sobre el total de la mortalidad de 493.776 defunciones.

Enfermedades	Valores absolutos por grupo	Porcentaje	Variación 2019/2020
Sistema circulatorio	119.853	24,3%	2,8%
Tumores	112.741	22,8%	-0,3%
Infecciosas y parasitarias. Incluyen Covid-19 virus identificado, y Covid-19 virus no identificado (sospechoso)	80.796	16,4%	1.220%
Sistema respiratorio	42.423	8,6%	-11%
Sistema nervioso y órganos de los sentidos	27.508	5,6%	5,3%

Figura 13. Valores absolutos, porcentajes y variación porcentual 2020/2019. Fuente[89]

Esta tabla es interesante en varios aspectos. Muestra que, por grupos, las enfermedades que más muertes causaron fueron, en primer lugar, las del sistema circulatorio y, en segundo, los tumores. En tercer lugar, y muy por debajo, están las enfermedades infecciosas y parasitarias que incluyen el Covid-19. Si a ese grupo lo dejáramos con sólo las atribuidas al Covid19 —ya que las otras infecciosas y las parasitarias se supone que se dan cada año—, nos quedamos con 60.358 defunciones, y si le sumamos las sospechosas con 74.939. Unas cifras que todavía quedarían más lejos

89   https://www.ine.es/prensa/edcm_2020.pdf

de los dos primeros grupos. También llama la atención la disminución del 11% de las defunciones atribuidas a las enfermedades del sistema respiratorio, precisamente donde más incidía el Covid-19. A todo esto hay que tener en cuenta las problemáticas que lo envuelven, tanto de los test como de los síntomas.

También la OMS reconoce que en 2020 las enfermedades del sistema circulatorio, las crónicas y los tumores son las que más muertes causan en todo el mundo, estando muy por debajo las infecciosas, es decir, sucede lo que sucede cada año. Un año que se presenta como catastrófico y con una pandemia que requiere conculcar los derechos fundamentales de la población de prácticamente todo el planeta, que dicha causa de enfermedad sea la tercera muy por debajo de las otras —habiendo desaparecido el resfriado común y la gripe—, y que afecta básicamente a la ancianidad debería plantear dudas, preguntas e interpelaciones acerca de ello.

Otro dato interesante del documento del INE es que los mayores descensos fueron en las defunciones por enfermedades crónicas de las vías respiratorias, neumonía y demencia (respectivamente, un 7,8, un 6,6 y un 5,9% inferior a 2019), casualmente donde más incidía el Covid-19. En cambio, entre las enfermedades más frecuentes, las causas de muertes que más incrementaron fueron las hipertensivas, la diabetes y el alzheimer (respectivamente un 20,4, un 17,6 y un 6,4% superior a 2019). Dicho informe señala que en los tres casos los mayores aumentos se registraron en los meses de marzo y abril (un 48,1, un 46,1 y un 38,8% más, respectivamente).

También se certificaron 8.275 defunciones en las que la causa de muerte fueron otras, pero el Covid-19 contribuyó como comorbilidad. En 3.770 casos los médicos lo identificaron y en 4.505 casos no lo hicieron, pero lo sospecharon por la presencia de síntomas compatibles con la enfermedad. Asimismo, muestra que los mayores incrementos debido a enfermedades del sistema circulatorio y tumores se produjo, precisamente, en marzo de ese año[90].

Todo esto es un pequeño ejemplo de esta amalgama y revoltijo de datos en que es difícil sacar conclusiones exactas de las causas de las defunciones, aunque son un indicio que nos dice por donde fueron los hechos, además, hay que tener en cuenta que, si el enfermo tenía una

---

90 Por otro lado, según ese informe del ministerio los suicidios aumentaron en España en el 2020 un 7,4% respecto de 2019. En las mujeres el aumento fue del 12,3%, aunque en ellas siempre ha sido menor que en los hombres, las caídas accidentales aumentaron un 9,3%, en cambio los accidentes de tráfico tuvieron un descenso del 20,6% respecto del 2019.

PCR con resultado positivo, se prioriza esta etiqueta por encima de otro diagnóstico. También nos indican el cajón de sastre que hablábamos que podían ser los dos códigos CIE-10 que se crearon, y que facilitaron atribuir al Covid-19 muchos fallecimientos, esto sucedió en todos los países ya que en todos aplica la CIE-10.

Otro dato interesante para el análisis son los incrementos de mortalidad de 2020 según el lugar de ocurrencia. La siguiente tabla [Figura 14] muestra esas cifras.

	Total España			Cataluña		
	2019	2020	Incremento 2020 respecto 2019	2019	2020	Incremento 2020 respecto 2019
Hospitales	230.208	266.235	15,6%	34.384	40.318	17,2%
Domicilios	105.149	132.664	25,7%	10.374	17.928	**72,8%**
Residencias	54.753	73.216	**33,7%**	13.610	17.393	27,7%

Figura 14. Mortalidad según lugar ocurrencia en España y Cataluña. Fuentes:[91]

Como vemos en números absolutos donde más hubo, tanto en España como en Cataluña, fue en los hospitales, es el lugar donde más gente muere cada año, pero en datos porcentuales donde más aumentó fue en las residencias y domicilios. En porcentajes, en el total anual de España el mayor incremento se dio en las residencias sociosanitarias seguido de los domicilios, en ambos casos con unos valores superiores al incremento de 2020 respecto a 2019 que era del 17,9%. En cambio, en Cataluña el lugar donde más aumentó fue en los domicilios, un 72,8%, muy superior a 2019 y al porcentual interanual total que fue de 23,6%. En cambio, en las residencias el aumento fue más discreto: de un 27,7% frente a 23,6%.

En los meses de marzo y abril —según datos de las mismas fuentes—, los incrementos fueron:

---

91   https://www.ine.es/prensa/edcm_2020.pdf
      Idescat. Estadística de defuncions. Per lloc de la mort i sexe. Catalunya. 2020

- En España: *201,4% en residencias, 52,1% en domicilios y 50,6% en hospitales.*
- En Cataluña: *185% en residencias, 137% en domicilios y 83% en hospitales.*

El comportamiento de la mortalidad de España y Cataluña en estos dos meses fue sensiblemente distinto, en España se disparó muchísimo en las residencias, y menos en los hospitales y domicilios. En cambio, en Cataluña aumentó notablemente en los tres lugares, especialmente en las residencias, también en los domicilios. Llama la atención que todos los analistas que han estudiado los datos solamente se hayan fijado en las residencias sociosanitarias, en cambio hayan obviado los otros lugares, especialmente en Cataluña el aumento anual en los domicilios. Una explicación plausible es que, poniendo el foco solamente en un lugar, las residencias en este caso, se evita que se indague la globalidad del problema y llegar al fondo de la cuestión. Además, las residencias son el lugar más débil profesionalmente, por tanto, donde es más fácil culpabilizar.

En el caso de España y Cataluña, el recuerdo de lo acontecido en las semanas centrales de la primera oleada, en que la mortalidad aumentó muy significativamente, contribuyó a afianzar la creencia que estábamos en una pandemia y el pánico posterior que se deriva de ello. Fue apoyado por la información persistente, intensa y dramática de la situación, en la que se contabilizaban constantemente y en directo todas las defunciones. El hecho de que durante estas pocas semanas hubiera un aumento tan importante hizo que más personas conocieran alguien que había muerto, aunque fuera muy mayor, con muchas patologías y muy delicado. Pero el hecho de haber fallecido con la etiqueta de Covid-19 fue suficiente para aterrorizar todavía más a una población que ya lo estaba. Y en las familias que perdieron a un miembro todavía socavó más hondo, contribuyendo a que se sintieran bloqueados posteriormente por un miedo profundo e irracional. No obstante, en algunas familias la forma cómo sucedieron los hechos —las incoherencias y sinsentidos— los llevó a las dudas, a la rabia y a indagar otras perspectivas. No obstante, todo esto quedó grabado y anclado en la memoria y en el subconsciente de muchas personas, pasado mucho tiempo todavía les atormenta. Para que en la población ahondara profundamente la convicción de que vivíamos en una pandemia, había que barajar cifras acordes con ello, y las que se barajaron las primeras semanas fueron el elemento clave, necesario y decisivo.

Por otro lado, es importante señalar que los datos siempre hay que analizarlos detenida y cuidadosamente. Las cifras que dan las distintas fuentes y páginas, aunque sean oficiales, cambian sensiblemente. No obstante, no alteran significativamente la tendencia, son variaciones que no cambian radicalmente el sentido del resultado, aunque pueden ayudar si así se desea, o presentarlos de forma parcial o sesgada. Sin embargo, en algunas ocasiones los datos que se muestran llevan a dudas sobre su veracidad, sobre lo que ha sucedido o si hubo algún error. O directamente sobre la intencionalidad de manipular los datos, con el obvio y grave fraude científico y de transparencia pública que ello supondría, con sus oportunas consecuencias. Por ejemplo, el siguiente gráfico [Figura 15] muestra las defunciones en Cataluña ocurridas entre 2014 e inicios de 2022. Son tres capturas de pantalla del mismo gráfico en tres fechas distintas en un intervalo de 52 días —entre el 5 de diciembre de 2021 y el 26 de enero de 2022— durante el cual cambiaron sustancialmente los datos sobre la mortalidad durante los meses de noviembre y diciembre de 2019. Viene detallado en el mismo las fechas en que se produjeron las capturas y la página web que los difundía (ahora mismo, febrero de 2023, ya no está en funcionamiento).

En la primera parte del gráfico, en la captura realizada el día 5 de diciembre de 2021, en el tramo que corresponde a finales del 2019 vemos un incremento muy importante de defunciones durante los últimos meses (noviembre y diciembre) respecto a los años previos; este pico no es tan alto como el de la primera ola de la covid-19 en marzo y abril de 2020, pero es más ancho, es decir, la mortalidad durante estos meses fue muy elevada, mucho más que cualquier momento de los años anteriores. En la segunda captura de pantalla, realizada el día 31 de diciembre, (25 días más tarde), la curva de la mortalidad ya se ha atenuado mucho, es mucho más estrecha y un poco más baja; en la tercera captura, realizada el día 26 de enero de 2022 (26 días después de la segunda), el exceso de mortalidad ha desaparecido por completo, siendo la mortalidad similar a la de los mismos meses de los años anteriores. Es decir, en 52 días de forma progresiva desaparece una curva importante de exceso de mortalidad que pertenecía a un poco más de dos años antes. Este pico tan pronunciado de fallecimientos de finales de 2019 se supone que ha de ser cierto y que no es un error, pero en cualquier caso entraría en plena contradicción y dejaría en evidencia el discurso oficial que la pandemia llegó a Europa en febrero/marzo de 2020. Las causas de este incremento de finales de 2019 ahora mismo es imposible conocerlas, pero, probablemente se debería a uno de estos períodos de más mortalidad que ocurren periódicamente y hemos visto en las gráficas anteriores, pero, tampoco se puede descartar que incurrieran otros factores. Además, que la eliminación de estos datos ocurriera dos años más tarde y de forma progresiva lleva a serios interrogantes: ¿Qué autoridades sanitarias o políticas ordenaron la eliminación de esos datos? ¿Podría ser que el discurso oficial no pudiera de ninguna manera sostener que hubiera habido un pico de mortalidad poco menor al de la primera ola de la supuesta pandemia, pero unos meses antes del comienzo oficial de la misma?

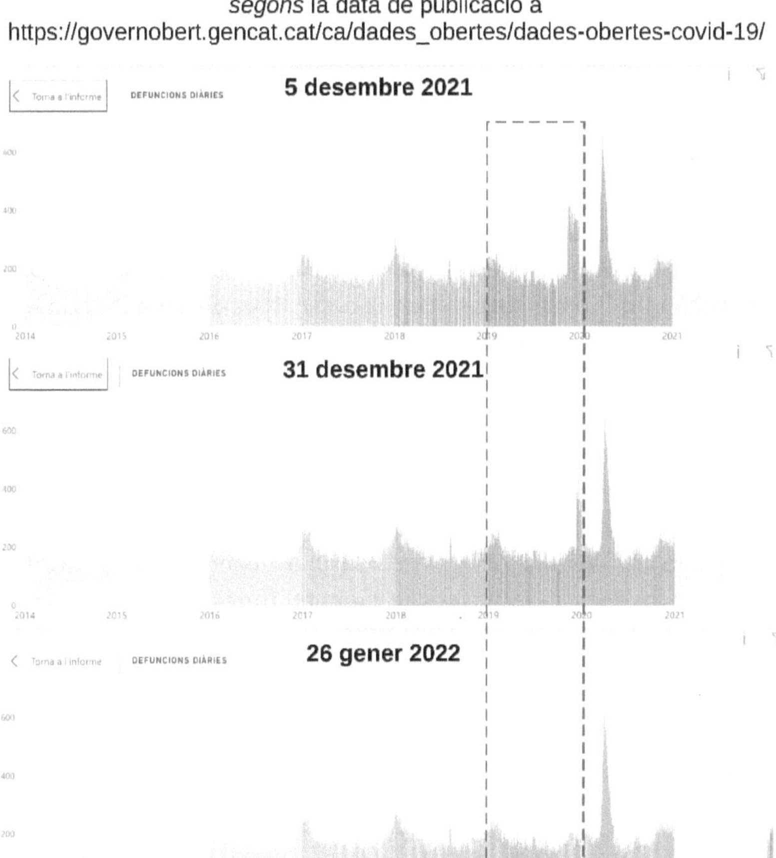

Figura 15. Defunciones en Cataluña entre 2014 y 2022.

La pregunta que surge al observar estas modificaciones es si esto ha ocurrido solamente esta vez o también otras, es decir, que demos por válidos unos datos estadísticos y los analizamos, pero el análisis es sobre unos datos incorrectos. Por tanto, se obtendrían unos resultados también incorrectos, es decir, que estemos tergiversando de una u otra manera, con intención o sin ella, toda la información.

Con estos datos que acabamos de ver cabe preguntarse si realmente ha existido una pandemia, la respuesta más honrada y sensata es que *no*, en cambio, sí que podemos decir que se ha tratado de una crisis social muy profunda. Hubo más mortalidad en unas fechas muy concretas, más adelante se irá analizando posibles causas de lo qué sucedió. Pero el aumento superior anual al que ocurre de habitual no es la primera vez que acontece en España como hemos visto. El filósofo italiano Giorgio Agamden publicó un artículo a finales de febrero de 2020 que titula "La invención de una epidemia", en referencia a lo que estaba sucediendo en Italia. Defiende que a partir de los datos y declaraciones del Consiglio Nazionale delle Ricerche CNR (Consejo Nacional de Investigación), se puede decir que "no hay una epidemia de SARS-CoV-2 en Italia". Denuncia "las medidas de emergencia frenéticas, irracionales y completamente injustificadas para una supuesta epidemia debida a un coronavirus" que se han tomado en el país. Agamden se pregunta:

Si esta es la situación real, ¿por qué los medios de comunicación y las autoridades se esfuerzan por difundir un clima de pánico, provocando un verdadero estado de excepción, con graves limitaciones de los movimientos y una suspensión del funcionamiento normal de las condiciones de vida y de trabajo en regiones enteras? (pág. 17).

El cuadro del mundo que se presenta a la gente no tiene la más mínima relación con la realidad, ya que la verdad sobre cada asunto queda enterrada debajo de montañas de mentiras.
NOAM CHOMSKY

Con el tiempo, una prensa mercenaria, demagógica, corrupta y cínica crea un público vil como ella misma.
JOSEPH PULITZER

Los medios de comunicación de masas se les considera el cuarto poder por la gran influencia que ejercen sobre la población. Cuarto por estar detrás de los poderes ejecutivo, legislativo y judicial de los estados. En este apartado veremos el papel que han tenido en toda esta crisis, nos referiremos a ellos como los *mass media*[92].

Mass media y crisis del Covid-19

Los grandes medios de comunicación están dominados por los lobbies del poder (Chomsky y Ramonet,2002), los definen como un arma de control social de las más potentes y temibles. Su objetivo es conseguir el pensamiento único para el beneficio de la clase poderosa, lo hacen conquistando las audiencias, por tanto la información que dan beneficia sus intereses, o no los perjudica.

La práctica totalidad de los *mass media* —salvo alguna excepción de los humildes con poca audiencia—, están financiados y controlados por *dos grandes fondos de inversión: Vanguard Group y BlackRock*[93]. Estos dos grandes fondos controlan la mayor parte, y cada vez más, de las grandes empresas mundiales de todos los sectores: banca, industrias farmacéuticas, tecnológicas o armamentísticas. Todo este entramado de empresas

---

92   Por *mass media* se entienden los medios de comunicación de masas, son canales de difusión de mensajes para que lleguen al público general. Incluyen la prensa escrita, la televisión, la radio y los medios digitales.

93   https://diario16.com/que-tienen-en-comun-los-principales-medios-de-comunicacion-y-las-farmaceuticas-pfizer-moderna-o-astrazeneca/

y lobbies, además de influir en los *mass media*, lo hacen en los gobiernos de los países dictando las políticas a seguir en todos los campos, también en el de la salud y la enfermedad. Además, los grandes medios reciben ayudas de la fundación Bill&Melinda Gates en forma de becas (Victòria Català, 2022)[94]. Todos estos aspectos hacen que la información que dan está sesgada y controlada, es decir, no tienen libertad para informar y nos llega sólo lo que les interesa, cómo les interese y que no perjudique sus intereses.

Esto no es nuevo, el antropólogo Eduardo Menéndez (1984) ya remarcaba que los medios de comunicación contribuían a reforzar la hegemonía del modelo biomédico. Jodelet (2011) subraya que en el campo de la salud/enfermedad pueden incidir de forma negativa según como presenten la información. Márquez y Meneu (2003) también señalan la importancia que ejercen en la salud, aunque consideran que la principal fuente de información en este campo viene de los profesionales sanitarios, los medios estarían en segundo lugar. No obstante, los profesionales también están bajo su influencia, aunque podemos pensar que por su formación deberían ser más críticos, pero a la vez está sesgada por la misma educación, así que no siempre están en las mejores condiciones de analizar una globalidad.

Los *mass media* han sido esenciales para mantener el relato único oficial liderado por la OMS a través de los gobiernos en esta crisis del Covid-19, todos han seguido sus dictados y discursos. En los debates televisivos y en todos los medios, se da voz casi exclusivamente a profesionales que tienen relación económica o dependencia de organismos nacionales o supranacionales, que están en nómina de entidades que reciben subvenciones económicas públicas o de fuentes privadas relacionadas con las industrias, es decir, con conflicto de intereses. De esto no se informa al espectador, al contrario, se esconde. En cambio, casi no se da voz a quienes no los tengan, que tendrían más libertad para exponer otros conocimientos y opiniones. La doctora Teresa Forcadas no llegó a un acuerdo con la Televisión de Cataluña (TV3) para un debate científico y riguroso que no versara sobre opiniones políticas. Forcadas hizo unas peticiones: que el debatiente no tuviera vínculos económicos con la IQF,

---

94 *The Guardian*, británico, recibió casi 12,5 millones de dólares entre 2011 y 2020; La *BBC*, británica, casi 4 millones entre 2015 y 2020 y su organización benéfica *Media Action* casi 52 entre 2006 y 2020; *Le Monde, francés*, 4 millones de dólares en los últimos años; la revista alemana *Der Spiegel* casi 5,5 millones; *El País, español*, casi 4 millones de dólares. Son sólo unos ejemplos, hay muchos más.

si tenia que se informara; que la moderadora hiciera su trabajo y los debatientes se comprometieran a no interrumpirse; y que los argumentos tuvieran base científica y los artículos que se citasen aparecieran en la pantalla. El debate no se llegó a producir por falta de acuerdo según informaba un periódico digital catalán[95], en la entrevista que le hacía dicho periódico, Forcades cuestiona el papel de la industria farmacéutica en esta pandemia.

Cuando los medios dan voz a una visión crítica a menudo va acompañado de la ridiculización de la persona y tergiversación del discurso, por lo cual esas discusiones pueden dejar aún en peor posición al sujeto y sus opiniones ante la audiencia si los demás se posicionan en contra y nadie le da apoyo. Además, si las voces críticas aparecen sólo ocasionalmente no se les llega a prestar atención, y si se hiciera, la insistencia del relato dominante hará que se les olvide antes. Dando voz a una opinión discrepante se intenta dar la sensación de transparencia y pluralidad informativa, cuando en realidad es sólo una apariencia. Si la intención fuera noble las voces críticas se las respetaría y se les daría más oportunidades. Mientras unos tienen todas las alabanzas y elogios, los otros son relegados y menospreciados.

Esto ha sucedido en todos los países del mundo con pocas excepciones, pero con mayor intensidad en el mundo occidental, con sólo pequeñas diferencias. En Cataluña y en el Estado español, las voces críticas casi no han existido, el discurso ha sido único. Un medio digital catalán publicaba un artículo de Thomas Harrington en este sentido. Sin embargo, las demás informaciones de dicho periódico obedecen los mandatos oficiales, con lo cual tiene poca repercusión un artículo de este tipo, o incluso ser contraproducente por los motivos expuestos:

> En Cataluña, en contraste, parece que este sector social escéptico o, si lo queréis, estoico casi no existiera o incluso sea más censurado que no a los EUA. Pero aún es más sorprendente y francamente perturbadora la enorme proliferación de moralismo barato que ha emanado de todos los rincones del sistema mediático catalán durante toda la crisis y, de una manera especialmente fuerte, a raíz de la llamada quinta oleada del virus estas últimas semanas. "Estos chicos que se agrupan de noche son irresponsables", "Se han de frenar las fiestas", "Revocar la obligatoriedad de las máscaras es un error que se ha de

---

95   https://www.vilaweb.cat/noticies/entrevista-teresa-forcades-covid-vacunes/

rectificar", "Estos chicos han de entender que ponen la vida de los otros en juego" …Y un largo etcétera[96].

Los *mass media* dan las informaciones siempre con gran dramatismo y alarma. Han dado unos datos fríos estadísticos del número de fallecidos. En todos los medios, tanto los virtuales como en los de papel, se informa continuamente del número de casos y de defunciones incidiendo en ello. Una forma muy utilizada es "ayer se contabilizaron cincuenta muertos más", este *más* se enfatiza, se le da fuerza y se remarca, que a nadie se les escape que ha aumentado, seguidamente se da el número total que al ser mayor golpea más las mentes asustadas. Además, en un lugar bien visible de todos los *mass media*, siempre aparecen las cifras de la incidencia acumulada, la tasa de reproducción, el número de casos y el de fallecidos. Así, el espectador está siendo continuamente hostigado con esa información, no tiene escapatoria, la ve sin querer, llevando a más pánico a los más aprensivos. Además, en ese machaque no se habla de un test positivo, sino de *contagios, infecciones* o *casos*, induciendo a creer que se trata de enfermos, lo cual no se ajusta a la realidad, desde el punto de vista médico como hemos visto. Esto da mayor emotividad y sensación de tragedia, y se va anclando poco a poco en las mentes.

Cuando existe una información tan intensa proveniente de una única versión y fuente, quizás no estamos hablando de información, sino de propaganda. La RAE la define como: "Acción y efecto de dar a conocer algo con el fin de atraer adeptos o compradores". Y Wikipedia: "La propaganda es una forma de transmisión de información que tiene como objetivo influir en la actitud de una comunidad respecto a alguna causa o posición, presentando solamente un lado o aspecto de un argumento. Ésta es usualmente repetida y difundida en una amplia variedad de medios con el fin de obtener el resultado deseado en la actitud de la audiencia"[97]. Añade Wikipedia, que se presenta la información de manera sesgada o imparcial para influir en la población y presenta los hechos de forma selectiva omitiendo otros de manera deliberada para sus intereses. Atendiendo las definiciones de estas dos fuentes —nada suspicaces de ser extravagantes o ir a contracorriente— la información de los *mass media* la podemos considerar como propaganda. Todos han jugado con una retórica y unos datos estadísticos —exagerados, parciales u orientados

---

96   https://www.vilaweb.cat/noticies/thomas-harrington-catalunya-purita-
      na-covid-opinio/

97   https://es.wikipedia.org/wiki/Propaganda

hacia unos determinados intereses—, que para la mayoría de personas es difícil acceder a las fuentes originales, comprobarlos y analizarlos. No se han manejado siempre con buena intención, de lo contrario se hubieran considerado y mostrado todas las variables. Si el objetivo fuera la información veraz para que cada uno se hiciera su opinión, la información sería plural, se darían a conocer todas las fuentes y opiniones con la máxima transparencia.

Por tanto, podemos hablar de manipulación y tergiversación en las informaciones. En este sentido los ejemplos en todos los *mass media* son incontables; veamos dos. Uno es el titular de la cadena SER a raíz del ahogo de un niño de cinco años: "Muere por coronavirus un niño de cinco años en Canarias", y como subtitulo: "Según la Consejería de Sanidad Canaria el niño sufrió un ahogamiento accidental y un empeoramiento respiratorio por infección SARS-CoV-2"[98]. El niño estaba jugando en la playa, se ahoga y muere, y los medios lo presentan como fallecido por coronavirus a raíz de hacerle un test controvertido y dar positivo. Otro ejemplo es de la Televisión de Cataluña, TV3[99]: afirma que los sanitarios tuvieron que atender el parto de una mujer vestidos con los equipos EPI debido a que se negó a practicarse un test PCR, con lo cual los profesionales no podían saber si era positiva. Se remarca el problema que les había causado, cuando estas indumentarias o parecidas son las que se utilizan, la hubieran atendido muy probablemente en aquel momento con la misma protección con test o sin test.

Este cuarto poder, además de hacer referencia a los medios incluye a los periodistas, en especial a los más mediáticos, para muchas personas lo que pueda comunicar un profesional de su confianza está fuera de toda duda. Esquirol *et al.* (2021), realizaron un análisis sobre la red social Twitter en el Estado español en relación al comportamiento de los usuarios durante la primera ola, primavera de 2020. Los autores detectaron un gran incremento en la actividad en dicha red en los días que se anunciaron las medidas de confinamiento. La actividad era sobre todo de los usuarios y de los periodistas, casualmente, los políticos no la incrementaron, según los autores eran los periodistas quienes anticipaban las tendencias. Esto se podría deber a que los políticos no suelen gozar de muchas simpatías en la población. En cambio, un periodista o figura mediática goza de

---

98   Muere por coronavirus un niño de 5 años en Canarias | Actualidad | Cadena SER.

99   https://www.ccma.cat/324/una-embarassada-negacionista-obliga-els-metges-a-assistir-el-part-vestits-amb-epi/noticia/3118742/

mucha más credibilidad y confianza entre sus seguidores. Por tanto, si quien marca tendencias es esa figura, un sector de la población tenderá a cuestionarse menos o nada sus mensajes, o incluso los apoyará. De esta manera, esa figura mediática liberaría al político de dar un mensaje que, para una parte de la población, no sería bien acogido o reforzaría el que dé el político.

Si una persona da su opinión en temas de salud o vacunas, y no es del campo médico, se la cualifica de lerda, por tanto, no puede tener, y menos, dar opinión. En cambio, los medios se hacen eco de las declaraciones de personajes como Bill Gates, además le conceden entrevistas; este personaje es un multimillonario con intereses privados y oscuros, no representa a ningún sector público ni ha sido escogido democráticamente. Los medios le dan voz como si se tratara un verdadero experto y autoridad en cualquier campo que opine, en especial en el de la salud y de las vacunas, no obstante, no aparecen voces de ningún ámbito en los canales hegemónicos cuestionándolo. ¿Por qué se da voz a un personaje que se representa a sí mismo, sus intereses y los de las élites dominantes? Al tratarle de forma condescendiente hace que muchos sujetos lo valoren positivamente, pensando que realmente se preocupa por la humanidad. Otras dudan y algo conocen de sus intereses, pero no acaban de ser conscientes de lo que él representa y de los objetivos que oculta, tomándolo como si no tuviera importancia y que sus decisiones no nos afectan. Creen que son unos expertos independientes quienes dictan las políticas, cuando en realidad son esas élites que él representa que actúan a través de sus tentáculos en todas las esferas de la sociedad: sistemas sanitarios, universidades, sociedades científicas, revistas o colegios profesionales.

Además, en los platós de las televisiones y radios, a menudo comparten espacio los que se les presenta como expertos en el campo sanitario junto con los opinadores y tertulianos subvencionados —muchos están siempre y se les considera entendidos en cualquier tema que se debata—. En estos programas la banalidad ha sido el hilo conductor que han compartido unos y otros. Que algunos de estos supuestos expertos en el campo científico-médico-sanitario se presten a la charlatanería de estos *reality show* debería encender las alarmas de dichos campos. También las debería haber encendido que todos los medios, dieran idénticas informaciones e imágenes, sólo con algún pequeño matiz[100].

---

100   Además, desde hace tiempo se ha impuesto "el directo y el minuto a minuto". La supuesta pandemia ha sido retransmitida en directo y minuto a minuto. La guerra en Ucrania en la primavera de 2022 y en el verano las olas de calor

Una de las claves para que haya tenido éxito el discurso oficial y llegado a toda la población, ha sido porque se ha abolido el debate honesto. Solamente han aparecido portavoces oficialistas, no se ha dado voz a científicos y pensadores independientes y sin conflicto de intereses, que difieren con argumentos sólidos del discurso hegemónico y único. Si hubiera existido un debate riguroso, fundamentado y serio, muchas personas que durante este tiempo les han surgido dudas sobre lo que estaba ocurriendo, se hubieran distanciado de la versión oficial. De esta manera, los medios se han convertido cada vez más en "propaganda" del poder, lo cual se puede catalogar de totalitarismo informativo. Sabíamos que los medios eran esenciales para imponer ciertos discursos, pero ahora han sobrepasado todos los límites imaginables.

Además, a los *mass media* se les ha encomendado el papel de ser los transmisores a la sociedad sobre lo que hacer, no hacer o dar consejos ante los síntomas o un test positivo. Esto está en total incongruencia con lo que siempre se había insistido que, ante el más mínimo problema se debía acudir y consultar al médico. Dependiendo de los intereses de cada momento hay que ir con urgencia al médico o seguir los consejos de los *mass media*, es decir, se han erigido en una voz autorizada en función de la conveniencia del momento.

El vocabulario y el neolenguaje

Sabemos que el lenguaje que se utiliza en cualquier contexto es fundamental para lograr los fines que se persiguen, en esta crisis del Covid-19 se ha potenciado al máximo, se han escogido cuidadosamente las palabras para llegar a nuestra parte más inconsciente y visceral. Se ha apelado constantemente a la emotividad y a nuestro cerebro reptiliano, recurriendo a un escenario apocalíptico. Desde el primer momento y durante todo el tiempo se ha empleado un lenguaje duro, punzante, dramático y contundente. Han aparecido nuevas palabras, a la vez que se ha cambiado el sentido o significado que tenían algunas. En palabras de Orwell en *1984*, el "neolenguaje". Su repetición ha sido constante y reforzado con la gesticulación del lenguaje no verbal. Ha habido un lenguaje que ha tenido un hilo conductor casi intacto, a la vez se han incorporado nuevas expresiones e ideas acorde con el momento. El siguiente es un listado

y los incendios también han sido en directo y minuto a minuto. Siempre como únicos altavoces la visión oficial, en ningún caso se ha dado voz a la discrepancia o a propuestas radicalmente diferentes.

de las palabras y expresiones que más hemos leído y oído, que más han contribuido a consolidar la percepción de pandemia[101]:

- PANDEMIA
- virus • SARS-CoV-2 • Covid-19
- gravedad, situación de EXTREMA GRAVEDAD
- EMERGENCIA • emergencia nacional e internacional
- MUERTE • LETAL • LETALIDAD
- muchas persones MORIRÁN O PERDERÁN la vida
- CONTAGIOS DESBOCADOS • pandemia desbocada • riesgo de brote desbocado
- ALERTA • estamos en alerta MÁXIMA • AGRESIVIDAD del virus
- DESCONTROL •pandemia descontrolada • pandemia INCONTROLADA
- pruebas ABRUMADORAS que el Covid se TRANSMITE POR EL AIRE
- CASOS • una EXPLOSIÓN de casos • ESCALADA de casos
- DISEMINACIÓN de la pandemia • EXPANSIÓN MUNDIAL
- nos ABOCAMOS a un FUTURO INCIERTO
- RIESGO • PELIGRO • peligroso • TERRIBLE • MONSTRUOSA
- una situación nunca antes vista • LO PEOR ESTÁ POR LLEGAR
- COMBATIR el virus • GUERRA contra el virus • AMENAZA REAL
- DESCONOCIDO • NO IDENTIFICADO
- FIEBRE • tos • mocos • DIFICULTAD RESPIRATORIA • problemas respiratorios
- AHOGO • ASFIXIA • NEUMONÍA
- PÉRDIDA DEL GUSTO Y OLFATO
- COLAPSO sanitario• UCI colapsadas • falta de RESPIRADORES
- enfermedades previas
- infección • INFECTADOS • infectólogos
- teletrabajo • confinamiento
- aislar • AISLAMIENTO • distancia social
- convivientes • familia conviviente
- no mantener contacto con no convivientes
- es RESPONSABILIDAD de todos
- no salir de casa • quédate en casa
- PROTOCOLOS • hay que seguir los protocolos
- EXPERTOS • indicaciones de los expertos • expertos en la materia
- crisis de EMERGENCIA hasta ahora desconocida
- CRISIS SANITARIA nunca vista • nunca visto

---

101 Estan destacadas en mayúsculas las que causan más impacto en la población sólo en oírlas.

- RETOS hasta ahora desconocidos
- fortaleza del sistema sanitario
- compromiso de y con los ciudadanos
- PROTECCIÓN • proteger la población • cuidar a la población
- INSOLIDARIOS • son insolidarios quienes no cumplen las NORMAS
- algunos ponen en riesgo a toda la población
- MASCARILLA • manos • DISTANCIA • ventilación
- lavarse las manos • GEL HIDROALCOHÓLICO
- SEGURIDAD • INSEGURIDAD
- NO SE PODRÁ ATENDER A TODOS
- ESCOGER quienes se atiende • escoger QUIENES SALVAMOS
- hay que EVITAR que la atención primaria esté DESATENDIDA
- infradiagnóstico • no se diagnostican todos los casos
- RIESGO EXTREMO • EXTREMAR precauciones
- GRAVE AMENAZA de salud que tenemos que afrontar • efecto DEVASTADOR
- imágenes de saludarse con los codos
- ventilación • silencio • aire libre
- PCR • test antígenos • VACUNAS
- enfermo asintomático • asintomático HIPERCONTAGIADOR
- los casos se han doblado en una semana • los contagios siguen escalando
- Europa está en ALERTA • el mundo está en alerta • estamos al límite
- SISTEMA INMUNOLÓGICO DESTRUIDO
- NUNCA VISTO, sean cifras, casos o lo que sea •noticia PREOCUPANTE
- ONDA EXPANSIVA del virus •no hay que bajar la guardia
- ESFUERZO TITÁNICO de la COMUNIDAD CIENTÍFICA
- DERROTAR el virus •una GUERRA común
- APLANAR LA CURVA • la curva sube
- VARIANTE • MUTACIÓN
- incidencia ACUMULADA • riesgo de rebrote
- todos estamos en el mismo barco
- la nueva normalidad •toque de queda

También apareció la expresión *es sólo,* en especial cuando alguien se quejaba de las normas: el confinamiento es solo para unos días, es solo una mascarilla, es solo para tu bien, es sólo para proteger a tu familia, es solo para viajar, es solo para aplanar la curva, es sólo hasta que los casos bajen, etc. Cuando interesaba se minimizaba diciendo que sería momentáneo, que todos debíamos hacer el esfuerzo para el mal entendido bien común.

Todas las palabras y expresiones se podrían analizar una por una. Están destacadas las más potentes, las que más impactaban y estremecían a la población sólo con oírlas, en especial son palabras como *no identificado, monstruoso, desconocido, expansión, explosión, abrumadoras, muerte, amenaza* o *terrible*, entre otras. Estas palabras tienen relación con lo desconocido e inabarcable, con algo que está fuera de nuestra comprensión y nada podemos hacer contra ello, lo cual nos induce al miedo más irracional y visceral al no poderlo controlar. Son palabras que para algunos "sólo oírlas se me encoge el alma", estas expresiones bajan la vibración y provocan estado de choque y pánico, inducen a la enfermedad y alejan de la salud. Se trata de un vocabulario de guerra que intenta mantenernos en un estrés continuo, *sin bajar la guardia* como se nos advierte, ya que pueden venir otras variantes u otras epidemias, es decir, otros ataques. El vocabulario belicista forma parte del mundo medicosanitario, es un vocabulario negativo, incita al miedo, a la enfermedad, a ser atacados, a morir, y lo peor: sutilmente induce a creer que no podemos hacer nada frente a ello[102]. Muchas de esas palabras la población las pasó a repetir sin darse cuenta ni comprender exactamente su significado, pero se van fijando en el inconsciente. Además, los *influencers* —personajes que marcan tendencias— han sido los encargados de reforzarlas continuamente.

Otra palabra es la de *infectólogo*. En los espacios asistenciales se hablaba de una infección, una herida o parte del cuerpo infectada, pero no de *infectólogo*. Este vocablo transmite un concepto nuevo, una nueva enfermedad requiere reforzarla con una nueva palabra, de lo contrario ya no sería nueva. Asimismo dota de mayor significado y dramatismo. Además, se está pregonando que no va a ser la última pandemia, por tanto, se necesitarán muchos *infectólogos*. Todos los frentes son necesarios para dar la sensación de una situación nueva y catastrófica.

También ha aparecido, y no exento de críticas, "enfermo asintomático". La RAE define un enfermo como: "que padece enfermedad"[103], y como enfermedad: "alteración más o menos grave de la salud"[104]. Un enfermo por definición es una persona que presenta algún síntoma, de lo contra-

---

102 Este lenguaje bélico y alusión a la guerra de la medicina no es casual, sobre todo en los microbios y virus, si hay un atacante externo que nos declara la guerra, el cuerpo se debe defender o atacar, y el sistema inmunitario que cumple esta función. En cambio, la NMG al no contemplar el contagio no precisa de un sistema de defensa para combatir.

103   https://dle.rae.es/enfermo

104   https://dle.rae.es/enfermedad

rio no es un enfermo. El hecho que en el cuerpo haya virus o bacterias, que todos los tenemos y vivimos en simbiosis con ellos, no te convierte en enfermo; para estar enfermo se deben tener signos y síntomas. Es así como siempre se había entendido estar enfermo y la enfermedad. Ahora se ha pasado a considerar enfermo a quien goza de buena o excelente salud. Además, nunca se había aislado a un sano sino protegido a un enfermo. Otra palabra que ha aparecido es la de "hipercontagiador", referido al sujeto que "supuestamente" puede contagiar a muchos, pero sin evidencia de ningún tipo, y menos científica. El objetivo era acusar a los críticos con las medidas, ayudando a mantener en pánico y en vilo a la población. Otras palabras significativas son las de *covidiano* y *covidiota*. Se han utilizado especialmente en las redes sociales y los *influencers* las han remarcado. Lo curioso es que se han introducido con mucha premura en los diccionarios históricos digitales. El diccionario histórico online de la RAE define como *covidiano*: "Persona que sigue las normas sanitarias dictadas a causa del Covid y que no cuestiona la existencia de la enfermedad"[105]. Y por *covidiota*: "Persona que se niega a cumplir las normas sanitarias dictadas para evitar el contagio del Covid"[106]. El significado que les otorga la RAE difiere del que se les da mayoritariamente en las redes sociales, las personas que discrepan de la *mainstream* califican de *covidiotas* a los que creen firmemente en ella y cumplen a rajatabla todas las normas. La palabra idiota tiene raíces griegas y se utilizaba cuando una persona no se preocupaba de los asuntos políticos y sociales, o los que obedecían las normas sin cuestionarlas, esta definición coincidiría con la que los críticos definen a los que siguen las normas estrictas sin cuestionarlas.

Abuso de información, "infodemia" para la OMS

El discurso aterrorizante ha sido continuo, veinticuatro horas al día y siete días a la semana repitiendo la misma información y las mismas imágenes, sobre todo en las primeras semanas y meses y en todos los canales, tanto en los públicos cómo en los privados. También en las redes sociales los críticos y alternativos. Estos últimos con sus ansias de ayudar y aportar tranquilidad —muchos seguramente sin ser conscientes—, han caído en la trampa de dar una información por auténtica sin contrastarla cuando no lo era, lo cual ha contribuido a crear más confusión y miedo

---

105   https://www.rae.es/dhle/covidiano

106   https://www.rae.es/dhle/covidiota

en una sociedad desconcertada y aterrorizada. Prácticamente todos se han apuntado al carro de dar respuestas rápidas, simples y superficiales a una situación compleja sin verificar la información, en casi todos los canales, tanto los oficiales como los alternativos y disidentes, se ha apelado a la emoción. La premura que la OMS utilizó desde el primer momento se ha contagiado en todas partes. La cantidad de información y/o desinformación ha batido todos los récords imaginables. Esto no es nuevo, cada vez que sucede un evento inesperado o los medios lo califican de noticiable, la información/desinformación es continua durante un tiempo; ahora ha superado lo previsible.

En algunos momentos absolutamente toda la programación de las televisiones giraba en torno al tema de la supuesta pandemia, siempre presentando al SARS-CoV-2 como si fuera una plaga potencialmente exterminadora y así era percibido por una parte de la población. Por ejemplo, durante las primeras semanas se decía que los tanatorios estaban totalmente desbordados, se emitían imágenes de grandes cantidades de féretros y camiones militares transportándolos en el norte de Italia. Informaciones que después se supo que eran falsas, pero la población aterrorizada ya las había integrado. Esto es propaganda engañosa, falsificación y "abuso de desinformación", además de falta absoluta de ética.

Una característica es que el vocabulario que se ha utilizado tanto los *mass media,* **cómo** los políticos, las autoridades sanitarias y los mismos profesionales, en especial cuando se hablaba de imposiciones, a menudo era en condicional: *podría ser, podrían, deberíamos, sería necesario, se considera, sería conveniente, seguramente reducirían,* etc. De manera sutil se incitaba a la ciudadanía a obrar conforme se pretendía desde el poder político y demás intereses, allanando las políticas que se querían implementar, con un vocabulario cuidado y acompañado de contradicciones. Por un lado, se hacen afirmaciones rotundas, se coacciona y se presiona dando la sensación de certezas y seguridad; por otro lado, el vocabulario es condicional, lo cual puede ser una señal que no las hay. Este hecho puede ser debido a varios factores: crear premeditadamente confusión y caos; que las contradicciones entre los diferentes actores lo sean porque cada uno tenga información distinta y que la formación académica no es la misma; una estrategia para esconder el problema real y los verdaderos intereses; mostrar únicamente una parte de la información y de las intenciones. La confusión ha sido en todo momento la nota dominante. Un objetivo sería alegar que se había facilitado toda la información y no se había engañado a nadie —así, aducir que fue la ciudadanía que no supo entender el mensaje—. Este sería un mecanismo de defensa ante leyes ilegales que después se han anulado, como los decretos de confinamiento o las multas por las mascarillas, que se devolvieron las sanciones. También por el hecho, si cabe más grave, de inducir a los ciudadanos a participar en un supuesto experimento de terapia génica, sin ninguna garantía sobre los efectos adversos que puedan aparecer en el futuro. Sin embargo, este mensaje en condicional algunos lo interpretaron como que escondía información, que la situación era más grave de lo que explicaban.

Pero en medio de tanta información/desinformación, apenas sabíamos lo que ocurría en los demás países, ni tan sólo de nuestro entorno. Si los medios daban alguna información era confusa y negativa, como si en todas partes sucediera lo mismo sin fisuras, se mostraba un confinamiento absoluto y la realidad no era exactamente así.

La OMS denomina "infodemia" el exceso de información acerca de la supuesta pandemia. Para dicha organización se trata de sobreabundancia informativa falsa que se propaga entre las personas y los medios alternativos. Según afirmaba su director, Tedros Ghebreyesus, las personas deben tener información precisa para protegerse a sí misma y a los demás. Lo paradójico es que consideren sólo verídica la que dan ellos, la *mainstream*, todo lo demás para ellos es despreciable y basura.

Es infodemia cuando todos los *mass media* informan continuamente de la pandemia, repitiendo lo mismo sin variación. También cuando siempre hay en pantalla los datos de las muertes, de los ingresos hospitalarios y de UCI, la tasa de contagio, de riesgo y de rebrote, la incidencia acumulada, si las defunciones han bajado o subido y las totales, las dosis de la vacunación y la pauta completa. Es infodemia el hecho que el símbolo del virus aparezca por todas partes en un lugar destacado, siempre nos acompaña, no nos lo podemos quitar de la vista. Todos esos datos visuales hacen que nuestro cerebro lo asocie instintivamente a pandemia, amenaza y muerte. Se sabe que recordamos más las imágenes que las palabras, así no hay escapatoria, que nos olvidemos por un instante que estamos en pandemia y quién es el causante. Esto allana el camino a rechazar otra propuesta explicativa. También es infodemia, y para dar mayor dramatismo, en los reportajes o en las noticias aparecen jóvenes ingresados en la UCI haciendo hincapié en ello, cuando no se ajusta a la realidad.

Todo este abuso mediático tiene consecuencias en la población, algunos los ha llevado a desencadenar conductas de autoobservación casi obsesivas, cuando antes no lo hacían ante los mismos síntomas o le daban poca importancia. La ansiedad se ha apoderado de una parte importante de sujetos, lo cual es conocido y aprovechado por el sector farmacéutico. Radden Keefe (2021) en *El Imperio del dolor* explica que, durante la Guerra Fría, década de 1960, el aumento de noticias acerca de la amenaza soviética y un posible problema nuclear, generó un nivel muy alto de ansiedad en la población y un aumento importante del consumo de tranquilizantes. En aquel caso se trató del Librium y del Valium, en el negocio estaba involucrada la dinastía farmacéutica Sackler, enriqueciéndose enormemente. Además, la ansiedad propicia que la gente sea más obediente y proclive a aceptar soluciones, aunque vayan en contra de sus intereses.

Otro ejemplo de infodemia es cuando no era obligado el uso de mascarillas en exteriores los medios siempre mostraban imágenes de gente utilizándola. De esta forma se incitaba a usarla, lo cual contribuye a no olvidarse de la pandemia. Por un lado, se decía que era recomendable, por otro se inducia a creer que era obligatoria.

También es infodemia y manipulación de la realidad cuando los *mass media* informaban constantemente que faltarían muchos respiradores, que se tendrían que fabricar a toda velocidad. Se nos decía que la SEAT y otras empresas tecnológicas ya estaban trabajando en ello, que pronto estarían a disposición de los hospitales y de la sociedad, se acompañaba de imágenes como si se estuvieran fabricando[107]. Se inducia al miedo, a creer que cualquiera necesitaríamos conectarnos a un respirador y quizás no tendríamos. En palabras de una enfermera de un servicio de urgencias "yo creo que algunos vienen a que se les intube y así reservarse un respirador para ellos". Un enfermo joven al ver que solamente se le administraba oxígeno vía nasal le comentó "¿y no me vais a intubar?". Transmitir ese discurso que se van a necesitar muchos respiradores, que se estaban fabricando a toda prisa y estarían disponibles para todo el mundo es de una irresponsabilidad extrema, lo cual llevó al pánico más intenso en muchos sujetos. Primero, porque sin evidencias, se incitaba a uno de los miedos más viscerales como es el de morir, reforzado por el pánico a la desatención. Que una persona joven exprese el deseo de que se le intube, por, presuntamente, asegurarse un respirador nos dice que estaba aturdido y bajo un estado de choque y terror inconmensurable, no era el único. Además, muy probablemente, no sabía qué significa una intubación ni los riesgos que conlleva, como toda práctica médica no está exenta de yatrogenia, de hecho, la hay. Segundo, porque, aunque se hubiera duplicado o triplicado el número de respiradores disponibles hubiera faltado personal —tanto enfermeras como médicos—, para su

---

107   https://elpais.com/espana/catalunya/2020-04-02/seat-pospone-la-fabricacion-de-respiradores-pendiente-de-la-validacion-de-sanidad.html

manejo y cuidado del enfermo intubado. Intubar a un enfermo no se trata de algo tan sencillo como poner un tubo en la boca hasta la tráquea y decirle que no tiene que hacer nada, que esté tranquilo que la máquina respira para él, la intubación conlleva mucho estrés y sufrimiento, además de posibles complicaciones. Un enfermo intubado requiere cuidados de enfermería y médicos intensos y expertos, con mucha probabilidad precisará en un primer momento de sedación y de drogas vasoactivas para mantener las constantes vitales. Eso requiere conocimientos específicos de farmacología y tener práctica en el manejo tanto de las bombas de perfusión como de los monitores y respiradores. Muchos hospitales ya tenían problemas con disponer de personal para las camas de UCI que ampliaron, por lo cual, haber ampliado tres o cuatro veces más como se insinuaba hubiera desembocado en una situación impredecible. Transmitir esta información a la población es una manipulación, pero cabe preguntarnos en qué fuentes se basaron los medios para darla: ¿les venía impuesta? ¿De dónde procedían las imágenes? Toda esta información, de modo similar a otra, requeriría explicaciones de los responsables del porqué se daba y en qué evidencias se sustentaban. Esta información me impactó, aun sabiendo de la manipulación y engaño a que estamos sometidos me era muy difícil comprenderlo. Si esto hubiera sucedido habría sido una situación de verdadero caos sanitario y social, y de consecuencias impredecibles. También se hablaba de trasladar enfermos entre comunidades autónomas o entre países, y que se estaban acondicionando trenes y aviones para ello[108], una insensatez más.

También podemos considerar infodemia la frase "científicamente comprobado" que ha sido utilizada continuamente, a menudo sin más aportaciones que la frase, sólo con oírla ya se asocia a sinónimo de verdad incuestionable. Es abuso de información los anuncios, los mensajes y las imágenes que se pasaron continuamente en que se advertía a los jóvenes que podían matar a sus padres o abuelos si no cumplían las normas. También lo es hablar continuamente de la nueva normalidad, pero sin explicar qué hay detrás, quién la potencia, a quién le interesa, a quién beneficia o si comportará la pérdida de las pocas libertades que nos quedan.

La gran cantidad de información ha conseguido a que cada uno interpretara los hechos según su cosmovisión y haciendo su propia lectura, a veces tergiversada, sin fundamento o según sus intereses. La información ha sido contradictoria, confusa y mal intencionada, cuyo objetivo era crear y

---

108 https://elpais.com/economia/2020-04-02/ renfe-adapta-t res-trenes-ave-pa-ra-el-traslado-de-enfermos-entre-cc-aa.html

mantener la población en vilo y bajo el desasosiego constante, de lo contrario hubiera sido transparente y plural. A menudo las noticias que se daban por verídicas no lo eran, estaban sustentadas en hipótesis o falsedades, y con un discurso del futuro muy oscuro sin evidencias claras, en cambio, no se ha apelado a la esperanza, la confianza, la ilusión o los aspectos positivos, que a pesar de la situación los hay. Ante esto, sujetos bienintencionados han caído en la trampa de generar confusión a partir de informaciones que han dado por verídicas cuando no lo eran o eran exageradas. Otros han hecho discursos y análisis de la situación influidos por sus miedos. El miedo se apoderó de todos en algún momento en mayor o menor grado, y sigue estando presente en muchos de una u otra forma. Algunos han intentado adquirir protagonismo y notoriedad ante una parte de la sociedad, otros eran parte del discurso oficial tergiversándolo para contentar y acallar a la parte disidente haciéndose pasar por uno de ellos sin serlo, otros han jugado a los dos lados. Por ejemplo, en verano de 2021 algunas voces supuestamente expertas y disidentes alertaban que en el otoño e invierno se viviría un drama medicosocial sin precedentes que no se cumplió; otras vaticinaban en la primavera de 2021 un futuro inmediato muy desalentador para una parte muy importante de vacunados que no se cumplió en aquel momento. Esto es una forma más de ser un metemiedos, ya que no lo sostenían en ninguna evidencia. No obstante, esto tampoco es nuevo[109]. Ahora algunos disidentes bien intencionados lo han difundido como una verdad casi absoluta, en otros casos cabe preguntarnos quién está detrás y con qué intención, quizás sea anular las voces serias y sensatas. Presentar como disidente una idea que después no se cumple y con poco fundamento, ayudas a desprestigiar y ridiculizar a los rigurosos, verdaderos y bienintencionados, es decir, se puede tratar de agentes oficialistas disfrazados y que cumplen muy bien y con sumo cuidado las órdenes encomendadas. Todo ese abuso de información, de noticias terribles, de que algo muy grave estaba pasando llevó a muchos a una dependencia total de los medios. Se ha conseguido que las dos partes: la posición oficial y algunos disidentes expresen sin darse cuenta lo mismo, el "lo dicen todos". Por ese *todos* se entiende todos los que están del lado de quien lo exprese. Esto ha impedido que se pueda llevar a cabo un análisis crítico en uno y otro lado.

Toda esa propaganda constante y continua, sin tregua, con imágenes reales o no, en que todos los *mass media* han mostrado las mismas y los

---

109   Kennedy (2021) explica cómo el doctor Fauci predijo que inicialmente que los portadores del HIV morirían de sida en dos años, después lo subió a cuatro y luego a ocho.

mismos discursos, se ha sustentado y apoyado con campañas mediáticas de los sanitarios: epidemiólogos, médicos y enfermeras del país, y de figuras mediáticas como el presidente de la OMS. Todos aconsejaban el interés de cada momento: que nos quedáramos en casa, de la importancia de la responsabilidad individual y social o que nos vacunáramos.

Este discurso persistente junto con la creencia en la teoría del contagio que está bien asentada y asimilada en la sociedad, llevó a que la mayoría de la población integrara y no dudara de la pandemia en un primer momento. Sin embargo, a medida que transcurría el tiempo, más sujetos empezaron a ver incongruencias, sinsentidos, contradicciones o absurdidades en las informaciones y en las políticas, llevándolos a las dudas y a investigar otras fuentes en las redes sociales, ya que el sector oficial anulaba todas las voces disonantes. Esto ha conducido a la diversidad de posiciones: desde los que han integrado del todo la posición oficial defendiéndola a capa y espada, creyendo que todavía se queda corto y oculta información, hasta los que la rechazan del todo por el sinsentido que domina.

Hace unos años apareció el neologismo "posverdad". La RAE lo define: "Distorsión deliberada de una realidad, que manipula creencias y opiniones con el fin de influir en la opinión pública y en actitudes sociales[110]". La *posverdad* recurre a la emotividad, desata las emociones para influir en los pensamientos y creencias, así los hechos objetivos y reales pasan a tener menor credibilidad. La posverdad es la distorsión de la realidad hecha de forma deliberada. La mayoría de la información está más cerca de la propaganda, palabrería y desinformación, lo cual se corresponde con la definición de posverdad. Añade la RAE que "los demagogos son maestros de la posverdad", cabe preguntarse quiénes son los demagogos en todo este desatino de información. Los medios hablaban de guerra, pero sin terminar la frase, se trata de una guerra psicológica y mental, un bombardeo continuo y constante sobre unas mentes asustadas por la incertidumbre de no saber qué ni el alcance de lo que sucedía. No sabemos las consecuencias a largo ni a medio plazo, algunas ya las vemos ahora, pero esto no nos autoriza a informar sólo catastróficamente del futuro; apelando a la esperanza a la vez se apela a la responsabilidad, a la ilusión de vivir. La información ha sido interesadamente y extremadamente tóxica en todo momento.

Durante todo este tiempo —aunque esto ha empezado mucho antes—, no se difunden noticias humanistas, positivas o ilusionantes, y ligadas a la ética y moral, que elevarían el nivel vibracional de los seres huma-

---

110   https://dle.rae.es/posverdad%20?m=form

nos. Solamente se insiste en lo negativo, lo descorazonador o un futuro tremendamente oscuro e incierto. Hay otra cuestión: ¿por qué unos medios de comunicación que se financian con dinero de las arcas públicas sólo dan voz a una parte de la población y no a toda la que ellos dicen representar? ¿Por qué han jugado ese papel del miedo de forma tan importante y visceral?

Sabemos que el lenguaje nos condiciona. El antropólogo Edward Sapir nos dijo que el lenguaje determina el pensamiento. Para Wittgenstein interpretamos el mundo a través del lenguaje. Son sólo unos ejemplos. Quizás no es extraño que se haya puesto tanto empeño y durante tanto tiempo en un determinado lenguaje y a nivel global. Las preguntas que deberíamos formularnos son ¿a quién beneficia? ¿Quién está detrás de ello?

No es el hambre, ni los terremotos, ni los microbios, ni el cáncer sino el hombre mismo el mayor peligro del hombre y para el hombre, por la sencilla razón de que no existe una protección contra las epidemias psíquicas, las cuales son infinitamente más devastadoras que la peor de las catástrofes naturales.
CARL JUNG

Las personas sanas son enfermos que se ignoran.
DOCTOR KNOCK

Esta supuesta pandemia ha tenido un hilo conductor, a la vez han alternado fases convulsas y de desasosiego con otras de calma y tranquilidad. En este apartado se analizan las características de estas diferentes fases u oleadas.

Los prolegómenos

Desde primeros de enero de 2020 los *mass media* informaron de la aparición de un nuevo coronavirus en China. En los últimos años hemos vivido varios episodios de supuestas pandemias: SARS-CoV o gripe aviar, brotes en 2002 y 2003; gripe A, N1H1, brote en 2009-2010; MERS-CoV, brote en 2012 e intento de brote en 2015, también la enfermedad de las vacas locas y el zika. Todas quedaron pronto en el olvido exceptuando la gripe A, que tuvo más relevancia.

A inicios de marzo de 2020 los medios hacía semanas que nos bombardeaban de la situación primero en China, después en Italia, no se informaba explícitamente, pero se barajaba la posibilidad de un confinamiento domiciliario, era la semana del 13 de marzo. Se difundieron rumores que mejor acaparar alimentos. A mitades de semana —sin que nada hubiera sucedido, salvo la propaganda de los *mass media*—, muchos ciudadanos se apresuraron a vaciar las estanterías de los supermercados de alimentos perecederos y de larga duración, también de papel higiénico. Se había inducido el miedo visceral a pasar hambre, por tanto, había que acaparar. El instinto de comer es un instinto primario y básico de supervivencia que lo compartimos todos los seres vivientes, así que poner en marcha e incitar ese miedo, en una parte de la población conducirá instintivamente a almacenar. Si además se refuerza mostrando imágenes de las estanterías de los supermercados vacías, la ansiedad y la preocupación aumentaran. El efecto de mimetismo lleva a copiar, por lo que a más a acaparamiento más estanterías se fueron vaciando.

Ante mi experiencia, lo primero que pensé en los inicios de 2020, que tendría un carácter similar al de la gripe A del invierno 2009-2010, que esta vez los planes irían un poco más lejos, en el sentido que tendría una duración más larga, la presión seria mayor o habría más suspensiones de viajes y de actos en más lugares. Aquel episodio se quedó en una anécdota comparado con ahora, entonces varios colectivos reaccionaron con celeridad contribuyendo a precipitar su final. En estos inicios no me imaginaba que llegásemos al punto que estamos. Pero a medida que pasaban las semanas, en los meses de enero y febrero, con las noticias de los *mass media* aumentaba una sensación extraña. Los mensajes eran contradictorios desde el primer momento, esto tampoco es inusual, los discursos hace tiempo que tienden a infundir miedo y a ser catastróficos, dan la información sesgada y tergiversada.

A finales de febrero de 2020 las instituciones sanitarias empezaron a informar a los profesionales que tendríamos que prepararnos para lo venidero. Se realizaron reuniones informativas acerca de lo poco que se sabía del virus, de la enfermedad, de los contagios, de lo que estaba sucediendo en China y, el problema ya era más cerca, en Italia; aunque todavía no se había declarado la pandemia. En aquellas reuniones no se aclaraba nada importante, sólo que estábamos ante algo desconocido que no se sabía el alcance que podría tener, pero podría tratarse de una situación dura, que entre todos lo podríamos solucionar de la mejor manera, seguramente nos tendríamos que arremangar y lo pasaríamos mal. Al mismo tiempo se apelaba a la calma y serenidad, una de cal y una de arena. Ya se puso en cuestión si habría suficientes respiradores, quizás habría que conseguir muchos más —se repetía el mismo discurso de 2009-2010 con la gripe A—, lo recordaba muy bien, quizás por esto no me alarmaba. Pero una oleada de dudas iba creciendo, se percibía en el ambiente, la comunicación no verbal era de inquietud, las caras empezaban a ser tensas, los gestos eran de preocupación y los susurros dominaban. Cuando en un mismo discurso se apela al miedo y a la tranquilidad, la balanza se decanta hacia la parte negativa. Era el mismo discurso que dominaba en la sociedad, aquellos días se hablaba mucho por doquier para dar poca información y siempre en condicional: "podría suceder". Un discurso que se ha repetido a lo largo de todo el tiempo y en todos los lugares, lo cual denota que no hay transparencia o no hay evidencias, todo eran conjeturas.

Asistí a la reunión en calidad de profesional enfermera, también de observadora antropológica, la observación es difícil de evitar. Intuía que nos encontrábamos ante una situación digna de estudio desde la mirada antropológica, acudí con tranquilidad y con interés en lo que se decía. No obstante, mi preocupación en algún momento también aumentó. Sabemos que las emociones y los pensamientos, tanto los positivos como los negativos nos afectan. Me estaba afectando —sin ser consciente y sin quererlo—, la negatividad ambiental, noté el cuerpo compungido por un momento. Racionalmente no me quería preocupar. Por un lado, sabía que estábamos ante un teatro, físicamente casi era así. Por otro lado, el inconsciente me daba señales, no por lo que se dijera, sino más bien por lo que no se decía, por lo que flotaba en el ambiente, por las dudas que se propagaban. Se respiraba aires de nerviosismo, algo extraño que estaba en el "aire" se "contagiaba". Pero todavía estaba muy lejos de imaginarme lo venidero, ni en lo más remoto lo podía sospechar. Seguía con mi idea que se trataría de un episodio como el de la gripe A exagerado. Los comentarios eran de inquietud ante lo que se avecinaba, que no se sabía lo que era. Empezó a reinar la incertidumbre y la confusión. El discurso del miedo y la preocupación se hacían visibles y escalaban peldaños. A partir de entonces todo sucedió muy rápido, fue vertiginoso a nivel local y mundial.

A finales de febrero ya se habían detectado los primeros casos en España de carácter leve, y a primeros de marzo empezaron a aumentar exponencialmente. Por estas fechas, directivos de hospitales viajaron al Norte de Italia para conocer de primera mano la situación, algunos, casualmente, regresaron contagiados, se tuvieron que aislar ellos y sus contactos. Lo cual se hizo con aparatosidad, "que te suene el teléfono un sábado por la noche justo cuando estas yendo a cenar con un grupo de amigos, y te digan que te vayas a casa volando y te aísles porque has estado en contacto con un positivo, te tiembla todo el cuerpo y no lo olvidas"; así, que el boca a boca, los rumores y los chismes fueron altamente efectivos. El primer caso que se declaró en Cataluña fue el 25 de febrero, se trataba de una mujer de treinta y seis años que los días previos había viajado a Lombardía; al volver se encontró mal, con síntomas leves compatibles con los de un resfriado o gripe común. Se la ingresó en el Hospital Clínic de Barcelona y se aislaron 25 contactos para su seguimiento[111].

---

111   https://www.lavanguardia.com/vida/20200225/473782485232/coronavi-
      rus-primer-caso-cataluna.html

Este primer caso ocupó una gran parte de los *mass media*, las imágenes mostraban un gran despliegue de medios, también de vestimenta de protección, emulando los que, según decían eran de China, emulando porque eran rudimentarios. Se nos mostraba que debíamos protegernos de una amenaza terrible.

Cuando se detectó este primer caso que era leve, altos cargos y responsables del Departamento de Salud Pública y de la Conselleria de Salud de Cataluña, hicieron declaraciones y ruedas de prensa apelando a la tranquilidad, nos decían que estaban preparados para lo que fuera pertinente. Con sólo un caso leve que se realizaran ruedas de prensa de los máximos responsables sanitarios y del Gobierno no es inocente y no carece de importancia, lo cual no debería habernos pasado por alto. También aquí hubo dualidad de mensajes: por un lado, se infundía miedo, ya que salen a toda prisa los máximos responsables sanitarios y políticos a informar; por otro lado, se decía que el Gobierno estaba preparado para "protegernos" ante la pandemia que se avecinaba, que no debíamos preocuparnos. Se estaba marcando el camino, los gobiernos insistían que nos protegerían, nosotros sólo debíamos obedecer las normas. Todavía no había ningún enfermo grave ni muerto en nuestro país, pero se informaba constantemente de los de China y sobre todo de los de Italia.

En los primeros días de marzo se informó de más casos, hubo los primeros ingresos hospitalarios y los responsables anunciaban que estaban preparados para afrontar la pandemia. En el fondo parecía una competición para tener enfermos con la etiqueta de Covid-19. Cuando ingresaron los primeros enfermos en las UCI, se vivió como si fuera un evento extraordinario. Como en todo evento social de características memorables acudieron los máximos responsables, nadie quería perderse la ocasión. Sin embargo, en estos momentos seguía pensando que era algo con mucha teatralidad y exageración, que tendría una duración poco larga en el tiempo, quizás unos meses. Todavía no me imaginaba lo que se nos venía encima, estaba convencida que sería una gripe muy inflada y exagerada.

El primer fallecido en Cataluña atribuido al Covid-19 fue una mujer de ochenta y siete (87) años el día 6 de marzo. Las edades de los primeros difuntos fueron de 87, 99, 97, 88, 71 y 83 años, todos con patologías previas, según se informaba. Cuando ese día las noticias de la Televisión Catalana abrieron el programa y dedicaron una parte importante del tiempo hablando del fallecimiento de una mujer de 87 años con comorbilidades, fue el primer momento que tomé verdadera consciencia de que algo grave estaba ocurriendo en el mundo y no se trataba de un problema de salud, sino de mucha más envergadura. Que un medio de comunicación público dedique una parte importante del tiempo a hablar de la muerte de una mujer de ochenta y siete años con varias patologías, y lo exponga como muy dramático debería haber encendido todas las alarmas de la sociedad. Quizá, se trataba de un mensaje subliminal y no lo supimos leer, tal vez nos transmitía de qué manera transcurrirían las cosas.

Las oleadas

La primera oleada fue el punto de partida, la que desencadenó toda la crisis en la que todavía estamos inmersos. Esta primera oleada tuvo una instauración muy rápida, los acontecimientos sucedieron tan veloces que no dio tiempo a la reacción, nadie sabía lo que sucedía, todo era desconcertante. Nos había cogido desprevenidos y de improviso a todos, nadie o pocos se imaginaba lo que estaba por venir. Hubo un pico de enfermos y muertes en muy pocas semanas. Se caracterizó por el abucheo sin precedentes en los *mass media* acerca del virus y las muertes, a través de las palabras, las imágenes y el lenguaje no verbal. Todo conducía a la muerte, a la sensación que "todos moriríamos". Fue la instauración del miedo irracional, el pánico individual y del terror colectivo. El inicio del distanciamiento entre las personas, tanto de forma física como emocional y social, que todavía perdura en muchos casos. También del anonimato. En los hospitales detrás de las vestimentas no reconoces a la persona, quien te cuida, ni siquiera entre los mismos profesionales a veces nos reconocíamos. También el inicio de la desconfianza hacia los otros, aquellos que eran cercanos se han alejado, quienes eran lejanos se han acercado. El inicio de la inseguridad y la incertidumbre, parecía que nos dirigíamos directos al abismo. Fue el inicio del confinamiento y de las restricciones de las libertades, individuales y colectivas, nos usurparon de un plumazo los derechos fundamentales sin que una parte importante de la población fuera consciente —el día 11 de marzo la OMS declaró la pandemia y 14 se decretó el primer estado de alarma en España—. Además de crear miedo y terror, el objetivo era afianzar la "creencia" que había aparecido un virus respiratorio, extremadamente amenazante, contagioso y letal, que nos podía invadir y afectar a cualquiera en cualquier momento. Se ponía el énfasis en los ancianos y las personas vulnerables, se les decía que eran los que más podían enfermar y morir, por tanto, los que más se debían aislar del mundo. Todo este tiempo ha sido un martilleo en las mentes de los ciudadanos, pero de forma muy agresiva y punzante en esta primera oleada. Se sabe que el inicio es muy importante para el posterior desarrollo de un evento, es el que marca el camino.

La sensación de los primeros días del confinamiento era de que algo muy gordo estaba sucediendo, pero no se sabía de qué se trataba. El desconcierto, la confusión, el miedo y la ansiedad se apoderaron de una u otra forma de toda la población. Todos turbados, impactados y encerrados en casa sin saber exactamente qué sucedía, los *mass media* insistían que había algo letal y desconocido que nos amenazaba, la incertidumbre llevaba al miedo más irracional y visceral. En los inicios el choque o impacto que recibieron muchas personas fue profundo y dramático, muchos entraron en un gran estrés. En estas situaciones el organismo se siente amenazado, los que conocemos la NMG sabemos que esto en algunas personas les va a desencadenar problemas posteriores.

Las calles estaban casi vacías, sin apenas coches ni ruidos, esto potenciaba la soledad y el aislamiento que se sentía, para algunos la sensación era que "el mundo se acababa", era el fin. Solamente rompía el silencio las sirenas de las ambulancias, lo cual aún daba más dramatismo, cada sonido de sirena la mente lo asociaba con "un enfermo más, a una muerte más", que seguidamente nos contaban en directo las televisiones de forma dramática, como si nunca antes nadie hubiera fallecido. Las ambulancias hacían sonar las sirenas más que de costumbre, aún sin gravedad, algunos dijeron que era el consejo que recibían, no se debía perder tiempo, había que ir a toda prisa, esto infundía más miedo y terror. Por si no fuera poco, las ruedas de prensa eran conjuntas de los políticos y los militares, se mostraban imágenes de militares fumigando edificios y espacios públicos, lo cual daba más excepcionalidad, y se traducía en más pánico. Nadie nos explicó los motivos para que los militares intervinieran en una rueda de prensa en una supuesta pandemia.

Por otra parte, en las primeras semanas de marzo muchos políticos declaraban que se habían realizado un test con un resultado positivo, algunos decían que tenían síntomas, otros que eran leves o no tenían, en consecuencia, se tenían que aislar y teletrabajar, nos indicaban el camino a seguir. Pero "mientras ellos se pueden hacer un test nosotros no tenemos", era el sentir de algunos ciudadanos, es decir, había test para los políticos, pero no los había para la población, lo cual llevó a la indignación y la impotencia. Quizá no fue casual, por un lado, es una forma de instaurar desconcierto y miedo, por otro lado, se estaba creando la "necesidad de los test".

La celeridad que la OMS manejó en los inicios fue la tónica dominante, sucedió en todas las esferas y en todos los momentos cruciales. Con muy pocos casos detectados y con apenas ninguna muerte, el Gobierno español decretó el estado de alarma, el confinamiento y demás políticas restrictivas. Primero por un período de quince días que se prorrogó varias veces hasta el día 21 de junio, no sabemos si esto ya se sabía con anterioridad, ya que algunas medidas que se tomaron en el primer momento estaban previstas hasta el 21 de junio. Las medidas afectaron por igual en todo el Estado español. Se cerraron los comercios considerados no esenciales, quedaron abiertos los de alimentación y farmacias, también cerraron todos los centros educativos, los deportivos y de recreo, durante unas semanas se suspendieron todas las actividades económicas consideradas no esenciales. Esta primera ola fue la de mayor impacto en la sociedad, en los hospitales y en los centros sociosanitarios.

La segunda oleada. A inicios del verano de 2020 se dio por terminada la primera ola, se levantó el confinamiento domiciliario y otras medidas restrictivas, el 21 de junio se decretó el fin del estado de alarma. Progresivamente habían empezado a abrir comercios, bares, restaurantes y demás centros que habían cerrado, aunque no los educativos. Muchas personas después del encierro se sintieron un poco liberadas, salieron a la calle y olvidarse un poco del drama, el encierro estaba generando problemas de todo tipo. Los *mass media*, los expertos, los políticos y los profesionales de la sanidad, catalogaron a la población de irresponsable, que no se sabe comportar, no cumple las normas y se ha relajado demasiado. A primeros de julio —cuando, paradójicamente, había pasado lo peor— se decretó la obligatoriedad de las mascarillas en interiores y exteriores. En estos momentos ya no había confinamientos, los comercios, bares y restaurante volvían a estar abiertos, no había símbolos externos de estar en pandemia, sólo era través de los *mass media* que nos lo recordaban sin tregua. Una explicación a esta imposición es que debíamos seguir viendo símbolos externos que nos recordaran la supuesta pandemia, no nos podíamos olvidar de ella, y las mascarillas cumplían esta función. Ante este panorama, y a pesar de las mascarillas, aumentan los casos según nos contaban, lo cual nos lleva a la segunda ola en otoño de 2020, pero ya a mitades de verano empezó la retórica que había más casos y más ingresos. Se decretaron ya en verano nuevos confinamientos, esta vez eran perimetrales, afectaban a zonas más pequeñas. El 25 de octubre entró en vigor el segundo estado de alarma, no hubo confinamiento general, cada comunidad autónoma imponía las medidas restrictivas que considerase pertinentes en cada momento, aunque eran similares, empezaron los toques de queda nocturnos —no se nos explicó cuál era el objetivo, el virus se supone que circula de día y de noche—. Esta oleada, a diferencia de la primera, fue de instauración lenta, no hubo un pico tan pronunciado. Sin embargo, el discurso seguía siendo que nos podía afectar a todos, especialmente a los ancianos y personas vulnerables, pero empezaba a decir que aumentaban los casos en personas de mediana edad y en los más jóvenes. Se hacen test de forma más masiva, comenzamos a recibir a través del teléfono móvil mensajes de la importancia de que nos los realizáramos, y que nos vacunáramos de la gripe estacional. Al hacer más test había más positivos y se podía decir que los casos aumentaban, con lo cual a más casos más miedo.

En verano se empezó a comentar que los enfermos que ingresaban no eran como las de la primera ola, y los síntomas también eran distintos. En estos momentos se estaban realizando más test PCR y se detectaban positivos en personas ancianas, adultas y jóvenes, que presentaban signos y síntomas variopintos. Antes hemos visto el cajón de sastre que es la CIE-10, además, se iban añadiendo síntomas a la Covid-19, por tanto se podía decir que eran distintos de la primera ola en que predominaron los respiratorios. En este periodo se empezó a insistir en la llegada de las vacunas para finales de año, y su importancia para hacer una vida más "normal". Además del afianzamiento de la pandemia se estaba creando la "necesidad de la vacuna".

La tercera oleada empieza ya entrado el invierno de 2020, justo antes de Navidad —casi cabalgando con la segunda—, y se extiende en los meses de enero y febrero, apareció en unas fechas señaladas e importantes en la sociedad: Navidad, Año Nuevo y Reyes. Se acusa otra vez a la población que se ha relajado demasiado en las medidas preventivas que habían disminuido en las últimas semanas, durante el puente de primeros de diciembre, con lo cual los *mass media*, expertos, autoridades y creadores de opinión vaticinan que iban a subir los casos y otra vez vamos a entrar en una oleada. Así sucedió. Se nos decía que esta esta vez podría ser muy fuerte por la interacción social y familiar en las fiestas de Navidad, y el virus sería más agresivo. El discurso era que en el período invernal los hospitales iban a estar mucho más colapsados —sucede cada invierno— y no habría camas para todos, en especial de UCI. Se sigue insistiendo en la importancia de cuanto más test mejor, había que seguir educando, presionando y coaccionando la población en el miedo y en las dos necesidades que se estaban creando: los test y las vacunas.

Se insiste en la importancia de la vacunación, el día 28 de diciembre se empezó a pinchar a los que se consideran de más riesgo: los ancianos, los vulnerables y los profesionales sanitarios. Se retransmitió por todas partes, las televisiones mostraban en bucle las imágenes de los primeros inoculados, personas de más de ochenta y noventa años, como si se tratara de un acontecimiento histórico de capital importancia. Ahora el principal objetivo era la vacunación y "no bajar la guardia", teníamos que seguir con el convencimiento que estábamos en pandemia, no se podía olvidar un solo instante. A la vez se ponía en duda si habría vacunas para todos en un tiempo récord, esto incitaba al deseo y necesidad de pincharse y apresurarse a hacerlo, que no nos quedáramos sin. Se insistía que los enfermos eran más jóvenes, el énfasis se ponía en los sujetos de mediana edad, casualmente eran los siguientes en el turno de la inoculación.

La cuarta oleada llega cuando aún casi no se había dado por acabada la tercera, y los expertos y creadores de opinión ya vaticinaban cuando empezaría la cuarta, se daba por seguro que iba a llegar. Efectivamente llegó. Justo antes de entrar en la cuarta se empezó a hablar de la aparición de la "cepa británica", se decía que sería mucho más contagiosa. Esta ola empezó a finales de marzo y principios de abril de 2021, otra vez en unas fechas señaladas y esperadas para la población: las vacaciones de Semana Santa. Movilidad, descanso y virus volvían a ir de la mano. Algunos expertos pedían que no se celebrara la Semana Santa o que se retrasara unas semanas, otra insensatez más, daban por supuesto que la población no se comportaría y volverían a subir los casos. Otra vez la culpa era de la ciudadanía. Ahora se insistía más en la incidencia acumulada, se seguían haciendo muchos test, por lo tanto, muchos más positivos, que no enfermos. La retórica, por un lado, era que seguían aumentando los casos, por el otro, que la oleada era más suave que las anteriores por el número de sujetos inoculados. En este momento se ponía la atención en las personas de mediana edad, esta franja era en la que el Covid incidía más, según se decía. Casualmente por esas fechas se empezó a inocular por debajo de los sesenta años.

La quinta oleada llega después de un pequeño período de tranquilidad. Empieza a finales de junio y primeros de julio de 2021. Esta vez el foco se pone en los jóvenes, se insiste que afecta a los menores de cuarenta años, son los mayores transmisores. Los test van especialmente dirigidos a esa franja de edad, por tanto, es en la que hay más positivos, que no enfermos, son jóvenes sanos y asintomáticos que dan positivo a un test contradictorio. El discurso es que los adolescentes y jóvenes provocan la transmisión comunitaria, una "transmisión bárbara", se les tilda de irresponsables como palabra suave. Se insiste que el foco está en los botellones, en el ocio nocturno, en los eventos masivos y en los viajes de fin de curso, se criminalizó sin piedad ni ética a jóvenes y adolescentes —en el capítulo anterior hemos visto el artículo de Thomas Harrington en este sentido—. Algunos estudiantes pasaron un verdadero calvario, hubo confinamientos en sus viajes de fin de curso o que habían hecho una fiesta. Se les acusaba que por su culpa no terminara la pandemia.

La quinta oleada casualmente se inició justo antes de iniciar la inoculación en los jóvenes y adolescentes, la cual empezó ese verano hasta la edad de los doce años. Se insistió a los padres que los llevaran antes de empezar el curso escolar para minimizar los contagios, con lo cual se implica a los padres de los menores, se les presionaba y hacía responsables sutilmente de lo que pudiera ocurrir en las aulas. También se insiste en la afectación que tiene la variante "Delta", según dicen es mucho más contagiosa, aunque no peligrosa, otra vez dualidad en el mensaje. El discurso es que los jóvenes lo pueden pasar de forma suave, pero ser grandes transmisores a sus padres y abuelos si no se pinchan. Una vez más la retórica que pueden matar a los abuelos. Sin embargo ¿alguien se ha preguntado cuantos abuelos han muerto sin ver más a sus nietos y con mucha pena? Una sociedad que niega el derecho de los abuelos de disfrutar y ver a sus nietos, que a menudo pocas cosas les producen tanta ilusión o es la única, es una sociedad desalmada.

La sexta oleada llega en diciembre de 2021, otra vez se inicia una oleada justo antes de las fiestas de Navidad y Año Nuevo. En estas fechas en algunas partes de España se introduce el pasaporte Covid para acceder a espacios interiores como en restaurantes o gimnasios —estaba ya en vigor en varios países europeos—. El día 25 de noviembre de 2021 la OMS reportó que investigadores en Sudáfrica habían detectado una nueva variante que la denominó Ómicron, y el día 26 los laboratorios Moderna anunciaron que estaban trabajando en una vacuna específica[112]. Una vez más hubo celeridad, a la vez que contradicciones, aunque toda esta información habría que ponerla en duda si es solamente para crear más confusión.

Esta oleada viene marcada por la detección de la nueva variante "Ómicron", ya las dos oleadas anteriores habían tenido su variante estrella. Con cada oleada aparece una de nueva y cada vez se destaca que es la más agresiva. Nos explican que la Ómicron es mucho más transmisible, una contagiosidad muy alta que hace estragos en los países vecinos. Una vez más el mensaje es contradictorio y enfocado al miedo, se dice que hay menos hospitalizaciones que en las anteriores oleadas, pero con la coletilla que los hospitales y las UCI se podrían saturar. Por otro lado, se presenta esa oleada como terriblemente contagiosa, ya que se ha producido un crecimiento exponencial de casos; se ha vuelto a disparar, según dicen,

---

112   https://www.businesswire.com/news/home/20211126005595/en/Moderna-Announces-Strategy-to-Address-Omicron-B.1.1.529-SARS-CoV-2-Variant?

la incidencia acumulada, recordemos que se están realizando muchos test y es tiempo de resfriados y gripes. El discurso mediático en esta ola se ha vuelto mucho más agresivo e intenso en todos los sentidos, la retórica del miedo vuelve a ser mucho más incisiva. Vuelven con fuerza las declaraciones de los políticos, de todos los partidos y colores, y de personajes mediáticos que han dado positivo al test con lo cual se tienen que aislar durante 10 días, así como sus contactos estrechos, se resalta el teletrabajo, ellos dejan claro que lo van a practicar. Los vacunados que ya no tenían que hacer cuarentena tienen que volver a ella.

En este periodo el número de test efectuados batió todos los récords en Cataluña, se empezaron a vender en las farmacias y se incitó a la población a hacérselos antes de acudir a una celebración o reunión familiar o de amigos, ante lo cual muchos se sintieron presionados u obligados a hacerlo para no tener problemas. Con este panorama se agotaron los test en muchas farmacias y se colapsaron los sistemas sanitarios, en los CAP hubo avalancha de personas, según informaban las fuentes oficiales —aunque no todos estaban funcionando con normalidad—. La población solicitaba test y certificados, la mayoría no presentaban síntomas o eran muy leves, pero "todos quieren saber si tienen el Ómicron". Algunos querían ir a una celebración, otros una baja laboral —se facilitó la tramitación de la baja laboral por una semana— en opinión de un profesional "lo que querían era unas vacaciones". Se instauró el pánico irracional por la insistencia de los *mass media*, de las autoridades sanitarias e *influencers* oficiales que reiteraban la necesidad del test para prevenir los contagios. Durante unos días se vivió una autentica psicosis colectiva, pero como las contradicciones y la confusión siempre están presentes, también hubo voces médicas que llamaban a la calma en medio del caos[113].

Toda esta campaña de agresividad y miedo coincidía con el inminente inicio de la inoculación infantil, en la franja entre los cinco y once años. En este caso varios colectivos se habían opuesto con más fuerza que se llevara a cabo por los riesgos aún mayores que conlleva para los niños sin ningún beneficio. Se decía que la mayor incidencia en aquel momento era por debajo de los nueve años, con lo cual la inyección se hacía indispensable. A la vez, se mencionaba que en toda la pandemia en Cataluña habían ingresado 84 niños entre cinco y once años —precisamente la edad que se quería iniciar la vacunación—, cuatro de ellos en

---

113 https://eldarrerfar.com/2022/01/04/el-dr-manel-cervantes-provoca-curtcir-cuits-a-lestudi-de-catalunya-radio/

UCI, y que habían fallecido tres entre cero y nueve años[114], lo que no se decía es el motivo exacto de la defunción, de si estaban en un proceso de enfermedad terminal u otro motivo, hechos que hemos visto que se han dado en los adultos. Esto sucedía a la vez que se iba creando opinión en la población, por ejemplo, los periódicos se hacían eco de artículos que vinculaban niños y contagio[115]. La revista *Jama Pediatrics* publicó un artículo de Lauren *et al.* (2021) que defensaba que los bebés y los niños hasta los tres años pueden ser mayores transmisores y contagiadores que los más mayores, ya que al ser pequeños no se pueden aislar y están en contacto más estrecho con sus progenitores o cuidadores.

La séptima oleada en España llega en julio de 2022. En estos momentos se realizan pocos test, las estimaciones oficiales concluyen que sólo se detectan uno de cada tres casos positivos, recalcan que los casos son leves y se dan en personas mayores y de riesgo. Aunque para algunos no está claro si se trata de una nueva oleada. La séptima ola aparece cuando se empieza a hablar de administrar la cuarta dosis; de momento sólo en personas mayores y de riesgo. Hay que tener en cuenta que la tercera dosis se la administró un menor número de personas que las dos primeras, y las autoridades siguen insistiendo en la necesidad que todos nos pinchemos. Además, hay que seguir hablando de pandemia, no nos podemos olvidar de ella, y una supuesta oleada también cumple el objetivo.

Oleada tras oleada. Ciclicidad/alternancia. Estrés/reposo

Desde el inicio esta crisis Covid-19 ha dominado un mismo discurso, pero se ha adaptado en cada momento o cambiado según las conveniencias, y ha habido unos hechos que han sucedido de forma cíclica, aunque en la primera ola hubo elementos que por su novedad, celeridad e impacto después se repitieron en menor intensidad o cambiaron el contenido. No obstante, las contradicciones han dominado siempre. Han alternado las fases de estrés y tranquilidad —de simpaticotonía y vagotonía—. Son las siguientes:

- Empieza una oleada, alcanza su cénit y empieza a descender, los *mass media* hablan continua y prácticamente sólo de ello.
- Se retiran algunas medidas restrictivas que estaban en vigor.

---

114 https://www.ccma.cat/324/primer-dia-de-la-vacunacio-a-infants-dentre-5-i-11-anys/noticia/3135157/

115 https://amp.elmundo.es/ciencia-y-salud/salud/2021/08/18/611bb383fc-6c83a75b8b45c6.html?__twitter_impression=true&s=08

- Se informa un poco menos del virus y del tema sanitario, se reintroduce información de otros temas que había casi desaparecido.
- Los *mass media* y los expertos alertan de una excesiva relajación en las restricciones que se habían eliminado, lo atribuyen a que la población cree que la enfermedad ha bajado de intensidad o ha desaparecido.
- Esto lleva a que los contagios vuelvan a aumentar, se hacen más test PCR, con lo cual incrementan los casos que se presentan como más enfermos, aunque sean personas sanas sin ningún síntoma.
- Se dice que vuelven a subir las hospitalizaciones y los ingresos en las UCI, con lo cual volvemos a tener un problema serio. Es el inicio de una nueva ola.
- Se informa que se vuelve a desprogramar visitas y cirugías no urgentes y los CAP están otra vez saturados, casualmente algunos no estaban operativos.
- Se informa que se vuelven a restringir las visitas en los hospitales, los enfermos ingresados volverán a estar más solos. Se reinstauran algunas medidas restrictivas.
- Se insiste en cada oleada en alcanzar el pico, aplanar la curva y reducir el número de camas ocupadas de UCI.
- Todo eso lleva a que muchas personas que estaban más tranquilas entren de nuevo en un nuevo estado de estrés, angustia, miedo o terror pensando que ahora "sí que me va a tocar a mí; esta vez no me escapo; o alguna vez lo vamos a pillar seguro".

Cuando se deja atrás una oleada y se inicia una de nueva las informaciones siempre van acompañadas del término "aumento de contagios", se recalca insistentemente. El vocabulario se vuelve más negativo y agresivo, se crea confusión y la sensación es que se vuelve a entrar en el caos. Aparece otra vez el desconcierto y la incertidumbre que se habían apaciguado. Otra característica que se repite es que cuando se van a iniciar las inoculaciones en una nueva franja de edad las informaciones son que la afectación mayor es en aquella franja, son los que más contagios presentan y los que lo pueden transmitir a sus padres o abuelos. Se insiste en todas las oleadas que habrá muchos afectados, lo cual no es inocente.

Las variantes o cepas también han sido otro tema candente a partir de la segunda oleada, especialmente con el inicio de las inoculaciones. Con cada oleada aparece una nueva y cada vez se destaca que es la más agresiva, en ocasiones se han presentado como virulentas en cuanto a gravedad, otras que tenían un alto potencial de contagio por lo que podían afectar a mucha más gente, por lo tanto, también más probabilidad que hubiera muchos enfermos graves. El periódico catalán *El Nacional* en un artículo destaca que puede llegar una variante nueva y terrible que escape la efectividad de las vacunas, y después realza que algunos expertos temen que llegue una "variante monstruosa"[116]. El mismo artículo publica una entrevista con el epidemiólogo catalán Antonio Trilla que matiza estas declaraciones. Pero el periódico ya ha destacado en negro las palabras *terrible* y *monstruosa*, aunque en condicional, no afirmándolo. Si quien lo lee está preocupado por la situación y tenía todas las esperanzas en las vacunas, lo puede interpretar como muy probable o seguro, por lo que su miedo se incrementa. Otra vez confusión y contradicciones, una de cal y una de arena.

Con cada nueva oleada se entra de nuevo en una psicosis colectiva de miedo, después de un cierto relajamiento individual y colectivo. Algunos lo sienten como un nuevo ataque que "no sabemos si lo podremos resistir; o hasta cuando lo resistiremos antes de caer". No sabemos lo qué sucedería sin ese discurso del miedo/terror/pánico, pero sí que sabemos que el miedo y el estrés propician y potencian la enfermedad. Sabemos que el estrés continuo aumenta los niveles de adrenalina y cortisol, que son beneficiosos para un momento puntual, pero son perjudiciales para el organismo si se mantienen elevados en el tiempo. Además, este tema está estudiado en las ciencias sociales y en antropología —hay una gran cantidad de bibliografía al respecto—, también la medicina lo conoce. Entonces nos deberíamos preguntar ¿por qué este interés en seguir manteniendo la población bajo el miedo y estrés continuo y a quién beneficia? ¿Puede el miedo/pánico/terror estar en el origen del problema o crisis de salud que surge posteriormente?

Los que conocemos la NMG, sabemos que este proceso puede desencadenar una vivencia en bucle, alternando las fases de estrés y tranquilidad —de simpaticotonía y vagotonía—, un proceso que no se acaba de resolver. Cada individuo vive los eventos de una manera distinta y, cada uno tiene unas percepciones y preocupaciones diferentes. Cada vez que se anuncia el inicio de una nueva ola, a algunas personas les impacta y lo viven como un nuevo ataque o choque, se vuelve a entrar en el miedo; durante todo el tiempo que dura lo viven con altísima ansiedad y preocupación, cada uno según su sentir, cuando se acaba la oleada

---

116 https://www.elnacional.cat/ca/salut/antoni-trilla-covid-19-coronavirus-va-cuna-tercera-dosi-pastilla-molnupiravir_654497_102_amp.html?__twit-ter_impression=true&

hay un respiro que da paso a la tranquilidad. Esto puede llevar a que las personas que se les ha desencadenado un problema lo resuelvan, pero cuando aparece otra oleada, vuelta con el problema que se vuelve a sentir con mucha preocupación. La NMG conoce tres situaciones que pueden darse en estas circunstancias: el conflicto en suspenso, las recidivas y/o los raíles. Esto puede llevar a la cronificación del problema —algo que nunca acaba de resolverse— o ante una situación que recuerde la situación inicial se vuelve a desencadenar el SBS o enfermedad, es decir, se vuelve a estar en el punto de inicio. Este aspecto no tiene por qué ceñirse sólo a las oleadas, se puede dar y repetir en todos los temas que surjan y que se presenten como potencialmente devastadores.

Miedo/preocupación/simpaticotonía

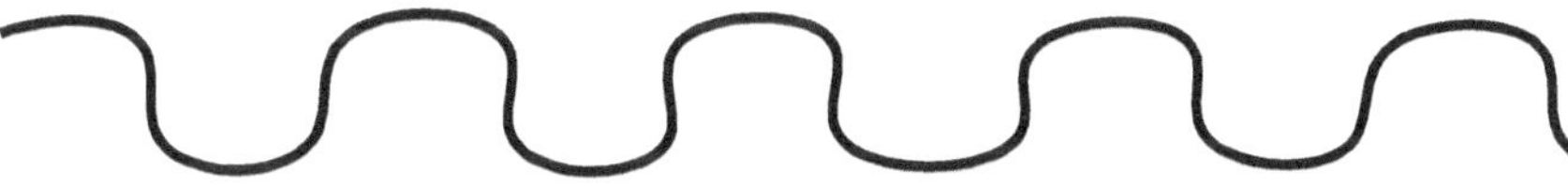

Calma/tranquilidad/vagotonía.

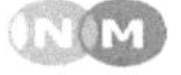

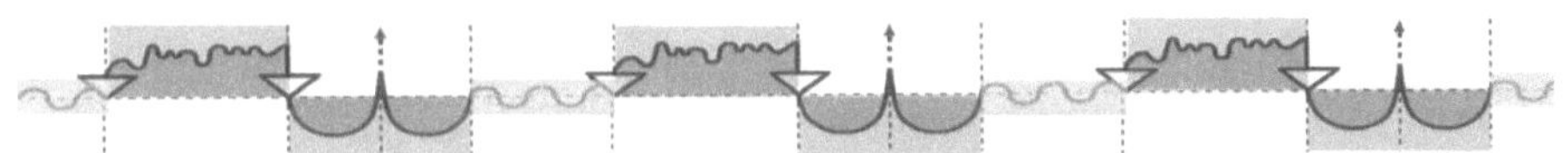

Hasta este momento, invierno de 2022, en España ha habido siete olas, ya nos están advirtiendo que tarde o temprano tendremos la octava. También que ésta no será la última pandemia, que vendrán otras de peores. El tiempo nos dirá si esto sucede o son sólo proclamas malintencionadas para tener a la población subyugada y controlada bajo el miedo y terror constante. Pero a pesar de las proclamas, cada vez hay más personas que se están dando cuenta de las enormes incongruencias y se creen menos ciertos discursos, depende de nosotros que se dé una u otra situación.

La primera ola en los hospitales / UCI

A primeros de marzo empezaron los ingresos en los hospitales de enfermos con la etiqueta de Covid-19, en pocos días se estaban llenando. La preocupación, el desconcierto, el miedo y el estrés en los sanitarios era manifiesto. También iba en aumento mi interés en conocer qué sucedía, de ser observadora participante *in situ* y en directo, con muchas dudas en lo que estaba sucediendo, y dentro del desconcierto con curiosidad y anhelo, a la vez que me invadía un poco la confusión reinante. Hacía semanas que no se entendía lo que acontecía, todo eran contradicciones y sinsentidos, nada tenía la mínima coherencia y todo era un gran absurdo. Comenzaba a intuir que escribiríamos un momento de la historia, seguía recordando las anteriores pandemias que se disiparon, ahora empezaba a coger otros tintes.

Como conocedora de la NMG sabía que el contagio no se da, que dicha teoría no es cómo la hemos aprendido, convivimos simbióticamente con los microbios, también conocía las diferentes posiciones teóricas sobre los virus que hemos visto. Así que por ese lado estaba tranquila, aunque nunca se debe cerrar del todo una puerta, la ciencia es tener siempre la mente abierta a nuevas posibilidades, a nuevas explicaciones. Sin embargo, tal alud de informaciones puede hacer tambalear las convicciones, y llevar a dudar. Por lo tanto, de momento expectativa, prudencia y observación muy atenta y minuciosa. Lo que sí que hay son intoxicaciones por diferentes causas, en aquel momento pensaba que pudiera tratarse de algún tipo de tóxico, pero desorientada de cual o de donde podía proceder —no soy experta—, todo eran conjeturas. Por un lado, pensaba que si se trataba de un tóxico o radiación no puede ser contagioso de persona a persona, y por otro lado pensaba que ¡vete a saber!, por lo tanto, observación y prudencia. El primer día que atendí enfermos Covid-19 fue con muchas dudas sobre la veracidad de todo. Trabajé dos días seguidos en turno de doce horas[117], seguidos de dos de descanso que me ayudaron a serenarme y reflexionar sobre lo vivido. El sosiego de estos dos días me volvió a la tranquilidad y a la senda de la NMG, así que nada a temer.

---

117 Con la declaración del estado de alarma se autorizó a los centros hospitalarios a modificar los horarios laborables, la mayoría de los de Cataluña instauraron el de 12 horas, dos de trabajo y dos de descanso, y tres días el fin de semana, uno de descanso y otro de trabajo.

En muchos hospitales se abrieron más camas de UCI. Los primeros enfermos que atendí de Covid-19 fueron en una unidad de consultas convertida precipitadamente en UCI —una unidad satélite—, unos espacios pequeños y sin la logística para una cama de alta complejidad con un enfermo lleno de aparatajes, cables y tubos, todo era provisional. Podríamos decir que se trataba de una UCI de trinchera, aquello parecía la guerra, un caos total, así lo percibía y lo manifestaba el personal. No era fácil encontrar el material, era casi imposible por el espacio físico y por la inmediatez en qué se había adecuado. Todo estaba colocado donde se podía, improvisar una UCI en aquellas condiciones no es tarea fácil. Además, el espacio era reducido y esto hace que "al ser las habitaciones tan pequeñas estás constantemente rozando con el enfermo", y eso añade mucha angustia si se está convencido del contagio.

En estos momentos éramos algunas enfermeras del servicio de la UCI, otras procedían de otros departamentos, de consultas externas, de quirófano y de algún CAP. Como es sabido los hospitales cerraron los servicios no continuados y no urgentes como las consultas externas y los quirófanos programados, con el objetivo de volcar toda la atención en los nuevos enfermos, y que los profesionales dieran soporte en las plantas convencionales, en la UCI, en el servicio de urgencias y en todas las salas que se abrieran para albergar a los enfermos de Covid-19. También los CAP cerraron muchas consultas, algunos profesionales los trasladaron al hospital. Todo el interés estaba puesto en los enfermos de Covid-19 en los hospitales. Atender un enfermo de UCI requiere conocimientos técnicos específicos. Para los que no eran del servicio era un mundo nuevo en muchos aspectos, así que, necesitaban ayuda, la voluntad en todos era total. Algunos habían estado antes en una UCI, otros nunca y otros hacía tiempo que no atendían enfermos, con lo cual todo era más nuevo y una fuente añadida de preocupación. Por ejemplo, en un cambio de turno, llegó una enfermera joven que rompió desconsoladamente a llorar cuando se percató de la complejidad de los enfermos que debía atender, las enfermeras del turno le prometieron que no la dejarían sola, es lo que se hacía.

En los primeros días se ponía toda la atención asistencial, también mediática, en los aislamientos de los enfermos y en las protecciones. Estas prácticas no eran nuevas, pero ahora se resaltaban. En los hospitales estamos familiarizados con ellas. Sin embargo, ante tal insólita situación todo era extraño y chocante, los aislamientos se vivían con miedo y de forma casi misteriosa. Todo era un enigma y un desconcierto. Habíamos recibido correos con vídeos mostrando como debíamos vestirnos con las

EPI[118], pero la realidad fue que, en los primeros momentos, apenas había como "las de las teles", cómo algunos las llamaban. Las protecciones que se utilizaron en las primeras semanas eran batas y delantales de plástico, había que ponerse una bata y un delantal para entrar a las habitaciones, siempre se debía llevar un gorro, dos para atender a los enfermos y después quitarse uno. Lo mismo con las mascarillas —se debía de llevar siempre una y dos para atender—, asimismo había que ponerse dos guantes, cuando había polainas se utilizaban. Los más miedosos a menudo utilizaban más material del protocolizado, se podían poner hasta tres gorros o tres delantales, ello hacía que hubiera menos para los demás, lo cual era un problema añadido a la escasez que ya había. Para atender a los enfermos también nos debíamos poner gafas de plástico y pantalla facial. Pero aún con todo ese material el cuello, frente, orejas, nuca y una parte del pelo quedaba al descubierto, cosa que ocurría menos si era una EPI, por tanto, algunos sentían desprotección, y en esta coyuntura la autoprotección cada uno la ejecuta según la intensidad de los miedos.

En los inicios el material de protección escaseaba, teníamos poco y cuando se acababa o estaba a punto nos traían el que disponían, que a veces era en cuentagotas. Cuando llegaba a menudo había alguien pendiente y escogía el que creía que protegía más, por ejemplo, las EPI de una sola pieza, también había quien lo escondía y se lo guardaba. Este hecho lo podríamos calificar de un acto egoísta, seguramente lo era en ocasiones, pero el terrorismo informativo estaba diezmando y bloqueando a los sanitarios, a unos más que a otros, así que, cada uno actuaba como podía para protegerse ante aquella situación que se percibía altamente amenazante. El material en este periodo escaseó más o menos en todos los hospitales, no solo de Cataluña y España, también de otros países. En la UCI nunca nos quedamos del todo sin, pero algunas plantas en algunos momentos tuvieron que elaborarse las protecciones con bolsas de basura, se les hacía unos agujeros y con esparadrapos se sujetaban las mangas.

Pero mientras había escasez de material, los *mass media* insistían en la extrema importancia de protegerse para no contagiarse, a la vez se informaba que en Italia habían muerto profesionales por no haberse

---

118 No es la primera vez que traían estos equipos de protección o muy parecidos, en el otoño de 2015 en un supuesto brote del MERS cuyo centro estaba situado en la península arábiga —según decían se podía extender rápidamente por todo el mundo, hecho que no sucedió—, hicieron llegar a los hospitales estos equipos de protección para que los probáramos y nos familiarizamos con ellos por si se llegaban a necesitar, no se llegaron a utilizar. En palabras de una compañera *"nos entrenaron sin saber que sucedería en el futuro"*.

protegido correctamente, por trabajar o saludar al enfermo dándole la mano sin guantes. Asimismo, se informó que algún político había enfermado después de saludar dando la mano sin guantes a los profesionales en un hospital, como si los sanitarios no diéramos la mano a nadie; seguramente era otra forma de generar pánico, en esta ocasión dirigido a la población. Desde los inicios en China se transmitían imágenes de profesionales enfundados en vestimentas que "parecen trajes de astronauta". Nada tenían que ver con las que utilizábamos en aquel momento. "Estas EPI son sólo para enseñarlas en la tele", era la queja de algunos. Por un lado, se remarcaba la importancia de la protección, por el otro no había disponibilidad, lo cual aumenta la sensación de desprotección y es una forma de crear pánico. No fue hasta pasadas unas semanas que llegaron más EPI de una sola pieza, pero las utilizamos sólo pocas semanas.

Para colmo, ante semejante supuesta peligrosidad de un virus respiratorio no había suficientes mascarillas en los primeros días. Para entrar a las habitaciones se debía utilizar una quirúrgica y una FFP3, se dieron en cuentagotas en el primer momento, una a cada uno y se debía utilizar durante varios días, no había disponibilidad, por tanto, había que racionar. De quirúrgicas había más, aunque en algún momento también escasearon por lo que se tenían que guardar para más de un día. Poco después hubo en abundancia de todas, aunque las FFP3 dejaron de usarse.

Muchos enfermos que llegaban a la UCI, en especial en las primeras semanas, presentaban problemas respiratorios agudos con lo cual la carga de trabajo era elevada, esto ya comporta tensión, con el añadido de no saber lo que estaba sucediendo realmente, lo cual llevaba a que la confusión fuera absoluta y el estrés muy alto. La información única y constante era que había un virus supercontagioso con una alta transmisibilidad y letalidad, que además de enfermos habían muerto profesionales, primero en China y después en Italia. Y la sensación era que allí estábamos nosotros, desprotegidos y en contacto directo con ese virus. Además, en los primeros momentos circularon entre los sanitarios audios anónimos de supuestos profesionales con voz sobrecogedora que describían una situación dramática y caótica en algunos grandes hospitales, audios que no se sabía de dónde procedían y con bastante probabilidad que algunos se tratasen de bulos, de *deepfakes*. También cabe la posibilidad que alguno fuera de algún profesional aturdido por el miedo, que lo llevaba a ver la situación de forma aún más dramática y alarmante. Este tipo de audios anónimos han ido circulando en las redes sociales durante todo este tiempo, poniendo en cada momento la atención en el punto que interesaba. En este contexto, las caras y expresiones de miedo y preocupación eran de calado en algunos momentos, en otros había más calma, el pánico de una forma u otra se había apoderado de todos o casi todos, aunque se intentara disimular. Al cabo de pocos días empezaban los rumores que morían profesionales también en nuestro entorno, aunque nadie los conocía ni sabia de dónde eran. Todo esto junto con el bombardeo de los *mass media* de confusión y terror constante, y que desde los inicios se nos estaba mandando una ingente cantidad de información y protocolos, que no daba tiempo en leer, pero ahí estaban, no favorecía la tranquilidad, la calma ni la serenidad. El ambiente habitual en un hospital de murmullos y voces desapareció. Durante unas semanas reinaba el silencio y las voces más bajas, los ruidos normales se habían disipado. Pero había un ruido, quizás mucho peor, un ruido de fondo, casi no se oía, pero estaba. Era el ruido del miedo, de las contradicciones, de las incoherencias, de las noticias siempre negativas anunciando un desastre, lo que se asociaba con el todos vamos a morir. Era el ruido del pandemónium.

Aunque se desearan, utilizar estas vestimentas tenía su parte negativa; tanto si eran las EPI de una pieza como las protecciones más rudimentarias, hechas a capas. Por ejemplo, para realizar técnicas nos debíamos de proteger con las gafas de plástico y una pantalla facial, y el que llevaba gafas eran tres capas delante de los ojos. Eso se traducía en qué la visibilidad no era la óptima, llevando en ocasiones a la inseguridad en lo que se hacía —además los plásticos pueden distorsionar la visión—. Algún profesional después de realizar una técnica le invadía las dudas que lo hubiera hecho todo correctamente, lo cual le provocaba angustia y preguntaba a los compañeros si ellos habían visto que estaba todo bien. Ante ello, algunos prescindían de alguna de las capas, preferían hacer las técnicas con mayor seguridad para no causar iatrogenia que llevar una protección que tampoco se percibía segura. En esta situación todo requería mucho más tiempo del habitual.

Por otro lado, durante los primeros días hubo la recomendación no escrita que se evitara atender un enfermo sin estar debidamente protegido. Aquí hay la primera incoherencia en qué se consideraba bien protegido: las EPI enteras no las teníamos o no en cantidad suficiente, aunque tampoco garantizaban que uno no se contagiara. Por lo normal no se entraba a las habitaciones sin estar protegido con lo que se disponía. No obstante, a veces surgían urgencias, por ejemplo, que un enfermo se desconectara del respirador o que finalizara una bomba de perfusión de una droga vasoactiva o de sedación de la cual el enfermo fuera muy dependiente o lábil, en estos casos la actuación rápida de la enfermera es decisiva. Entonces se entraba rápidamente con la mínima protección, pocas estábamos dispuestas a asumir problemas por no haber actuado con celeridad. Aunque la recomendación era que primero nuestra seguridad, la mayoría realizaba una actuación rápida. Quienes entraban sin estar bien protegidos lo vivían de acuerdo a sus miedos y creencias, en unos causaba poca o ninguna preocupación, para otros era un tormento hasta que se comprobara que no se había enfermado. Esta recomendación de no entrar sin protección forma parte de todas las contradicciones y sinsentidos, quizás fuera lanzada para infundir más miedos o se trataba de uno más de los bulos que circulaban, y siguen circulando.

Cabe señalar otro aspecto que se percibía como un riesgo y una incongruencia: no todas las camas de UCI eran habitaciones cerradas, algunas eran en espacios abiertos, con una separación entre las camas de sólo mamparas, y el control de enfermería en medio de la unidad, donde están los profesionales una parte importante del horario laboral. En estos espacios el supuesto virus podía circular por la sala libremente, y los profesionales en medio con sólo una bata, gorro y mascarilla durante un turno de doce horas, lo que quiere decir continuamente expuestos, desde la teoría vírica. Cuando nos acercábamos a los enfermos, llevábamos de refuerzo otra bata, delantal, gorro y mascarilla, no obstante, seguíamos teniendo partes del cuerpo —cara, cuello, orejas, pelo— a la exposición directa al aire de la sala supuestamente contaminado. Pero, aunque las protecciones fueran las verdaderas EPI —que además no eran todas iguales—, también dejaban partes al descubierto, o al vestirse o desvestirse se rozaba con cualquier objeto expuesto al aire, por tanto, contaminado. Estar continuamente expuesto durante doce horas y con una protección percibida como *no segura*, era una fuente de angustia y miedo en las primeras semanas. No obstante, las normas de protección cambiaban cada pocos, o los sanitarios las cumplían en mayor o menor medida dependiendo de sus miedos, de si había disponibilidad en el momento de realizar una tarea o de la urgencia en ejecutarla. Otra incongruencia es que, en verano de 2020 de forma rápida el protocolo cambió, indicaba sólo llevar una simple bata, doble mascarilla y guantes, se pasó de lo mucho a casi nada.

En los primeros momentos todo era nuevo para todos, la versión oficial del virus y del contagio estaba fuera de toda duda entre los sanitarios y la sociedad, eso es lo que se nos ha enseñado desde que nacemos, posteriormente en la universidad se afianza. Se creía firmemente en ello, ni una sospecha que pudiera haber otras explicaciones. El miedo atroz a contagiarse dominaba, los discursos de los expertos y de los *mass media* acerca de lo que ocurría en China y en Italia hacían mella. La percepción dominante era que vivíamos una pandemia y un momento singular no comparable a nada anterior. Ante tal coyuntura era difícil hablar con nadie algo distinto a la versión *mainstream*. En aquellos días un compañero médico me comentó que todo eso le parecía muy raro e incoherente, tenía muchas dudas, sabía que, en Italia, que nos llevaban unas semanas de ventaja, las muertes que se producían eran de personas mayores y con patologías graves, no había muertes en jóvenes sanos. También sucedía en nuestro entorno, pero eso no era lo contaban los medios. Además, sabía por contactos de colegas en el Norte de Italia que quien ingresaba y moría en el hospital era etiquetado de Covid-19, aunque fuera por otro motivo, "lo mismo que está empezando a pasar aquí", dijo. Si tenemos un hospital lleno de enfermos con la etiqueta de Covid, con pocas dudas los que mueran van a ser etiquetados de ello. Este médico era de los pocos que conocía los entresijos de la OMS y todas las presiones e influencias de la IQF y de Bill Gates. Todo eso no lo podías hablar con nadie, así que reconfortaba encontrar alguien con quien conversar. También le suscitaban dudas la cantidad de protocolos, y las contradicciones y los cambios que en tan poco tiempo ya se habían producido, y eso sólo acababa de empezar.

En un par de semanas los hospitales pasaron de tener los enfermos ingresados con diagnósticos médicos diferentes —esto es lo lógico y habitual—, a tener todas las camas de las plantas convencionales, de urgencias y las de UCI ocupadas por enfermos con la etiqueta de Covid-19. Para finales de marzo sólo había enfermos con la nueva etiqueta, todos los demás diagnósticos médicos habían prácticamente desaparecido, solamente había un reducto muy pequeño de no covid. Era una situación insólita, la pregunta pertinente es si acaso las enfermedades aparecen y desaparecen de un plumazo por ellas mismas en muy pocos días ¿Era un virus tan potente que se llevó por delante todas las demás causas de enfermedad? En esto contribuyó, como ya se ha explicado antes, que los CIE-10 incorporaran en marzo de 2020 dos nuevas etiquetas a la clasificación: enfermos y fallecidos "por Covid-19 virus identificado", y enfermos y fallecidos con síntomas compatibles "con Covid-19 virus no identificado o sospechoso". Por tanto, todo cabía dentro de Covid-19. Esto hizo que llegaran a todos los servicios, incluidas las UCI, enfermos con síntomas diversos y problemas varios y comunes pero que podían ser catalogados de Covid-19 gracias a esta clasificación, tuvieran el test realizado o no. También a raíz de esta clasificación los que acudían por una causa distinta si el test era positivo se contaban como tales según las recomendaciones, lo que prevalecía era el test positivo. Esto contribuyó a poder inflar las cifras de enfermos por covid, hecho que posteriormente se reconoció oficialmente, pero el objetivo de aquel momento ya se había cumplido. Esto sucedió en todos los centros y países, cómo ya se ha dicho, los CIE-10 son propuestos por la OMS a nivel mundial, por eso había en este sentido informaciones y quejas en muchos países.

Dado que se trataba de una enfermedad nueva, se debía tratar todos los enfermos de manera nueva, con las excepciones y modificaciones oportunas, los distintos protocolos llegaron a todos los hospitales y países. Desde los inicios salieron voces médicas cuestionando las intubaciones y los tratamientos, pero lógicamente no se escucharon, "las órdenes venían de demasiado arriba". Los tratamientos propuestos han sido muchos y envueltos de polémica y controversias. Dejando de lado la causalidad de los síntomas, en algunos enfermos con la etiqueta de Covid-19 se observaba una radiografía con una afectación importante pulmonar y con síntomas respiratorios, en los cuales el empeoramiento era rápido y grave. En nuestro contexto una propuesta fue la terapia con ozono, algunos médicos en clínicas privadas la administraron con muy buenos resultados[119], sin embargo, fue rechazada por el estamento médico oficial con el argumento que no estaba avalada científicamente, con lo cual no se autorizó su uso en los hospitales públicos. Robert F. Kennedy (2021) explica que muchos médicos y hospitales administraron ivermectina con excelentes resultados. Lo mismo ocurrió con la hidroxicloroquina, igualmente con excelentes resultados, los problemas del corazón y de mortalidad que se relacionaron con este fármaco se atribuyeron con las dosis muy altas y sin precedentes que se recomendaron y administraron, que eran altamente tóxicas. Además, el autor explica que se realizaron ensayos clínicos fraudulentos con dosis también muy elevadas con el objetivo de desprestigiarla, así se aseguraba la intoxicación y fallecimiento, lo describe como "esquema de asesinato por encargo" —estos ensayos estaban avalados por la OMS—. Kennedy escribe:

> Los coordinadores de los ensayos de la OMS y del Reino Unido debían conocer esta información, pero no hicieron ningún esfuerzo para

---

119 https://www.abc.es/espana/comunidad-valenciana/abci-enfermo-corona-virus-recibe-terapia-ozono-orden-judicial-castellon-202108151732_noticia.html
https://www.elperiodic.com/vila-real/sanidad-castellon-rechaza-decision-judicial-aplicar-Los enfermos ozonoterapia-enfermo-critico-covid_765550

detener sus propios ensayos de sobredosis, ni para reducir las dosis (pág. 57).

El autor expone ampliamente y con muchísima bibliografía médica los éxitos en los tratamientos con ivermectina e hidroxicloroquina con las dosis avaladas y estándar, añade que la hidroxicloroquina en EUA era de venta libre hasta 2020 con buenos resultados, momento que se prohibió. Según el autor, que se basa en una gran cantidad de bibliografía, pasó a ser mortal con las altas dosis que se administraron en los ensayos clínicos y en los hospitales. Añade que los tratamientos que eran efectivos tuvieron todas las trabas legales para que no se administraran, lo mismo sucedió con la terapia con ozono. Además, estos medicamentos tienen un coste demasiado reducido para las ganancias que espera la industria. Por lo cual se potenciaron tratamientos mucho más caros como el remdesivir y el tocilizumab, cuya eficacia es muy controvertida. Todo esto se logró, una vez más, con la falsificación de estudios. Además, la hidroxicloroquina se administró junto con antibióticos y otros medicamentos que algunos defensaban que podían presentar incompatibilidad.

En esta primera oleada, los enfermos o familiares sólo tuvieron que dar el consentimiento informado verbal —no por escrito como sucede en tiempos de más normalidad asistencial—, para administrarles los tratamientos experimentales o protocolos de un ensayo clínico. La razón que se dio era que con tanta presión asistencial no había tiempo para perder en firmar documentos.

Otro aspecto es que la mayoría de enfermos en las UCI llevaban dosis muy altas de oxígeno, sabemos que si se mantienen demasiado tiempo son contraproducentes. También tendía a ser alta la PEEP[120] que se aplicaba a los enfermos intubados en relación a valores estándar, lo cual es susceptible de provocar efectos adversos si se prolonga demasiado tiempo, como barotrauma pulmonar, esto fue motivo de discusión y preocupación en algunos profesionales. Otra discusión fue que en las UCI muchos enfermos llevaban altas dosis de sedantes y relajantes musculares. Los profesionales que hemos manejado enfermos intubados con dosis muy altas de estas medicaciones conocemos que pueden retrasar el despertar y la desconexión del respirador, así como su recuperación,

---

120 PEEP o Presión al Final de la Espiración Positiva (por sus siglas en inglés *Positive End Expiratory Pressure*). Es una técnica que se aplica para que en los alveolos pulmonares al final de la espiración se cree una presión positiva superior a la atmosférica. Su objetivo es aumentar la capacidad pulmonar y prevenir el colapso de las vías respiratorias.

en especial si se trata de personas mayores y con comorbilidades, por ejemplo, la insuficiencia renal o cardíaca, entre otras, que tienden a agudizarse o complicarse. Además, en las UCI muchos enfermos ingresados lo eran por problemas respiratorios. En mi experiencia personal y por sus aportaciones, los enfermos que se les ha intubado por una causa respiratoria suelen ser los que es más complicada y larga la extubación, tienen miedo que después de quitarles el tubo, y sin que el respirador les ayude, no podrán respirar bien por ellos mismos. Cuando se les intuba algunos tienen dificultad respiratoria severa que les produce una gran ansiedad, se les explica que intubándolos y sedándolos les ayudará a mejorar y que el respirador va a respirar por ellos. Se duermen con esa idea y pensamiento, con lo cual, al despertarlos y decirles que se les va a retirar el tubo y el respirador, aunque estén mejor respiratoriamente, entran en pánico —de forma inconsciente seguramente—, haciendo que les sea difícil dominar la situación, piensan que otra vez tendrán ahogo, que van a volver al punto de partida. Con lo cual la extubación se puede convertir en una pesadilla para el enfermo y para los profesionales. En esta situación a estos enfermos la ventilación asistida les crea dependencia, lo cual hace más largo el proceso de extubación. En esta primera ola en qué la mayoría de los que ingresaron en las UCI tenían problemas respiratorios y comorbilidades, junto con las elevadas dosis de sedación y relajantes musculares y el tiempo prolongado de administración, contribuyó a que todo fuera mucho más lento y que los enfermos permanecieran más días. Todo esto se traduce en más días de estancia en la UCI, y lleva a un más que probable colapso de estas unidades al no poder dar de alta a los enfermos por su lentitud al despertar y en la recuperación, lo cual ayudó a poder hablar de más camas ocupadas, cuando en realidad, a menudo se trataba de estancias largas de los mismos enfermos.

Otro aspecto es que cuanto más tiempo un enfermo ha estado sedado y con relajantes musculares más probabilidad hay de desarrollar problemas de debilidad muscular como miopatía. Esto ahora se ha asociado a los efectos secundarios de la Covid-19 o Covid persistente, sin embargo, es un problema que en la UCI lo hemos visto antes muchas veces, no es nuevo. Es decir, desapareció la miopatía asociada o cómo una complicación de la UCI, y se pasó a considerarla un efecto secundario de la covid o covid persistente. Otro aspecto que se divulgaba dando a entender que era algo nuevo y excepcional, es que los enfermos de Covid-19 requerían decúbito prono. En las UCI esta práctica viene realizándose desde hace muchos años en enfermos con distrés respiratorio que requieren altas dosis de oxígeno, ya que a menudo permite bajar la cantidad de oxígeno, tampoco era algo nuevo. Tampoco era nuevo que un enfermo esté ingresado en la UCI durante meses, también se daba a entender que nunca antes había sucedido, aunque ahora había más casos. Todas estas informaciones inducían a potenciar la idea que la supuesta pandemia era de una magnitud extrema, con lo cual también sus consecuencias.

Dos años más tarde, algunos que habían sido grandes defensores de los tratamientos y todas las actuaciones que se llevaban a cabo, han reconocido que se equivocaron, como es el caso de algún médico mediático español, también hubo opiniones en revistas científicas y médicas[121]. En aquel momento quien discrepara se les calificó de irresponsable. Después se han admitido errores.

Antes se decía que el miedo y la necesidad de estar bien protegido utilizando a veces más material del necesario era lo que dominaba en las primeras semanas, pasados los momentos iniciales hubo un cierto relajamiento en cuanto a protegerse al máximo, aunque hubiera las protecciones a veces se utilizaban sólo las mínimas. Cuando llegaron en más abundancia las EPI muchos profesionales estaban cansados y exhaustos, se había perdido un poco el miedo y terror inicial, y esto hacía que a veces, dependiendo de lo que se realizaba, los menos asustadizos optaran por prescindir de las más engorrosas. Pero ahí estaba la "policía", los más miedosos, para reñir a quien no cumpliera estrictamente, bajo su óptica, con las normas, o incluso quería que la protección fuera superior a la recomendada "por si acaso". Algunos creían que los políticos exageraban, pero por la parte baja, que "la cosa está peor de lo que nos dicen", por tanto, "nos debemos proteger al máximo", todo debía ser al máximo. Aunque esto tampoco es nuevo, en los hospitales, de la misma manera que en la sociedad, se tiende a consumir todo lo que se tiene a mano y en especial si no hay que pagarlo, sea necesario o no lo sea, la rueda del consumismo empuja a todos y en todos los lugares. Esta opinión es aceptada por los mismos sanitarios, desde hace tiempo se reconoce que se consume en exceso y sin necesidad, pero después no se actúa en consecuencia y acorde con lo que uno sabe.

También existían los despistes, por lo general algunas partes del cuerpo no estaban totalmente cubiertas, con lo cual era fácil que, sin darnos cuenta, alguien se tocara el cabello, el cuello, la oreja, el ojo o las cejas. Casi siempre había una compañera que estaba mucho más atenta a estos detalles, se percataba y avisaba a toda prisa y chillando de lo que se estaba

---

121 https://www.diariomedico.com/medicina/medicina-intensiva/la-hipoxe-
     mia-silente-replantea-el-tratamiento-de-la-covid-19-en-la-uci.html

haciendo y de las consecuencias que podía tener el descuido, preguntando en los siguientes días si te encontrabas bien, es decir, estando al caso de que se enfermara. Sin embargo, ante tal desconcierto también había momentos de calma para reírse o hacerse una foto para la posteridad con las vestimentas, o disfraces, que nos poníamos, o para enviarla a familiares o amigos, fueran las de capas o las EPI *de las televisiones.*

Algunos manifestaban explícitamente sus miedos, otros los negaban y se excusaban, no los reconocían, pero sus palabras, sus expresiones y sus prácticas no estaban en concordancia, en especial en la primera oleada. Para conocer la realidad no hay que analizar lo que dice la gente, sino lo que hace, en este sentido Hernando (2018) sostiene que la gente a veces no miente deliberadamente, sino que no se reconoce en lo que hace. Esto es lo que sucedía, y es la explicación a comportamientos que se podían calificar de egoístas, como utilizar más material del necesario o esconderlo. Lo que escondía era pavor a una situación bloqueante, sin embargo, uno no se reconocía. Estos momentos de incertidumbre y confusión llevaron a hacer cada uno lo que estuviera en sus manos.

El desconcierto de estas primeras semanas se definió como "lo peor de todo es que no sabes lo que está pasando", "algo muy grave está pasando, no sé lo que es, pero algo gordo es". Esa incertidumbre y miedo llevó a, por ejemplo, que al final de la jornada hubiera colas en las duchas de los vestidores, cuando en la situación normal no es así. Muchos profesionales, en especial los que vivían con personas mayores, preferían ducharse en el hospital y no poner en riesgo a sus mayores según manifestaron. Este ambiente de terror que se creó en los primeros días en los hospitales fue el elemento necesario para que se instaurase en la mente de los profesionales que había una verdadera pandemia, y cuando una idea ha quedado bien asentada es muy difícil cambiarla. Seguramente por ese motivo cuando posteriormente salían dudas a los sinsentidos, eran rápidamente contrarrestadas desde el subconsciente por la creencia bien anclada.

Percepción "temporal" de grupo

Las reflexiones que se exponen en este apartado hacen referencia a un breve capítulo de libro (Prat, 2020) publicado en *Reset. Reflexiones antropológicas ante la pandemia Covid-19*, Evangelidou y Martínez-Hernáez (2020).

Como ya se ha dicho, en las primeras semanas la atmosfera era de miedo e incertidumbre, sin embargo, en el equipo asistencial reinaba, mucho más de lo que es habitual en el día a día de la "normalidad" asistencial, el compañerismo y la amabilidad. En los primeros días hubo escasez de material de protección que generó algún acto de insolidaridad, a la vez contribuyó a más colaboración de la habitual entre el equipo. Si había material suficiente cada uno ejecutaba sus funciones, pero si escaseaba y no era necesario que entrara más de un profesional a la habitación o la atención era momentánea, cuando uno se protegía llevaba a cabo todas las tareas que podía, fueran de su competencia o no, y los demás le daban soporte desde fuera, ya que estaban menos expuestos. Y aunque hubiera material, siempre que se podía se evitaba entrar más de una, "contra menos nos expongamos, mejor; expuestas ya lo estamos todas, no hace falta que lo hagamos de más; nos tenemos que cuidar, nadie lo va a hacer por nosotras", son algunas de las reflexiones. Por la posición que ocupa dentro del equipo la que más entraba era la enfermera. La enfermera administra la medicación y valora el enfermo[122], puede hacer las curas de la auxiliar de enfermería y así evitar que ella entre, y puede evaluar y modificar los parámetros del respirador y así evitar que entrara el médico. También sacaba las bolsas de basura, así el personal de limpieza tenía que entrar menos veces. Todo ello se realizaba con la máxima colaboración y soporte del equipo, afloró la complicidad entre todas las categorías profesionales.

Sabemos que las profesiones médicas están muy jerarquizadas, el médico es quien ostenta la hegemonía y el poder, las demás están subordinadas. Esto hace que a veces las relaciones, especialmente, entre las enfermeras y los médicos puedan ser tensas, de hecho, a veces lo son. Durante estos días, esa rigidez jerárquica se diluyó. El compañerismo y el trabajo de equipo dominaron durante unas semanas, "ahora hay mejor unión entre nosotros", fue una de las reflexiones que se escuchaban a menudo.

Para dar una explicación, me remito al antropólogo Víctor Turner (1969) quien desarrolló la idea de *communitas*. El autor la define como una relación que se establece al margen de la estructura social, la cual entiende como el sistema de relaciones programadas y aceptadas en una sociedad. En cambio, la *communitas* no está programada, aparece espontáneamente y necesita de unas circunstancias especiales para llevarse a cabo, se trata de una situación que une a las personas por encima de otras ataduras sociales, hace que todos compartan el mismo objetivo y

---

122 El equipo asistencial de enfermería está formado por las enfermeras, actualmente los estudios son un grado universitario igual al de todos demás grados universitarios. También forman parte del equipo los técnicos en cuidados auxiliares en enfermería (TCAE), son las auxiliares de enfermería, es un grado profesional.

estén en la misma posición. La coyuntura del momento condujo al grupo asistencial a un ambiente de *communitas* en el sentido que define Turner, "formamos todos un mismo equipo, o estamos todos en el mismo barco", se sentía y se expresaba.

Otra percepción del equipo que tampoco era la "normalidad de antes", es que "todos estamos más amables; todos nos saludamos más", hubo más cordialidad en el grupo durante unas semanas. Edgar Morin (1993) acuñó los "antimiedos", el autor los define como mecanismos de defensa para protegernos ante situaciones que nos crean temores y angustias, para ello se utilizan rituales como los saludos, preguntarse cómo se encuentran o la cortesía, esto tiene una función tranquilizadora ante una situación que se percibe amenazante. Los rituales de saludos que describe Morin se dieron con más intensidad en el equipo asistencial durante esas semanas, los sanitarios se preguntaban y se interesaban si estaban bien ellos y sus familias. Sin embargo, esto tuvo el tiempo limitado a unas pocas semanas en los inicios, después todo volvió a la vieja normalidad en todos los sentidos.

Estas reflexiones fueron escritas a inicios de mayo de 2020, cuando todavía estaba coleando la primera oleada. El transcurrir del tiempo y tomar distancia con los eventos tiene la ventaja que se pueden añadir elementos de análisis. Durante esta primera oleada apenas ningún sanitario enfermó, teniendo en cuenta el ambiente de impacto, estrés y pánico que se vivía debería haber actuado en sentido opuesto, es decir, que se enfermara. La propuesta de Edgar Morin sobre los antimiedos, aquí tomó sentido. El sentirse el equipo mutuamente respaldado, y al haber más fraternidad, complicidad, sinceridad y apoyo que de costumbre —valores altamente positivos—, muy probablemente, elevó la vibración del grupo favoreciendo y potenciando la salud por encima de la enfermedad. A pesar del miedo reinante, los valores constructivos predominaron con más fuerza, e inconscientemente, por encima de los negativos y destructivos. Se percibía con convicción que se formaba parte de un grupo cohesionado, de un todo, el grupo se sentía arropado, se compartían experiencias y miedos, aunque a veces no se expresaran verbalmente. Este ambiente positivo de compañerismo lo sintieron y así lo manifestaron la mayoría de los profesionales de todas las categorías, además, se hacía inciso en ello. Había algo en el ambiente que llevaba a ese sentir, era una sensación diferente a la habitual. También está en consonancia con la teoría de Hamer, en el sentido que cuando la persona recibe un impacto, pero no lo percibe en soledad, es decir, que lo puede compartir y hablar con otros, favorece que no se enferme. Durante este tiempo prevaleció la parte más bondadosa y humana, en otras ocasiones las condiciones y normativas sociales irracionales y de competencia se encargan que la anulemos y vayamos por otras veredas.

El déficit inicial de protecciones

La pandemia cogió de improviso y desprevenida a toda la humanidad, excepto, probablemente, para un reducido grupo, antes hemos visto el evento 201 celebrado en el otoño de 2019. En China había empezado en enero de 2020, en Italia en febrero y en España tocó en marzo, aunque el miedo se había comenzado a palpar en el mes de febrero con las informaciones contradictorias que llegaban y con muchos bulos. Cuando ingresaron los primeros enfermos en los hospitales, el material de protección escaseaba ante lo que se aseveraba que era un virus respiratorio "supercontagioso". La falta de material fue generalizada en la mayoría de hospitales de España, también en otros países. Otro aspecto es que a finales de febrero empezaron a faltar mascarillas, las de las habitaciones de los hospitales desaparecían, se atribuía a que los familiares las cogían. En algún momento escasearon para el personal sanitario cuando aún no había enfermos de Covid-19, pero los discursos de los *mass media* sobre el terrorífico virus mostrando imágenes de sanitarios protegidos eran potentes, esto contribuía a la preocupación tanto en el sector profesional como en la población.

El que no hubiera material de protección ante una pandemia que se presentaba como altamente contagiosa, que se preveía y se venía anunciando con semanas de antelación, lleva a las dudas si lo analizamos con posterioridad. Las mascarillas son el elemento esencial de protección desde el punto de vista médico, por tanto, para los sanitarios en los hospitales nunca deberían faltar. ¿Es posible un descuido de tal calibre ante la crisis que se avecinaba? ¿Quiénes fueron los responsables de semejante olvido? ¿Fue un plan urdido? El miedo tiene una alta contagiosidad, por tanto, inducir el miedo en los sanitarios era la condición necesaria y primordial para que ellos lo transmitieran con más convicción y contundencia a la población, de forma consciente e inconscientemente, lo que facilitó que se aceptaran las medidas irracionales. Que en los países se agotaran las mascarillas para los sanitarios cuando aún no había empezado de forma oficial la pandemia y nadie las llevaba en la calle, lleva a dudas y a preguntas. En estos momentos que se decía que se avecinaba una pandemia y se hacían reuniones en todos los niveles, que los hospitales estuvieran desprovistos de este material tan básico para evitar los contagios, no es descabellado ponerlo bajo sospecha. No se cuestionan los mandos intermedios. Lo que hay que poner en duda son las políticas y consignas de más arriba. Oficialmente se atribuyó a la velocidad de la pandemia a nivel mundial, que había provocado que se agotaran en la China que es donde mayormente se fabrican. Lo mismo podemos decir acerca de las protecciones corporales o las EPI que también escasearon.

En cambio, en relación a las directrices sobre los tratamientos, o en algunas partes de la organización, parecía un plan muy bien estructurado. En un tiempo récord se hicieron los pasos para cambiar los enfermos "normales" por enfermos Covid-19. También estaban bien detallados los protocolos que se debían aplicar y había disponibilidad de la medicación, cuando alguna no era de uso común, por tanto, los stocks no disponen de grandes cantidades. Se podría argumentar que se aceleró su producción, pero entonces nos deberíamos preguntar porque no se aceleró también la de las mascarillas, de las EPI o los test. Además, dichos protocolos llegaron a los hospitales de muchos países, asimismo la medicación que se debía administrar. Por tanto, que en unos aspectos hubiera una buena organización y en otros no, lleva a las dudas. Recordemos que en octubre de 2019 se celebró el evento 201 y se dieron instrucciones a gobiernos, instituciones e industrias de primer nivel.

Lo mismo podemos decir de cuando las mascarillas se hicieron obligatorias para la población en los exteriores que, en algún momento faltaron, también cuando se incitó a la población a hacerse test y no había disponibilidad. Puede ser incompetencia administrativa, pero también hemos de valorar que en algún punto se bloquee con el objetivo de generar más pánico, lo cual induce a la necesidad posterior. Cuando a la población se le ha creado una necesidad imperiosa a causa del terror que se estaba infundiendo por doquier, la haya asumido y deseado, decir que no hay disponibilidad, sea de mascarillas o de test, hará aumentar la ansiedad, el miedo, el enojo y la necesidad de consumirlo, y de acaparar si se puede.

Además, como se ha dicho antes, en los primeros momentos de declararse la pandemia los *mass media* difundían que estaban muriendo profesionales, primero en China y después en Italia, a causa del contacto con los enfermos. Se hacía hincapié que era porque no utilizaban material de protección o no se hacía correctamente, pero la realidad es que no había disponibilidad abundante o a veces no había, ni en los otros países ni en España. Esto lleva a dudas en la intención de estas informaciones y consejos; por un lado, se insiste que hay que protegerse correctamente y por el otro escasea el material, a la vez que se informa que mueren profesionales y algunos por no estar bien protegidos. Una vez más se jugó a la confusión y a la ambigüedad de los discursos. Esos mensajes calaron hondo en el mundo sanitario, un mensaje que queda gravado. Pronto los *mass media* explicaron que también en España morían sanitarios a causa de la Covid-19. Sin embargo, mientras había rumores de muertes de profesionales, los datos que la Red Nacional de Vigilancia Epidemiológica no estaban en concordancia con ello. Dicho informe del mes de mayo constata 49 fallecidos en España, la mayoría en la franja de los sesenta a sesenta y nueve (60 y 69) años de edad[123], es decir, fuera del ejercicio y edad laboral. Además, no queda explícito en dicho informe, pero se reconocen muchas patologías previas, por tanto, queda la duda que la defunción fuera por el supuesto SARS-CoV-2 o eran personas que ya se encontraban en una fase avanzada de otra enfermedad. Seguramente sucedió lo mismo que en la población, se contaron como covid todas las muertes, aunque fuera un suicidio.

Los hospitales como instituciones totales

En marzo de 2020 con la declaración de la pandemia y del estado de alarma los hospitales bajaron persianas y cerraron puertas, nadie podía salir y entrar en ellos excepto el personal sanitario y de soporte y bajo estricta vigilancia, algo inédito hasta este momento. Las familias no podían acceder a visitar a sus enfermos, además, en los primeros días muchos ni tan siquiera por su estado se podían comunicar con la tecnología que representa la máxima modernidad del teléfono móvil, por lo que se encontraban y se sentían absolutamente aislados de "su mundo", estaban en un entorno ajeno y alieno. Todo estaba estrictamente restringido y bajo control. El hermetismo fue absoluto, como nunca antes había sido, jamás los profesionales ni los enfermos habíamos vivido una situación parecida.

Durante la supuesta pandemia los trabajadores del hospital en lugar de entrar por dónde se hacía hasta aquel momento, pasamos a entrar por la puerta principal de entrada al hospital, en ella había agentes de seguridad que pedían la identificación, antes nadie la solicitaba. La entrada era libre hasta ese momento, si había agentes de seguridad era por si había algún problema. Estas entradas son similares en la mayoría de los hospitales modernos, son espacios grandes y amplios, con bancos para sentarse la gente que espera, un lugar donde dominan los murmullos y el vaivén de

---

123 Informe sobre la situación de COVID-19 en personal sanitario en España a 14 de mayo de 2020. Equipo COVID-19. RENAVE. CNE. CNM (ISCIII)

las personas que entran y salen. A veces también hay alguna persona sin techo para refugiarse del mal tiempo. En aquel momento dominaba el más absoluto silencio, no había nadie, la atmosfera estaba impregnada de "algo" difícil de explicar, era un ambiente extraño, irreconocible, rayando lo misterioso, "uff, sólo entrar y ya todo es tétrico", lo definía una sanitaria. Había tensión y desconcierto en un grado no conocido. Otra impresión era la de "entrar en un búnker" por su ambiente gris y triste. Desconocías un lugar que te era familiar, entrabas en un lugar en el cual "a ver lo que te encuentras hoy"; "a ver como salimos hoy de aquí"; o "entras aquí y se te encoge aún más el corazón y todo el cuerpo", eran algunas reflexiones. Entrar allí suponía subir unos peldaños en la escala de la incertidumbre. La ansiedad y el miedo lo invadían todo, era entrar en una dimensión desconocida. La dosis de tranquilidad que había aportado el descanso se derrumbaba, "otra vez vuelta a empezar".

El antropólogo Marc Augé en su obra *Los no lugares. Espacios del anonimato* (1992), acuñó la idea de "no lugares", los definía como espacios despersonificados y de confluencia temporal de anónimos. Los hospitales modernos caben en esta idea de Augé, no tienen personalidad propia, todos son parecidos, con un continuo movimiento de personas anónimas que no se conocen. Pero en marzo de 2020, esos espacios ya de por sí despersonalizados, adquirieron un rango más dramático y sobrecogedor, se convirtieron de la noche a la mañana en "instituciones totales". El sociólogo Erving Goffman (1961) publicó su obra *Internados. Ensayos sobre la situación social de los enfermos mentales*, para ello llevó a cabo un trabajo de campo de un año en el hospital St. Elizabeth de Washington, donde acuñó el concepto de "instituciones totales":

> Una institución total puede definirse como un lugar de residencia y trabajo, donde un gran número de individuos en igual situación, aislados de la sociedad por un periodo apreciable de tiempo, comparten en su encierro una rutina diaria, administrada formalmente (pág.13)

Las instituciones totales son espacios cerrados o casi al público, en ellos solo tienen acceso los profesionales y trabajadores que desempeñan allí su labor, para los demás es difícil acceder, sólo con permiso y bajo vigilancia. El autor los clasifica en cinco grupos. En el primero hay las instituciones dedicadas a cuidar a los que se les considera incapaces por ellos mismos y son inofensivos para la sociedad, son los hogares para ancianos, huérfanos o indigentes. En el segundo grupo están aquellas que se erigen para cuidar a las personas que son incapaces de hacerlo por sí mismos, pero son una amenaza involuntaria para la sociedad, serían los hospitales para infecciosos, los psiquiátricos y los leprosarios[124]. El ordenamiento social básico en la sociedad es que el individuo suele dormir, jugar y trabajar en distintos lugares, con diferentes participantes, bajo autoridades diferentes y sin un plan del todo preconcebido. En cambio, en las instituciones totales hay una ruptura entre esas barreras, esos tres ámbitos de la vida se desarrollan en el mismo lugar y bajo la misma autoridad, todo el grupo hace las mismas cosas, las actividades están estrictamente programadas y todas se imponen desde arriba. Para Goffman otra característica es la de vigilancia, se espera que todos hagan lo que se les ha dicho palmariamente que se exige de ellos. En estas instituciones hay claramente dos grupos, el de los internos y el del personal supervisor (profesionales y trabajadores), donde cada grupo tiene unos estereotipos respecto del otro.

Los hospitales de la noche a la mañana pasaron de ser centros como los habíamos conocido a convertirse en "hospitales de infecciosos", con lo cual caben en el segundo grupo que propone Goffman de instituciones totales, ya que pasan a albergar a personas que involuntariamente se han convertido en una amenaza "letal" para la sociedad: los infecciosos del Covid-19. Al mismo tiempo, se restringen del todo las visitas de los familiares durante semanas, sólo se da permiso para casos muy especiales y siempre acompañados de una azafata, es decir, bajo vigilancia. Ya antes de la crisis del Covid-19 los hospitales ejercían bastante control en muchos aspectos, pero con el inicio de esta crisis se convirtió en férreo como nunca antes había sido.

Las medidas que adoptaron los hospitales en esta crisis no se llevaron a cabo de forma autónoma en cada hospital, eran recomendaciones que se transformaron en imposiciones, sólo se hacían pequeños cambios. Como se ha dicho la OMS ha sido el máximo organismo en marcar las directrices de las políticas sanitarias —sin olvidar el evento 201—, después cada país y cada región o comunidad las fue adecuando a su contexto, siendo más o menos estrictas en unos países que en otros.

---

124 Los otros grupos son los siguientes: el tercero son las instituciones que su finalidad es proteger a la sociedad de quienes constituyen un peligro, serían las cárceles, los presidios, los campos de trabajo y de concentración. En el cuarto están las instituciones deliberadamente destinadas a cumplir una tarea laboral, son los cuarteles, los barcos, las escuelas de internos, los campos de trabajo o las mansiones señoriales si en ellas vive el servicio. El quinto grupo es el que se define como refugios del mundo, son los conventos, abadías o monasterios.

De forma bastante generalizada los hospitales del mundo occidental se convirtieron en instituciones totales.

La noción de institución total hace referencia principalmente a los internos en el sentido que describe Goffman, todos estaban aislados de su mundo, y en este caso se les aplicaban unos protocolos que venían dictados de unas instancias superiores supranacionales, todos obedecían las normas estrictas de los aislamientos —de reclutamiento—, ellos y sus familias. Pero ese concepto esta vez afectó con mayor fuerza al grupo que controla: el de los profesionales; no es del todo nuevo, pero ahora aumentó. Y el hecho que les hizo participes como institución total fue que todos obedecieron profesionalmente a una autoridad única cómo es la OMS y demás instituciones, por tanto, también los profesionales estaban más controlados de lo que lo están. Estas obediencias afectaron especialmente a las medidas de protección, a los tratamientos y protocolos médicos o la distancia —que se imponía y se aceptaba— entre enfermo y familia. La aplicación de protocolos tampoco es nueva, pero en este momento llegó a niveles superiores, aunque en un primer momento algunos discutieron y denunciaron los tratamientos y las intubaciones todo siguió su curso.

Durante las primeras semanas los enfermos quedaron totalmente a la merced y custodia de los sanitarios, se reconocía que "los enfermos sólo nos tienen a nosotras", con lo cual los profesionales se sentían y convertían en sus guardianes y protectores. Desde los hospitales se contactaba telefónicamente con las familias para informarlas, en algunos casos no era cada día, según denunciaron familiares de varios hospitales. Pasados los primeros momentos, en la UCI se contactó con la familia cada día, tanto el médico como la enfermera responsable del enfermo.

También las residencias para ancianos o para personas discapacitadas, que Goffman clasifica como instituciones totales, en este caso también se volvieron aún más totales. Hasta ese momento los familiares de los internos podían entrar y salir libremente, se podían llevar el familiar a casa siempre que deseaban y los días que quisieran, y acompañarlo en el momento del final de vida. También quedaron cerradas al exterior, sólo tenían el acceso los sanitarios y trabajadores, nadie más podía entrar o salir, tampoco podían recibir visitas de los familiares, tal como sucedió en los hospitales.

Un elemento que han compartido hospitales y residencias sociosanitarias, que también venía recomendado o impuesto desde instituciones superiores, fue el de los protocolos de sedación, los cuales se han llevado a cabo en muchos países, también en el nuestro. En la prensa y en las redes sociales, se ha discutido especialmente las sedaciones que se realizaron en los geriátricos, sin embargo, se han obviado las de los hospitales. El caso de los geriátricos ha tenido resonancia mediática llevando a pedir comisiones de investigación en algunos parlamentos, pero no han prosperado. El medicamento más utilizado para las sedaciones de final de vida y que ha salido a la luz pública ahora ha sido el Midazolam y la morfina[125]. En el caso de los hospitales ha pasado más desapercibido y se ha focalizado la atención en los protocolos de las intubaciones y en los tratamientos, quizás el hecho de considerar el hospital como el templo de la sanidad, y no cuestionarlo en algunos aspectos, haya contribuido a obviar ese aspecto. Hay que señalar que las sedaciones ante la muerte inminente no son nuevas, pero en esta crisis ha faltado comunicación y transparencia tal como denuncian muchas familias, y la percepción es que ha habido premura en su aplicación en muchos casos.

En esta crisis se añadió un aspecto que puede tener una repercusión muy negativa a medio o largo plazo en la sociedad que ha tenido poca trascendencia, y es que miles de personas murieron solas, sus familiares no pudieron despedirse ni acompañarlos en el momento de la muerte, tampoco hacer los rituales del duelo como se merecen y se espera, ni en los tanatorios ni en los funerales. En los hospitales en los primeros días no se dejaba entrar a la familia ni tan solo en este momento, después se permitió que pudiera acompañar una persona, pero algunos familiares lo declinaron. Por un lado, el miedo infundido desde los medios por la alta contagiosidad y peligrosidad del virus hacía que se rehusara ir por temor, por otro lado, el hermetismo los alejó emocionalmente de la población y se percibían como impenetrables, como lugares horrendos que mejor no acudir, esto junto con un pánico aterrador —que no se podía concretar bien—, creó una distancia entre la sociedad y el hospital. La respuesta de un familiar al llamarlo por teléfono por si deseaban hacer acompañamiento fue "con que muera uno es suficiente, no nos vamos a exponer los otros". Cuando pudieron entrar dos personas más familias acompañaron, aunque tampoco acudieron todas. En muchos casos el personal sanitario acompañó a la persona en el momento de la muerte si estaba sola. Demasiadas personas fallecieron solas o acompañadas de un desconocido, además, disfrazados con una vestimenta fantasmagórica. Esto sucedió tanto en hospitales como en geriátricos. Se presentan como indignas las muertes que ocurrieron en las residencias, pero no las de los

---

125 *Midazolam was used to prematurely end the lives of thousands who you were told had died of Covid-19 and we can prove it; here's the evidence… — The Expose* (expose-news.com)

domicilios o los hospitales. Las muertes fueron todas indignas si tuvieron que fallecer sin saber nada de la familia y en soledad, y fueron dolorosas para las familias. Lo que sucedió en todos los sitios forma parte de un mismo plan, podemos investigar cada lugar por separado, pero teniendo en cuenta que forman parte del mismo guion.

También las funerarias se convirtieron en instituciones totales, igualmente cerraron puertas y se volvieron herméticas, tampoco las familias pudieron acompañar al difunto y hacer el duelo dignamente. A muchas familias un día se les llevó el familiar la ambulancia y nunca más lo vieron; falleció, se le incineró y se entregó las cenizas al cabo de unos días o semanas, lo cual puede producir un gran pesar e impacto en muchas personas y familias. También se cerraron a cal y canto las iglesias, en los funerales durante semanas sólo pudieron asistir unas pocas personas. Tampoco se pudo hacer entierros en los cementerios, en algunos sólo la incineración, algunas familias lo aceptaron, estaba en sus planes o no tuvieron inconveniente; para otros fue un duro golpe, en nuestro entorno enterrar un cuerpo todavía tiene especial significado, o era la voluntad del difunto que la familia no pudo cumplir. No se pudo acompañar en el momento de la muerte. No se pudieron llevar a cabo las ceremonias fúnebres, no se ha podido despedir a los difuntos con dignidad, no se pudieron realizar los rituales que culturalmente compartimos y deseamos. Estos rituales sirven para despedirse de la persona, en ellos se comparte emociones y recuerdos, son necesarios para la paz posterior. Todo esto ha provocado impactos que pueden marcar el resto de la vida. Estos hechos solamente los puede tolerar una sociedad deshumanizada y desarraigada de la naturaleza de la que forma parte.

Todas estas actuaciones atentan la moral y la ética, son irresponsables y de una gravedad inmensa que llevará a posteriores consecuencias en algunos casos. Anne Ancelin Schützenberger (1988) en su obra "Ay, mis abuelos" explica como los duelos no hechos pueden quedar en el inconsciente de la persona y/o de la familia, y volver en forma de problemas de salud en la misma o en las siguientes generaciones.

Los hospitales poco a poco han perdido el sentido que tenían en sus inicios, de ser espacios "hospitalarios", han pasado a ser los lugares "inhóspitos" y deshumanizados que hemos vivido en esta crisis. En este momento todo esto se ha incrementado, el sinsentido y la insensatez han dominado. Para unos acudir al hospital se ha convertido en un tormento que se quiere evitar a toda costa, para nada desean ir; para otros sigue siendo una necesidad imperiosa acudir al templo de la enfermedad.

Los servicios de urgencias

Los primeros días de declararse la crisis Covid-19, el estado de alarma y el confinamiento domiciliario, los servicios de urgencias de los hospitales de Cataluña se llenaron de personas que acudían despavoridas ante lo que no se sabía bien que estaba ocurriendo, pero "algo hay". La mayoría tenían síntomas leves, se le dio el alta al domicilio, en otros eran un poco más severos e ingresaron en el hospital, algunos a los pocos días empeoraron requiriendo ingreso en la UCI.

El por qué durante unas pocas semanas —segunda quincena de marzo y primeros de abril de 2020—, los servicios de urgencias de los hospitales se colapsaron fueron varias. En primer lugar y, seguramente, como más importante, se cerraron los centros de atención primaria (CAP), con lo cual los hospitales tuvieron que atender a todos los que de normal van y los que hubieran ido al CAP. Así, toda la presión y atención se hizo recaer en los hospitales. En palabras de un médico, que desde el primer momento desconfió: "había la orden de no enviar gente a los CAP, no quisieron que la gente fuera para que se colapsaran los servicios de urgencias de los hospitales y de esta manera dar la impresión en la ciudadanía de más dramatismo, de que algo muy gordo ocurría; lo veía en aquel momento, pero si me quedaba alguna duda el tiempo me ha confirmado que estaba en lo cierto". Otro médico añadía que "en todas las comunidades pasó lo mismo, las órdenes venían de muy arriba". Otro factor que contribuyó al colapso fue por qué a la mayoría que acudían se les realizaba el test PCR, que tardaba unas veinticuatro horas en tener el resultado, personas que se les hubiera dado el alta al domicilio inmediatamente después de la visita tenían que esperar un día, con lo cual se van acumulando enfermos. Ello lleva al colapso rápidamente un servicio y un hospital, por lo cual se tuvieran que abrir muchas más camas, "tenemos enfermos por todos lados", la percepción de los sanitarios era que "esto es la guerra", lo nunca visto".

Las razones por las que se acude en normalidad social a los servicios de urgencias son varias (Prat, 2020)[126]. Los motivos por los que se acudió

---

126 Por un lado, son las descompensaciones de una patología previa o un nuevo problema que la medicina certifica cómo graves y hay urgencia. Por otro lado, se va por problemas que la medicina cataloga de banales que no requieren asistencia urgente desde su perspectiva. Por la aparición de un problema desconocido y genera ansiedad; el deseo que se realice una prueba tecnológica; por la sensación de peligro o riesgo, ante un problema que se percibe como una amenaza real, que la perspectiva médica lo cataloga de anodino, pero el

ahora son prácticamente los mismos, pero altamente exacerbados en algunos casos. Por un lado, están los que presentaban patologías graves que se habían iniciado en aquel momento o eran agudizaciones de las que tenían. Por otro lado, los que fueron por problemas que la misma medicina siempre ha catalogado de banales o leves —y considera que por ellos no se debe ir a un servicio de urgencias de un hospital—, pero ahora se presentaban como potencialmente fatídicos como la fiebre o la tos, además se insistía en ello en los *mass media*; por la insistencia que todo podía estar relacionado con el Covid-19; por la reiteración en que las personas que presentaban problemas crónicos tenían muchas más probabilidades de enfermar y acudían ante un mínimo problema; por la constante alusión a que los hospitales se podrían colapsar y faltarían camas de UCI que induce a la sugestión y actúa de efecto nocebo; o la incertidumbre de no saber qué estaba ocurriendo —ante algo desconocido— y se acudía por crisis de ansiedad. Esto fue altamente potenciado por el discurso continuo, punzante y dramático de los *mass media* que transmitían una situación dramática y caótica durante las veinticuatro horas. Todo ello provocó que, ante la aparición de un síntoma aumentara la sensación de urgencia y de gravedad, en especial en los que tenían problemas crónicos, pero no sólo en ellos. La preocupación, la angustia y el miedo indujo que las percepciones se magnificaran si aparecía un síntoma, creyendo que se podía tener el Covid-19 y comprometer la vida. Otro motivo era por el deseo que se realizara un test para saber si se tenía covid. También algunas familias llevaron a sus mayores por síntomas que podían ser leves por el miedo infundido y "en estas edades siempre se encuentra algo", con lo cual ingresaron. A la vez hay que resaltar que, aunque acudieron muchos lo hizo una parte muy pequeña de la población, si se hubiera acudido masivamente, hubiera faltado mucho espacio asistencial, convirtiéndose en una situación verdaderamente caótica y sin precedentes.

Estos fueron algunos de los principales motivos por los que hubo avalanchas durante algunas semanas en estos servicios. En este contexto el miedo atroz se apoderó de muchos. Otro de los factores que contri-

---

individuo lo percibe grave; por una necesidad no que no se sabe concretar. Detrás de muchas asistencias hay incertidumbre, miedo y temor, y se acude para que un profesional saque de dudas y dé tranquilidad. También por aspectos administrativos como por ejemplo los horarios laborales o en fines de semana. Los síntomas por los que más se acude son la fiebre, los problemas respiratorios, el dolor y los sangrados. Además, hay que señalar que las enfermedades infecciosas antes de la Covid-19 no eran una preocupación importante para muchas personas.

buyó es la sensación de peligro o riesgo que se está promoviendo desde hace años, ahora tuvo su punto culminante. Uribe (2009) distingue entre peligro y riesgo, considera el peligro como algo que puede suceder o no, en cambio, el riesgo estaría relacionado con fenómenos negativos y en un eslabón superior, así, empleando el vocablo riesgo, como se está haciendo, induce a más miedo y dramatismo.

Este colapso en los servicios se podía saber de antemano que sucedería si se cerraban los CAP y se hacía el discurso que se hizo, la situación de vorágine estaba servida. Quizás fue una de las razones que indujo a pedir que no se trasladasen personas muy débiles que ya estaban institucionalizadas en residencias. Todos los frentes eran necesarios para dar la apariencia de caos y de situación pandémica. Cómo se ha dicho, en aquel momento, los *mass media* transmitían y contaban los muertos uno a uno y en directo, y en la población había una dosis muy alta de miedo y terror, en palabras de una enfermera "la gente tenía pánico, tenía terror, era una crisis de pánico y de terror, venían muertos de miedo". Al preguntarle si todos tenían problemas respiratorios severos la respuesta fue "algunos sí, pero muchos solamente tenían una crisis de histeria". Añadió: "algunos vinieron muchas veces en pocos días, tenemos a una mujer que en pocas semanas vino diecinueve veces, llevaba diecinueve PCR negativas, no había manera de hacerle entender que no estaba enferma de Covid-19, cuando en realidad no le pasaba nada, estaba muerta de miedo", dijo que esta mujer no era de las que frecuentan dicho servicio, era la que más veces había ido en pocos días, pero no la única que había frecuentado. Sabemos que el miedo puede desencadenar situaciones de histeria colectiva, es lo que sucedió en los inicios, en este sentido Tizón (2000), describe una situación de histeria de masas en un colegio ante lo que se creía que era un episodio de sarna.

Otra enfermera en un primer momento creyó que estábamos ante una "pandemia real", pero tal como estaban sucediendo los acontecimientos, la respuesta que se les daba y las incongruencias que pronto empezó a observar, no tardó en calificarlo de "histeria colectiva" al cabo de pocas semanas. Y en esa histeria colectiva englobaba a los profesionales sanitarios y a la sociedad. Según esta profesional sus compañeros enfermeros y los médicos "se dejaron llevar por la sinrazón y por la histeria que había en la sociedad". Si en los primeros días hubo avalancha en los servicios de urgencias, en palabras de una enfermera "de un día para otro empezó a venir mucha gente, y de un día para otro dejó de venir; fue así, tal cual". Ante esto ella no tenía una explicación del porqué había sucedido, si fue porque la gente cogió miedo a ir al hospital o hubo otros motivos.

No obstante, estas opiniones no eran mayoritarias en los profesionales, dominaba la profunda convicción que estábamos en pandemia.

En contra de lo que se cree, lo que se puede afirmar es que, durante 2020 se realizaron un número menor de asistencias en los servicios de urgencias de los hospitales que muestran los datos, que en 2019:

- El del Hospital de Terrassa en 2019 atendió 125.114 asistencias y en 2020 bajaron a 92.345, un descenso del *26,2 %*[127].
- El del Hospital Clínic de Barcelona en 2019 atendió 142.823 asistencias, y en 2020 bajaron a 104.957, un descenso del *26,5%*[128]; en 2021 realizaron 137.267 asistencias, quedaron ligeramente por debajo de 2019.
- El del Hospital de Sabadell en 2019 atendió 146.443 asistencias, y en 2020 bajaron a 103.444, un descenso del *29,3 %*[129]; en 2021 realizaron 131.028, tampoco recuperaron las cifras de 2019. Sería interesante hacer el seguimiento a lo largo de más años.

La siguiente tabla [16] nos muestra el número de asistencias que atendieron en el servicio de urgencias del hospital de Sabadell por especialidad.

Urgencias	2019	2020	2021
Totales	**146.443**	**103.444**	**131.028**
Cirugía	16.225	12.319	15.265
Pediatra	35.722	19.897	30.659
Medicina	55.533	44.059	52.195
Traumatología	21.554	14.201	17.527
Gine/obstetricia	12.125	8.861	10.148
Salud mental	4.937	3.822	4.773
Otras	347	285	4.062
Partos	2.219	2.023	2.029

Tabla 16. Asistencias al SUH Taulí. Fuente[130]

Hay que especificar que el número de asistencias no se corresponde con el número de personas, una persona puede acudir varias veces y cada

---

127 Memòria CST - CST

128 Memòria Clínic | (clinic.cat)

129 https://www.tauli.cat/hospital/urgencies/activitat

130 https://www.tauli.cat/hospital/urgencies/activitat

vez cuenta una asistencia, por lo tanto, el número de personas siempre es menor ya que muchas acuden varias veces[131].

Es paradójico que, ante una gran pandemia, de un origen supuestamente infeccioso, en la especialidad de medicina, en las visitas a urgencias, también hubiera un descenso tan significativo en los hospitales que han facilitado los datos. En esta tabla [Figura 16], podemos observar que el número de asistencias en 2020 bajó respecto a 2019 en todas las especialidades. Ante un problema de esa magnitud cabría esperar que el servicio de medicina tuviera un incremento. Además, durante ese año, oficialmente hubo tres oleadas: la de la primavera, la del otoño y la de finales de año, sin embargo, este servicio tuvo un descenso del *20,6%*. El descenso en el servicio de traumatología tiene un cierto sentido, en el largo confinamiento domiciliario hubo menos probabilidades de accidentes, también durante ese año hubo menor movilidad en todos los contextos, este aspecto pudo haber influido, pero posiblemente no sea la única causa. Otro descenso que llama la atención es el de pediatría, en este caso del *44,3%*. Seguramente el miedo al contagio hizo que muchos padres optaran por esperar si se auto solucionaba el problema de sus hijos.

También descendió en 2020 respecto de 2019 el número de ingresos hospitalarios según las mismas fuentes:

- Hospital de Sabadell en 2019: 23.394 ingresos; en 2020: 21.691.
- Hospital de Terrassa en 2019: 14.056 ingresos; en 2020: 12.454.
- Hospital Clínic de Barcelona en 2019: 36.520 ingresos; en 2020: 35.505.

En este caso el descenso es menor, ronda entre el 4 y el 9%, aunque los días de estancia aumentaron ligeramente. Además, según consta en sus páginas web hubo un descenso significativo en todas las actividades asistenciales.

Estos datos nos dicen que no fue todo el mundo a urgencias como se induce a creer. Las razones por las cuales durante el año que se nos presentaba como de colapso permanente de los hospitales se haya acudido menos al sistema sanitario son varias. Quizás la más importante, es por el miedo

---

131 En Prat (2020) se analiza ese dato, en el servicio de urgencias del hospital de Sabadell cada persona acudía una media de 1,6 veces al año. El rango iba desde los que acudían una vez hasta uno que acudió 178 veces en un año, en los años analizados —entre el 2006 y el 2013— fue la que más asistencias llevó a cabo. Otras asistencias que hizo una sola persona son 144, 134, 117 o 104, también en un año.

a contagiarse y enfermar, pero seguramente no es la única. Hay una parte importante de la población que confía totalmente en los centros sanitarios y en la medicina alopática, y acude a ellos siempre ante el mínimo problema, en este tiempo también lo hizo si presentaba síntomas, pero no todas las personas acuden rápidamente ni siempre. Ya antes, en condiciones de normalidad no todos los sujetos van siempre y para todos los problemas, la autoatención, la automedicación y las medicinas alternativas son la primera elección en muchas ocasiones, y en este momento en muchos casos —sin poder dar porcentajes— ha sucedido lo mismo. Algunos no acudieron por miedo a contagiarse y que los aislaran, o pensaban que si iban podía ser peor el remedio que la enfermedad. Otros porque no acababan de confiar debido a las incoherencias y contradicciones de la versión oficial. También por motivos laborales, sabían que acudiendo se les efectuaría un test, y en caso de salir positivo se tendrían que confinar sin poder trabajar durante nos días, muchos no se lo podían permitir. Además, su familia también se hubiera tenido que aislar por ser contacto, con lo cual tampoco trabajar. Ante esto optaron por callar y tomarse remedios o medicación que ellos ya conocen y pasar unos días mal trabajando. Querían evitar a toda costa acudir a un centro que con un test positivo les obligaran a un aislamiento, con la consiguiente pérdida económica en muchos casos ya en una situación precaria. Sin embargo, esta práctica no fue solo de los profanos, no hacerse un test ante ciertos síntomas —cuando se insistía profesional e institucionalmente—, para no perjudicar a la familia por un posible resultado positivo, también lo hicieron sanitarios que acudieron al trabajo callando y disimulando no encontrarse bien.

Desde hace tiempo que se nos induce a acudir siempre y para todos los trastornos al sistema médico oficial, no obstante, no se ha conseguido. La autoatención y las medicinas alternativas están al alza desde hace años, existe mucha bibliografía publicada al respecto, y lo corroboran las consultas de dichas terapias, además, las utilizan más quienes tienen más solvencia económica, es decir, las clases altas y con alto nivel de instrucción (Perdiguero y Tosal, 2007; Caminal, 2005). Esto no agrada a un sistema cuyo objetivo es el control absoluto sobre la salud y la enfermedad, los que se apartan en algunos momentos o no confían totalmente en él son más de los que se cree. Estos casos que no fueron al sistema o no se realizaron un test en contra de las normas que se daban, son actuaciones de autoatención que se realizan al margen del sistema y de las órdenes que da. Y es lo mismo si lo hacen los profanos que si son los profesionales. También en este caso algunos profesionales sanitarios han actuado en los márgenes y contraviniendo sus propios consejos a la población.

Pabellones y hoteles: Knock o el triunfo de la medicina

Jules Romains (1924) escribió una obra de teatro titulada *Knock o el triunfo de la medicina*. Esta obra sucede en un pequeño y tranquilo pueblo francés donde todos los habitantes estaban sanos y llenos de salud, nadie necesitaba ir al médico. El doctor Parpalaid se jubila y lo sustituye un médico joven, el doctor Knock, viendo que los habitantes del pueblo no requerían sus servicios elucubra qué puede hacer. Para ello habla con el boticario para que se beneficie de los remedios a recetar, habla con el maestro y le da órdenes para que eduque a los alumnos en higiene y salud, también habla con el pregonero, él tiene que anunciar por todo el pueblo que es muy importante ir al médico. Las similitudes con el momento actual no pueden ser mayores: las industrias farmacéuticas, la educación de la sociedad y los medios de comunicación de masas. En un tiempo récord el doctor Knock consigue que todo el pueblo se sienta enfermo, convirtió el hotel en hospital para albergar a tantos enfermos. Para el doctor Knock, "las personas sanas son enfermos que se ignoran", una consigna que nos suena también ahora con los enfermos asintomáticos.

Para esta supuesta pandemia también se acondicionaron en todas las grandes ciudades hoteles con el argumento de dar soporte a los hospitales. El requisito para ingresar era que las personas tenían que ser totalmente independientes para sus cuidados personales, no debían necesitar ninguna ayuda. A algunos les habían dado el alta hospitalaria, pero debían mantener el aislamiento domiciliario unos días hasta que se negativizara la PCR. Otros no tenían soporte para que alguien les hiciera la compra o ellos no estaban del todo recuperados ni en condiciones de hacerse la comida y demás tareas domésticas. También ingresaron algunas personas positivas al test que no disponían en su domicilio de un lugar para estar aisladas y debían compartir siempre espacio con los familiares. Asimismo, se aislaron jóvenes que se les acusaba de no haber seguido las normas, con lo cual al dar positivo en un test se les ingresó en el hotel para asegurarse que cumplirían la cuarentena —también se ingresó algunos con un test negativo—, quizá para dar ejemplo a los demás jóvenes para que obedecieran[132]. Estos hoteles eran atendidos por lo general por estudiantes de enfermería —no había profesionales disponibles—, bajo la responsabilidad de una enfermera y un médico.

___

132 https://www.rtve.es/noticias/20210630/juzgado-mantiene-confinados-jove-nes-positivo-covid-19/2116700.shtml

También se habilitaron hoteles para los sanitarios en la primera oleada. En este momento en Cataluña se hacían jornadas de trabajo de doce horas durante dos o tres días seguidos. El argumento era que los sanitarios que vivían lejos del centro de trabajo se albergaran para facilitarles más horas de descanso. También los podían utilizar profesionales que vivían con personas mayores o consideradas de riesgo, para evitar un eventual contagio. Algunos se albergaron por esas razones.

Además de los hoteles se habilitaron hospitales de campaña, generalmente ubicados en pabellones polideportivos, los acondicionaron los militares, y se desmantelaron sin que se llegaran a utilizar[133]. Esto después fue motivo de crítica por la gran inversión económica realizada, argumentando que se debiera haber previsto mejor las necesidades y no hacer un dispendio económico tan importante, en algunas grandes capitales se acondicionaron hasta 400 camas en un pabellón[134]. Al mismo tiempo que se mostraban las imágenes de los inmensos pabellones llenos de camas esperando enfermos, corrían imágenes de las grandes salas de los hospitales de principios del siglo XX parecidas a estos pabellones, haciendo referencia a la gripe española en la que murieron decenas de millones de personas, lo cual no es inocente.

Todo ello contribuía a aumentar la alarma social. El hecho que el profesional no acuda a su hogar a descansar por el posible contagio, y se aloje en un hotel, ayuda en el convencimiento de que estamos en pandemia y le ahonda la percepción de tragedia. Viviéndolo en primera persona lo puede explicar con más emoción, convicción y teatralidad, así le es más fácil transmitir y contagiar el miedo. Y ante la sociedad, la eventualidad de necesitar infraestructuras como hoteles y pabellones, contribuye a aumentar el áurea de espectacularidad y hecatombe. Aunque no se llegaran a utilizar los pabellones ya habían cumplido una parte del objetivo, que no era otro que la exhibición y aparatosidad, no sabemos si éste era su objetivo. En la mente de muchos quedó anclada la imagen de estos inmensos espacios llenos de camas esperando enfermos, si después se utilizaron o no, carece de importancia, la imagen ya está captada y guardada, y se activará cuando se den las circunstancias oportunas. Hay otra cuestión, y es que los sanitarios ya estaban todos

---

133 https://www.diaridesabadell.com/2021/05/17/hospital-pista-atletisme-saba-dell-video/

134 Según informan algunas personas, una parte de estas camas, que eran totalmente nuevas, se abandonaron en descampados, y las recogieron personas para uso particular.

trabajando, por lo tanto, queda la duda de quién hubiera atendido a los enfermos, o si alguien había pensado en ello, había los rumores que serían los militares quienes se hicieran cargo, pero ¿el ejército dispone de tantos profesionales médicos y enfermeros para atender a tantas camas en toda España? También cabe la posibilidad que se creyera que un mayor número de personas acudirían despavoridas a los hospitales y se necesitarían muchas más camas, un hecho que afortunadamente no ocurrió. Si hubiera ocurrido y se hubieran llenado todos estos hoteles y pabellones, de enfermos de más o menos gravedad y presos de pánico, se habría creado una situación médica y social verdaderamente caótica y dramática, sin precedentes y de consecuencias totalmente imprevisibles.

Los síntomas y los no síntomas. "Con" o "por" covid

Como se ha venido diciendo, se han denominado casos y contabilizado como Covid-19 a todos los sujetos que han dado positivo al test PCR. Muchos con buena salud y sin ningún síntoma, en otros eran leves. Pocos síntomas han quedado que no se les haya asociado en algún momento a la Covid-19. A los que más importancia se les ha dado son los más comunes en los procesos y malestares ordinarios. La fiebre, la tos, los mocos y la dificultad respiratoria o la sensación de dificultad o ahogo —un síntoma que a menudo se ve en las crisis de ansiedad—, han sido los síntomas estrella des del inicio. También el dolor de cabeza, dolor de garganta, dolor abdominal, diarreas, vómitos, náuseas, dolores musculares, la pérdida del apetito o el cansancio pueden ser señales de covid. Son síntomas poco precisos que se pueden presentar en varios problemas. Además, se ha ido introduciendo de nuevos, incluso distinguiendo entre estar vacunado o no estarlo, o asociados a las nuevas variantes o cepas[135].

La pérdida de gusto y olfato ha sido otro de los síntomas estrella. Se ha insistido en los *mass media* y en algunos sectores profesionales, se presentaba como algo nuevo y así era percibido "es que no huelo nada", "no tengo gusto", "nunca me había pasado". Además, se explicaba como un efecto devastador. La pérdida de olfato no es nueva, puede acompañar a los resfriados de vías altas y gripes. También los enfermos hospitalizados, por ejemplo, después de una intubación u otros problemas se refieren a ello. Excepto casos más extremos, antes no se le había dado mucha importancia o ni tan siquiera nos habíamos percatado si no era exagerado.

---

135   https://www.naciodigital.cat/noticia/224136/simptomes-covid-19-vacu-
      nat-diferents-nous

El sentido del olfato nos protege avisándonos ante situaciones que nos pueden poner en peligro, está vinculado instintivamente a que algo no va bien, así el dicho "algo huele mal" o "huele feo", ante una situación que no alcanzamos a comprender. De acuerdo con la NMG, probablemente ahora se han dado más problemas de este tipo y los síntomas han sido más hondos y permanecido más días, lo cual ha ayudado a que se detecte más.

Una más de las paradojas es que se ha presentado como indicio de algo más grave síntomas y problemas tan comunes como mocos, tos, estornudos o una ligera fiebre, mientras que, problemas se relacionan con efectos secundarios de las vacunas, cómo las miocarditis, pericarditis, las hemorragias o los accidentes vasculares cerebrales, que pueden ser graves y mortales se han presentado como leves y se les ha quitado importancia. Es una manipulación y tergiversación en su máximo exponente, un ejemplo de posverdad, se le da la vuelta y se presenta el contrario de lo que es, lo leve se hace aparecer grave y lo grave pasa a no tener importancia.

En la primera oleada muchas personas que acudían a los hospitales presentaban problemas de piel como dermatitis, eccemas o enrojecimientos, problemas que rápidamente se atribuyeron también a la Covid-19. En este tiempo había la dureza del confinamiento domiciliario, sin que las personas pudieran salir de casa y relacionarse. En la NMG los problemas de piel están relacionados con el sentir de separación, la piel es nuestra barrera de contacto con el exterior, sea de la familia, compañeros, lugar de trabajo o lo que cada uno sienta de qué está separado. Des de la NMG este problema tiene una explicación lógica y acorde con lo que estaba sucediendo, había un sentir de separación muy profundo y en muchas más personas a la vez de lo que ocurre de normal. Por ese motivo hubo más problemas de piel que pudimos observar los profesionales. No obstante, en los enfermos ingresados siempre se observan este tipo de problemas, aunque en menor número, lo cual obedece al mismo sentir, se sienten separados de su entorno.

Admitiendo que el SARS-CoV-2 fuera el causante de la enfermedad, no sería lo mismo estar enfermo *por* Covid o *con* Covid, y menos morir por ello. Recordemos que el CIE-10 admite las dos posibilidades, y los certificados de defunción así lo constatan, un hecho que se ha llevado con discreción. Cómo se ha dicho antes, si un enfermo ingresado en un hospital por otros motivos —aunque fuera un accidente de coche o un suicidio—, tenía un test positivo; la prioridad según las recomendaciones era el test positivo, con lo cual, si morían en el certificado constaba como covid, debido a la CIE-10. Estos casos se han dado. Sin embargo, estos subterfugios tampoco son nuevos, han sido ensayados antes, en el caso del HIV-Sida, Kennedy (2012) escribe:

Según los CDC, en el quinto año completo del Sida, 1986, murieron 12.205 personas con sida en Estados Unidos. En ese momento, lo CDC —en un esquema ya conocido para avivar el miedo a la pandemia— utilizaron protocolos engañosos para inflar el recuento de fallecidos. Las cifras de mortalidad de los CDC incluían a cualquier persona con un "número" de anticuerpos positivo para el HIV, incluso si el fallecido no tenía ninguna "enfermedad definitoria del sida", si se había suicidado, había sido víctima de una sobredosis de drogas, de un accidente de coche o de un ataque al corazón (Kennedy, 2021, pág. 266).

Esto lo denunciaron algunos profesionales desde el primer momento y recibieron todas las descalificaciones, más tarde algunos gobiernos lo admitieron y salió en la prensa que no todos los que fueron etiquetados de covid y murieron fue por esa causa[136]. Sin embargo, casi no ha trascendido a la población, y si lo hubiera hecho, el daño ya está hecho, la creencia en la covid-19 y sus consecuencias para muchos no tiene marcha atrás. No obstante, algunos ciudadanos se indignaron al ver que en el certificado de defunción del familiar constaba como causa la covid-19, cuando ellos sabían que había sido otra, por ejemplo, un accidente.

Además, se realizaron en un mismo sujeto, sano o enfermo, varios test de forma consecutiva, alternando los resultados, pasando de negativo a positivo, o viceversa, incluso algún ciudadano se hizo dos al mismo tiempo con dos resultados distintos. También ha sucedido en enfermos graves. Que en un enfermo grave se lleven a cabo varios test de forma consecutiva, con alternancia en los resultados no es un asunto menor si se le atribuye la gravedad al SARS-CoV-2. Ante tal nivel de gravedad de una enfermedad que le está afectando severamente, cabría cuestionarse si no debería ser detectable en todos los test que se practiquen, en caso contrario debería llevar a las dudas y ser indicativo de que alguna cosa no encaja o si los test son fiables. En el capítulo 2 hemos visto que muchos trabajos publicados

---

136   https://www.20minutos.es/noticia/4880389/0/morir-por-covid-morir-con-covid-sanidad-reflexiona-cambio-reduciria-numero-fallecidos/?
https://www.larazon.es/sociedad/20211101/owehdlnzbnbrrnjxd2q5z5bboe.html?
https://www.iltempo.it/attualita/2021/10/21/news/rapporto-iss-morti-covid-malattie-patologie-come-influenza-pandemia-disastro-mortalita-bechis-29134543/? (esta página no se encuentra disponible a fecha de 24 de febrero de 2023).

ponían bajo sospecha su fiabilidad, tanto en falsos positivos como en falos negativos, además Mullis, su inventor, siempre defendió que no servían para diagnóstico. Asimismo, dependen del número de ciclos en que se realizan. Esto debería llevar a la reflexión, en especial de los profesionales sanitarios.

Otro aspecto es que en verano de 2020 apareció lo que se denominó "Covid persistente", sujetos que habían sido diagnosticados en un test de Covid-19, si la recuperación era larga o les aparecían nuevos problemas se les etiquetaban de covid persistente. Cómo se ha dicho, los enfermos con pluripatologías o después de una enfermedad grave o un ingreso hospitalario de muchos días, en especial si es en la UCI, su recuperación suele ser muy lenta, y en muchos casos no se llegan a recuperar a como estaban antes del ingreso o de la enfermedad. Ahora se ha vinculado con el Covid-19, también si aparecen otros síntomas posteriormente, en opinión de una compañera que lo expresaba con sorna "ahora todo es covid". Sin embargo, hay personas que después de más de dos años siguen presentando problemas de salud que los relacionan con Covid persistente, algunas con afectaciones graves que les impiden hacer una vida con la normalidad que tenían antes. Esto les produce impotencia y desesperación, se sienten víctimas especiales de la pandemia y con la sensación de sentirse abandonadas y no recibir las atenciones que requieren.

Otro síntoma o enfermo estrella ha sido el oxímoron *enfermo asintomático*. Si hablamos de un enfermo se deduce que tiene síntomas, pero a la vez no los tiene. Estar enfermo siempre se había asociado a tener síntomas, pero en la era de la posverdad todo ha cambiado. Quizá haya que buscar la respuesta en el Gato de Schrödinger, que a la vez está vivo y muerto, o en las tesis del doctor Knock.

El terrorismo psicológico infundido por doquier y el hablar continuamente de riesgos y de síntomas que nos pueden enfermar gravemente y matar, aunque sean leves, ha llevado a una parte de la población a la preocupación, la ansiedad y el pánico más primario y visceral cuando les aparece un síntoma En otras condiciones les habría pasado desapercibido y no se le habría prestado demasiado atención, en cambio, ahora ha inducido a la enfermedad, ayudando a potenciar y exacerbar lo que en otro momento se habría tolerado mejor. El efecto nocebo, la somatización y la sugestión han influido en algunos casos. Además, cualquier síntoma ha sido una más de las causas para realizarse el test.

Otro aspecto es que muchas personas que durante este tiempo han estado enfermas, tanto las que creyeron haber pasado el Covid-19 cómo otros que no, tuvieron la sensación de padecer unos síntomas mucho más intensos de los que habían tenido antes, su percepción era que estuvieron muy mal, algo que nunca les había sucedido. En alguna ocasión puede ser así, pero a menudo no recordamos el pasado con nitidez, tendemos a olvidarlo y lo que nos sucede en el presente lo percibimos cómo que nunca lo habíamos experimentado de aquella manera, no recordamos el pasado con todos los matices, además puede ser difícil hacer comparaciones. La subjetividad juega un rol importante a menudo. En este contexto se ha tendido a maximizar lo que nos sucedía. Esto ha llevado a que un resfriado común o la gripe que antes no se consideraban enfermedades como tales —sino malestares y se iba al trabajo con ellos— ahora han pasado a percibirse cómo enfermedades temibles que nos puede llevar a la muerte, incluso en personas jóvenes y sanas. Que una persona sana corra a hacerse una prueba diagnóstica para ver si tiene un resfriado, gripe o *covid* debería ser preocupante ya que se encuentra dominada por el miedo. Aunque no hay que olvidar que esta situación de terrorismo nos ha afectado a todos de una u otra forma, los que creen en la versión oficial del Covid y los que no; y esta sensación de incertidumbre potencia si aparece un síntoma o una enfermedad.

A ello hay que añadir que no siempre los síntomas coinciden con una determinada enfermedad, desde la perspectiva médica algunos son compatibles con más de una, por ese motivo los enfermos que consultan a más de un médico o centro al mismo tiempo, tienen diagnósticos diferentes por los mismos síntomas. Esto les crea desconcierto y desconfianza y pueden entrar en una escalada de más y más búsqueda, lo que lleva a más pruebas, a más sobrediagnóstico, más tratamientos y a más pánico, antes se ha expuesto este problema. Esto tampoco es nuevo, hay mucha bibliografía desde la misma medicina al respecto. Hemos visto antes que en 1965 Meador ya denunciaba que se podían confundir enfermedades.

Además, todavía hay otro aspecto, y es que el mundo de la sanidad tampoco se libra de las modas, algún compañero se refirió a ello, "ahora la moda es Covid". Tampoco es nuevo, las modas forman parte del mundo de la sanidad, además marcan las tendencias a seguir, algo que comparten los profesionales y la población (Prat, 2020). También Horton (2015) defensaba que dentro de los trabajos científicos hay una obsesión por seguir modas de dudosa importancia.

Potencialmente, el gobierno es la amenaza más peligrosa para el hombre: tiene un monopolio legal sobre el uso de la fuerza física contra víctimas legalmente desarmadas. Cuando no está limitado y restringido por los derechos individuales, el gobierno es el enemigo más mortal de los hombres.
Ayn Rand

El comportamiento antisocial es un rasgo de inteligencia en un mundo lleno de conformistas.
Nikola Tesla

El problema no es que la gente carezca de educación. El problema es que las personas están lo suficientemente educadas para "creer" lo que se les ha enseñado, pero no están lo suficientemente educadas para "cuestionar" nada de lo que se les ha enseñado.
Richard Feynman

Quién controla el miedo de la gente se convierte en el amo de sus almas.
Nicolás Maquiavelo

> Si entendemos por política las acciones encaminadas a buscar la mejor manera para vivir lo más armoniosamente y humana posible los sujetos de una sociedad, no ha sido lo que ha dominado en esta crisis social Covid-19, sino todo lo contrario. Ha prevalecido lo que podríamos denominar "antipolíticas".

Confinamientos e aislamientos

Como ya se ha dicho, las absurdidades, incoherencias e insensateces desde el momento de decretarse el confinamiento domiciliario han sido inconmensurables, comparables a las de los estados no democráticos y políticas totalitarias. Decretadas en contra de la legalidad de los países. Vamos a ver unos pocos ejemplos.

Con el encierro se prohibió salir a la calle, se insistía en que nos mantuviéramos alejados y se ponía el acento en los mayores, eran los más vulnerables. Mucha gente estuvo encerrada en pisos pequeños conviviendo varias personas o incluso más de una familia donde, aunque quisieran, si uno enfermaba, no podían mantener la distancia de seguridad que tanto se pregonaba para no morir, de "ser una muerte más" de ser otro número frío de una estadística. Convivir semanas enteras en espacios que a menudo podían ser de 60-70 metros cuadrados varios individuos, es imposible cumplir con las normas de distancia, con el añadido que muchas viviendas no disponen de un balcón siquiera y con poca luz natural. No es lo mismo vivir pocas personas en un piso o casa grande y espaciosa —y que tenga jardín—, que vivir casi hacinados en un hogar pequeño durante casi dos meses, con el discurso constante del miedo y la separación, sin poder salir. Las casas grandes podían dar más tranquilidad. Por un lado, por el discurso de la separación ya que permitía estar más distanciados los que vivían si uno tenía algún síntoma, y por otro porque cada individuo puede disponer de su propio espacio para trabajar o tener intimidad. En cambio, en un hogar pequeño en que viven muchas personas es imposible mantener la distancia, ni hay espacio para que cada uno pueda para trabajar o lo que desee. Además, a menudo hay conflictos relacionales en los hogares, tener que estar todo el día juntos y amontonados, con el añadido de la situación de tensión social, probablemente no los suavizara, todo lo contrario. Los problemas derivados de la convivencia, las ansiedades, el estrés y los impactos actuarán de forma distinta en uno u otro lugar, por tanto, las probabilidades para enfermar, de acuerdo con el discurso dominante, son mayores en un caso que en el otro. Tampoco es lo mismo que un anciano con recursos económicos holgados tuviera acompañamiento de una cuidadora, y que durante este tiempo estuvo siempre en su casa, de uno que no los tuviera y se encontrara solo y con déficit de cuidados.

Durante semanas se prohibió el trabajo presencial que no fuera catalogado de esencial, también los comercios y restauración estuvieron cerrados alrededor de dos meses, muchas personas sólo tienen ingresos si trabajan presencialmente. Con lo cual las personas y familias que ya tenían precariedad económica se vieron muy afectadas. En esta situación es muy distinto disponer de recursos económicos solventes que tener una economía escasa, precaria o sumergida. Los comercios y demás establecimientos y trabajadores autónomos tuvieron que hacer frente a muchos gastos sin ingresos. Además, las ayudas que los gobiernos prometieron no llegaron a todos, sólo a una parte. Asimismo, la economía sumergida en nuestro país es la forma de vida para muchos, también se vio muy afectada. Cabría preguntarse quien decidió lo que era trabajo esencial y para quien lo era, para el que no tiene ingresos o son insuficientes el trabajo es absolutamente esencial, sea el trabajo que sea, para el que tiene buena solvencia económica ya no es tan esencial.

A todo esto, se añadía el estrés y la incertidumbre de no saber qué sucedía ni cuando acabaría. Todo ello va sumando ansiedades y angustias que podían llegar a ser enloquecedoras. Al mismo tiempo se nos decía que el confinamiento tenía ventajas y que había que aprovecharlas, que lo deberíamos tomar como un período de reposo, de realizar actividades que normalmente no se puede, que debía estar toda la familia unida y gozar de estos momentos. Esta narrativa se acompañaba de imágenes de una familia feliz jugando o elaborando dulces, fue otra de las manipulaciones, esto vale para una parte de la sociedad, no para todas las familias y no es lo que domina en la realidad de muchas.

El encierro para los que pudieron teletrabajar les liberó de la pérdida económica, pero con la contrapartida que convirtió el espacio doméstico en su lugar de trabajo, en muchos casos sin ser su deseo, con lo cual se diluyen ambos espacios. Dependiendo de cada situación —del espacio de la vivienda o del número que convivían, por ejemplo—, se percibió como una ventaja o un infierno, no fue una ventaja para todos como se intentaba que creyéramos, además, hay sujetos que necesitan la separación emocional entre el espacio del trabajo y el doméstico. Algunos que vivían en una casa con jardín, teletrabajan y con recursos económicos solventes defendían las bondades, en su opinión, del confinamiento, pero estas condiciones solamente las tiene una parte pequeña de la población, lo cual es una forma egoísta de posicionarse. Sin olvidar que durante el confinamiento mientras unos se empobrecían, otros amasaban inmensas fortunas, como Jeff Bezos de Amazon, entre otros muchos.

Hay otro punto que tiene trascendencia. El encierro conllevó muchas más horas de ver la televisión, de "teleconsumo", de estar horas y horas delante del televisor viendo en bucle las mismas imágenes y noticias —o propaganda, como le queramos llamar—. Así, poco a poco, se iba anclando en la mente y convenciéndonos de que todo era tal como nos lo explicaban, no había alternativa, ya que todos los canales contaban lo mismo. Si la población hubiera podido salir a la calle, el "teleconsumo" habría sido menor y la gente se habría alejado durante este intervalo del relato adoctrinador. Además, de ser muy saludable tomar el sol y dar un paseo hubiera permitido interactuar con otras personas, discutir sobre lo que estaba sucediendo y poner en común otros puntos de vista que no daban los *mass media,* quizás eso no convenia a ciertos sectores. Se creó también la necesidad de que "había que estar informado" de saber qué estaba sucediendo. Estar encerrado en casa, ver y escuchar las mismas imágenes y narrativas continuamente y sin tregua, se podían asimilar con más facilidad los discursos que interesaba que nos llegaran. Nada es casualidad.

Por otro lado, hay muchas personas mayores que viven solas, algunas salir a la calle o al parque y charlar con sus amigos y conocidos les es vida, es la pequeña o gran ilusión del día a día, eso se les cortó, se encontraron obligados a quedarse aislados y en soledad entre cuatro paredes. Se sabe la importancia que tiene de estar al aire libre y de tomar el sol. Además, muchos mayores necesitan alguna ayuda para el cuidado o las compras, durante este tiempo no la tuvieron o menos de la que necesitan, y algunos tampoco recibieron visitas o menos de las deseadas y habituales.

Asimismo, los que vivían con familiares, algunos con la mejor intención los mantuvieron todo lo alejados que el domicilio lo permitía, casi encerrados en sus habitaciones con el objetivo de evitar un posible contagio y muerte. Lo mismo sucedió en las residencias de ancianos, los encerraron en sus habitaciones, no podían salir a las zonas comunes, no vieron a casi nadie durante semanas, sólo el personal asistencial y entraba menos de lo habitual, algunos apenas se comunicaron con sus familias ni recibieron visitas. Y lo mismo sucedió con los ancianos que ingresaron en los hospitales que también estuvieron aislados y solos.

La sensación de soledad y abandono en muchos casos fue mayúscula. La separación de los seres queridos; de no poder interactuar con otros; la incertidumbre de lo que estaba sucediendo; de no saber cuándo acabaría todo; un futuro que se percibía incierto; la falta de un aliciente, la tristeza o la soledad, junto con el machaque y terror que los *mass media* infundían constantemente, incidieron en todos, pero sin duda tuvieron un efecto más devastador en la franja más anciana y frágil de la sociedad en un primer momento. En este contexto muchas personas se sintieron solas y con miedo atroz a morir, abandonados y desamparados de su mundo, por lo que, los más delicados de salud fueron los más afectados.

Durante el confinamiento se dieron órdenes tan absurdas como que se podía sacar a pasear los perros, pero no los niños o que un anciano no pudiera salir al parque a tomar el sol y relacionarse, tampoco se podía hacer deporte o caminar, algo considerado muy sano hasta entonces. No se podía ir a tu propio huerto a recoger las verduras o frutas al aire libre, pero sí a comprar a un gran hipermercado de una cadena multinacional en un espacio cerrado. No se podía ir en el mismo coche con compañeros al trabajo que después estaban juntos durante el turno; mientras los medios de transporte iban abarrotados, en los ascensores de las estaciones había un cartel advirtiendo que solo subiera una persona cuando la capacidad era de veinte. Todo un gran absurdo e insensatez, además de un insulto a la inteligencia humana.

Conviene subrayar que cuando se confinó ninguna voz oficial médica defendió los hábitos saludables que de golpe quedaron abolidos. Se potenció al máximo sentirse aislado y la soledad. Nada de esto se ha debatido. Hay innumerables estudios desde hace muchos años en el campo de las ciencias sociales, que demuestran que la falta de soporte, el aislamiento, la soledad, los pocos vínculos sociales, el miedo, el pánico y estrés constante predisponen a la morbilidad y mortalidad. Entre muchos, Cobb (1976), Cassel, (1976), Berkman (1984), Marmot y Wilkinson (2006) o Holt-Lunstad *et al.* (2015), sostienen que estos factores entre otros, pueden perjudicar la salud tanto con problemas de índole física, psicosomática y mental, o aumentar los que se tienen. Por lo cual, si esto sucede en condiciones de cierta tranquilidad social, en este momento de histeria y de incertidumbre de buen seguro que acrecentaron[137].

Además, en este periodo empezaron los señalamientos, apareció la "policía de balcón o chivos expiatorios". Algunos sujetos desde sus balcones increpaban, a los que ellos creían y juzgaban que salían a la calle sin motivo, hubo insultos y alguna agresión, también hubo denuncias entre vecinos por creer que en una vivienda se reunían demasiadas personas o hacían una fiesta. Estos sucesos son actitudes totalitarias, que creíamos que pertenecían a una época oscura y pasada, pero estaban alentados por el discurso punzante de los *mass media*, quienes las hacían actuaban dominados por el pánico. Esto impidió a muchas personas salir a la calle por temor a ser insultados o multados. Después estas actitudes han seguido, acusando a quien no llevaba mascarilla o no se quería pinchar. Hay que recordar que posteriormente los confinamientos fueron declarados ilegales por el Tribunal Constitucional español, y las multas que se habían impuesto se devolvieron. Esto pasó desapercibido y no se le dio la importancia que tiene para entender todo el entramado. Ningún partido político de ningún color, ninguna autoridad sanitaria ni social ni ningún actor civil destacado o *influencer* oficial lo denunciaron. También otros países de Europa y los EUA declararon ilegales los confinamientos.

---

137   De acuerdo con el paradigma de las Cinco Leyes Biológicas, algunos de estos problemas o malestares no causarían directamente una enfermedad o SBS en muchas personas, pero sí que contribuirían a perpetuarlos, agudizarlos o potenciarlos, o causarían otros malestares añadidos. No obstante, cuantos más malestares y problemas tengan las personas más posibilidades tienen que les desencadenen otro proceso SBS o enfermedad.

Además, en el plano político no habido debate, ha surgido alguna voz muy aislada, y al margen de sus compañeros del grupo político, alguno ha dimitido y se ha dado de baja del partido a causa de la censura que les impusieron y que no se les dejara preguntar, pero se ha llevado con secretismo por parte de los partidos. Como formación política los que han denunciado algunas ilegalidades han sido los de extrema derecha, algo paradójico que las voces de quienes quieran defender las libertades, individuales y colectivas, vengan de ese lado. Esto nos debería llevar a la sospecha, una posibilidad es que se trate de una estrategia bien orquestada, estas formaciones no son mayoritarias y sus propuestas generan rechazo en amplios sectores de la sociedad. En cambio, las propuestas de carácter social de los partidos considerados de izquierdas tienen más aceptación, incluso entre los simpatizantes de los calificados de centro o centro derecha. Alguna persona lo manifestó claramente "si lo defienden los de Vox es malo para nosotros". Por tanto, hacer una propuesta interesada desde las élites a través de estos partidos, se sabe de antemano que tendrá una respuesta de rechazo en la población, por lo que es una forma indirecta, encubierta y camuflada de manipulación. No obstante, como partidos también los de extrema derecha han participado en las políticas, lo cual ha sido una forma más de engaño; es decir, la mentira y el fraude va venido de todos lados y de todos los colores.

Protecciones y mascarillas

A inicios del verano de 2020, una vez había pasado lo peor, en España salió la normativa de la obligatoriedad de usar las mascarillas en interiores y exteriores, aunque hacia semanas que abundaban. También para tomar el sol en la playa. Con la obligatoriedad de las mascarillas, apareció una gran diversidad. Las "homologadas", que recomendaban los gobiernos y expertos, han sido una fuente más de ingresos para las industrias y los intermediarios amigos que se benefician del negocio de las comisiones —en la prensa hemos visto algunas denuncias—. Junto a estas aparecieron las de diseño, "mascarillas con estilo", de todos colores y modelos, algunas mujeres han tenido varias acorde con la indumentaria, para algunas tiendas ha sido también un pequeño negocio, aunque mucho menor que las comisiones de las industrias, sin duda. También se han visto mascarillas con mensajes o caricaturas.

El uso de las mascarillas y su eficacia para evitar el contagio de los virus respiratorios como el de la gripe es un tema polémico dentro de la misma medicina. Hay muchos estudios publicados al respecto desde hace años, la mayoría no pueden concluir su eficacia. En un trabajo de metaanálisis de Jefferson *et al.* en colaboración con Cochrane, revisado en 2020, defienden que los datos que aportan la mayoría de los estudios son no concluyentes, en el sentido que no pueden afirmar su utilidad y que la protección es deficiente, además muchos no tienen en cuenta los efectos secundarios. Bundgaard *et al.* (2020) en un estudio aleatorizado realizado en Dinamarca sobre la efectividad de las mascarillas para el SARS-CoV-2, demostraron que los que no las llevaban se infectaron un 2,1%, y los que sí un 1,8%, los autores también concluyen que su efectividad no es relevante.

Además, sabemos que el tamaño de las partículas virales es extremadamente pequeño, pudiendo atravesar los poros de las mascarillas, no cabe decir si se trata de las auto confeccionadas. Además, ninguna mascarilla se ajusta de forma hermética a la cara, todas dejan circular el aire por los lados, por lo cual la eficacia para contener las partículas virales y aerosoles aún es más baja[138]. Lo que sí que protege una mascarilla es de las gotitas macroscópicas que exhalamos al hablar, toser o estornudar, y en este caso tiene sentido utilizarlas en algunos ámbitos hospitalarios, por ejemplo, en un quirófano. Por tanto, inducir a la población a creer que están protegidos es una ilusión que ha llevado a la obsesión, a increpar a quien no la llevaba o creían que no la llevaba bien puesta. La función que han cumplido es la de discordia y controlarnos mutuamente, quizás era su mayor objetivo. Otro sinsentido, es que se nos ha dicho que nos han protegido del virus de la gripe y por ese motivo no ha habido gripe en 2020 y 2021, pero no nos han protegido del SARS-CoV-2. ¿Cómo es posible esto si las dos partículas virales tienen el mismo tamaño?

Hay que mencionar, además, que los profesionales en los hospitales llevábamos dos, una FFP2 y una quirúrgica, con todo y así, los virus pasarían y el aire circula igualmente por los lados llevando dos, tres o las que fueran, además los estudios médicos sobre su eficacia no son concluyentes. Por tanto, estar al lado de enfermos tan graves que morían por el supuesto virus, y el personal sanitario pegado, en ocasiones literalmente, a su lado practicando todas las atenciones necesarias, como limpiar la boca o aspirar las secreciones bronquiales —las cuales se supone

---

138 Tampoco las mascarillas que hay en los hospitales para la ventilación mecánica, que van muy ajustadas con correas que dan la vuelta a la cabeza, no son del todo herméticas, siempre hay una fuga de aire, y a veces no es menor, en este caso se puede comprobar la fuga de aire a través del respirador.

que están infestadas de millones de virus—, debería ser una fuente de contagio extrema y de muerte potencial. Durante la primera oleada, la mayoría de bajas laborales lo fueron por varios motivos, por ejemplo, por contactos de familiares positivos en profesionales sanos, en cambio, estar pegado con los enfermos, que morían con una supuesta carga viral muy alta, con unas mascarillas que no eran herméticas se consideraba que no se había estado expuesto. Además, de ser espacios cerrados y no siempre con la mejor ventilación.

Llevar mascarilla tiene varias funciones y significados. Para unos es una protección ante el virus, creen que llevándola tienen muchas menos posibilidades de contagiarse y enfermar, creen firmemente en la versión oficial tal como nos la han explicado, la mascarilla significa su salvación, les da seguridad y es una protección contra el desamparo que perciben. Algunos durante este tiempo se han autoprotegido en una burbuja, apenas han salido de casa. Otros tienen algunas dudas sobre su utilidad y eficacia, o que el supuesto virus no es tan contagioso o letal como se pregona, pero la llevan por obedecimiento, una autoridad ha dictado una norma y se cumple la normativa sin cuestionarla. Otros cuestionan la normativa y el papel de la autoridad, pero la llevan por no tener problemas. Después están los que la han llevado muy poco o nada, discrepan de la versión oficial en relación al supuesto virus, por tanto, no hace falta ninguna mascarilla, ya que no hay nada de qué protegerse ni que obedecer.

La mascarilla se ha convertido para muchos en un amuleto, es un símbolo de pertenencia al grupo, una señal de que eres de los suyos, si el grupo y nuestro entorno la lleva, no llevarla significará alejarse, ser señalado, quedar excluido o verse repudiado. Hemos visto que en una terraza de un bar hay sujetos con la mascarilla colgando de la oreja, o por la calle se lleva en el codo, son señales que muestran que se tiene disponible, aunque en aquel momento no se utiliza se está comunicando con el lenguaje no verbal que se forma parte del grupo. Al mismo tiempo hay quien tiene un doble discurso, depende de con quien hable reniega de la versión oficial y de llevar la mascarilla, pero en la calle se lleva puesta o a la vista. En este sentido, Hernando (2018) señala la importancia que tiene para todo individuo de estar vinculado y pertenecer a una comunidad superior. El ser humano no está aislado ni separado del entorno en que vive, forma parte de una unidad mayor y necesita sentirse integrado, por eso la necesidad de mostrar signos que nos identifiquen. Por esta misma necesidad de sentirse arropado y de pertenencia a un grupo, los sujetos que no han aceptado la versión oficial, no han llevado mascarilla o no se han vacunado, también han formado y participan en grupos de soporte.

Cuando las mascarillas dejaron de ser obligatorias en las calles y en los interiores muchas personas la siguieron usando de forma voluntaria. Alguno no tiene inconveniente en manifestar que "tengo un miedo que sé que es irracional, pero no puedo hacer nada contra ello, ya me gustaría no tener miedo ni la necesidad de llevar mascarilla". Sabemos que el miedo nos puede paralizar, Morin (1993) sostiene que en esta situación el ser humano no tiene capacidad de encontrar una respuesta, es lo que les ha sucedido a personas que manifiestan que se sienten bloqueadas, esto ha llevado a que, por ejemplo, se han visto individuos solos dentro de un coche con mascarilla. Otros tienen dudas y la siguen llevando "por seguridad", otros se excusan en que se han acostumbrado, la han integrado en su indumentaria, se sienten más cómodos llevándola o que es mejor prevenir que curar, incluso alguno ha manifestado que se la pone para resguardarse del frío. Posiblemente sean pretextos para no aceptar que se tiene miedo, y hay vergüenza a admitirlo o saben que en el fondo no tiene sentido llevarla ni muchas de las normas impuestas, pero les quedan dudas. Las contradicciones y el recordarnos que todavía estamos en pandemia pesan sobre la mente confusa.

Una de las partes más negativas de las mascarillas ha sido anonimizar y quitarnos la identidad, posiblemente más que el no poder respirar cómodamente y bien que tanto se decía en algunos grupos. Con la cara tapada a menudo no nos reconocemos, la comunicación se hace más difícil, no se ve la expresión del rostro, si la persona está triste o alegre. En este contexto algunos evitan una conversación, lo cual induce a la distancia. Al mismo tiempo otros se han encontrado más cómodos en este anonimato y la siguen llevando para pasar desapercibidos. En todos los casos se ha propiciado la separación.

Una más de las manipulaciones es que cuando se quita la obligatoriedad se siguen viendo en los medios políticos o famosos con ella, lo cual es una incitación sutil a la obediencia, también a la confusión; además, muchas de las imágenes que muestran son antiguas, no se corresponden con el momento. Pero mientras se exigía, amenazaba y castigaba con multas a la población por no llevarla, hemos visto que los políticos en ocasiones no las llevaban o se las ponían justo de momento de aparecer en público y hacerse la foto, después veíamos que se la quitaban. También hemos visto famosos y políticos en fiestas y banquetes cuando a la población se le prohibía. Si se tratara de la situación de la emergencia y riesgo que se pregonaba nadie se querría exponer, se llevaría siempre puesta y se habría tenido sumo cuidado en no salir de casa para eventos superfluos en los momentos que se decían cruciales.

Cuando se obliga a toda una sociedad a obedecer bajo sanción unos mandatos que quien los dicta no los cumple, debería llevar a varias cuestiones, en primer lugar, poner en duda el supuesto virus y su peligrosidad, también de la pandemia —recordemos la respuesta que dio el Ministerio de Sanidad a la Asociación Liberum que no dispone de cultivo SARS-CoV-2 para ensayos—. Se debería exigir a las autoridades políticas y sanitarias explicaciones rigurosas. Con estos hechos cabe preguntarse si el fin era llevar a la confusión constante a la población, con una población aturdida es más fácil instaurar las políticas que interesan. Mientras la policía ha perseguido a ciudadanos anónimos, quienes han dictado las normas se las han saltado. Quienes dicen que no cumplirlas pone en riesgo y peligro de muerte a toda la sociedad, ellos no las cumplen. Quizás lo más sorprendente es la obediencia que hemos tenido a unas normas absurdas, como sociedad hemos estado adormecidos ante estos menosprecios y atropellos por parte de quien dicen representarnos, los actores políticos y sanitarios. Acaso, el mayor sinsentido ha sido la obligatoriedad de las mascarillas en las aulas de los colegios, e incluso en los patios durante el recreo, cuando en el interior de un bar o restaurante se ya se podía estar sin. Se ha querido educar a los niños en la obediencia más absoluta y absurda, pero lo más grave fue cuando se apuntó a los escolares con una pistola en la sien para comprobar la temperatura antes de entrar a clase.

Otra más de las absurdidades, es que cuando se iba a un bar o restaurante muchos dejaban las mascarillas encima de la mesa, a veces boca abajo, con lo cual se depositaban todas las partículas virales encima de la mesa, tanto las del interior que representa que son las de uno mismo, como las del exterior que proceden de los otros. Después el servicio la limpiaba rápido con una gamuza con un poco de gel que no llegaba a impregnarlo, este trapo le daba la vuelta a toda la mesa arrastrando los virus de un lado para otro, y después se limpiaba otra mesa. Se limpiaba como siempre se ha hecho. Nos hemos creído que este líquido es un potente desinfectante, y que un trapo y un poco de gel eliminan todos los virus. Lo mismo sucede en los espacios hospitalarios, un tema para desarrollar larga y profundamente. Aunque hay que decir que no es que los trabajadores lo hagan mal, lo hacen bien según la normativa que se les ha dado, se trata de un mal planteamiento apoyado sobre principios erróneos e interesados.

En invierno de 2022 en España todavía es obligado llevar mascarilla en el transporte público, en estos momentos en Cataluña son muchos los que no la llevan, en algunos momentos en el tren o en el metro es un porcentaje bajo[139]. Sucede en unos momentos que se insiste otra vez en la subida de los contagios, sin embargo, no se lleva puesta. Ello puede obedecer a varias razones, una es que la gente está ya cansada de tanta sinrazón y de obedecer normas absurdas, y cada vez más sujetos se dan cuenta de la irracionalidad. Muchos la llevaban por obediencia y ahora al sentirse respaldados por el grupo la dejan de llevar, otros se han dado cuenta del engaño y otros han visto que el contagio, acaso, no era tal como nos lo explicaban. Por esto los gobiernos han tenido que ejercer tanta presión, sabían que sus argumentos no se sostenían. Pero no es sólo la ciudadanía que ya se está cansando de tanto sinsentido, también profesionales han dejado de obedecer las normas a rajatabla. En los hospitales los sanitarios cuando atienden enfermos con un test positivo, algunos tienen laxitud con las normas, sólo llevan una mascarilla en lugar de las dos que se debería, o se atiende sin guantes. Aunque hipotéticamente se tratara de un despiste nos indica que la preocupación por el contagio ha disminuido. Otra de las incoherencias es que las mascarillas siguen siendo obligatorias para entrar a una farmacia, pero no al supermercado que está al lado, y después de un sitio se va al otro. En este momento, a la vez que se nos está diciendo que los contagios suben, se nos dice que la Covid-19 se está convirtiendo en una gripe. En febrero de 2023, según se nos dice, apenas se detectan casos de Covid-19, ahora son enfermos con gripe A o B (la normal, la de siempre). De hecho, desde la supuesta pandemia de la gripe A (2009/2010), esta gripe no ha desaparecido. Desde entonces se está haciendo distinción entre una y otra, considerándose la A más peligrosa que la B, aunque, la más abundante durante estos años ha sido la normal, la de siempre. Pero ahora se nos ha añadido otra gripe más, la gripe Covid-19, por lo tanto, ya tenemos tres gripes, y es probable que se nos diga que se van alternando, el tiempo nos lo dirá. Además, tendremos que estar atentos a que no se nos añada otra más.

Otra de las paradojas es que ante un virus considerado tan contagioso y tan potencialmente mortal, ni las autoridades sanitarias ni políticas han dictado normas sobre qué se debe hacer con las mascarillas usadas. En todos lugares: calles, plazas, en el monte o en la playa, hemos encontrado gran cantidad de ellas las cuales nos pueden infectar desde la perspectiva que se nos explica ¿Cómo es posible eso? Si nos creemos y defendemos la versión oficial del virus y del contagio hemos de atribuirlo a una irres-

---

139   En España se ha quitado la obligatoriedad de su uso en el transporte a principios de febrero de 2023, siendo sólo obligatoria en los espacios sanitarios y farmacias.

ponsabilidad flagrante ¿o quizás se sabe que no es tal cual se explica? También el uso de los plásticos durante la supuesta pandemia ha sido descomunal en especial en los hospitales, algo que remarcan algunos profesionales, ya lo venía siendo de antes[140].

Los contagios

En relación a los contagios una vez más hay todas las contradicciones imaginables. Si una persona enferma o simplemente da positivo en un test después de haber estado en contacto con un enfermo o alguien que haya dado positivo, pero está sano, se concluye que la causa del positivo o de la enfermedad ha sido dicho contacto. Haber estado en una comida o fiesta, en la que después alguien enferma o tiene algún pequeño síntoma, se da por seguro que se ha contagiado allí, cuando algunos posiblemente ni se han cruzado. No se tienen en cuenta las propias consideraciones oficiales en cuanto a la distancia o el tiempo de contacto, si has estado allí se deduce, se da por seguro, por supuesto y única posibilidad que te has contagiado allí, nada más a discutir. Sin embargo, no hay respuesta del porqué unos enferman y otros no en la misma situación. Se suele apelar a un argumento tan poco científico como la suerte, también que estaba débil o tenía las defensas bajas, pero en ocasiones el más débil o que tenía peor estado de salud es el que no ha enfermado; ¿qué explicación se le puede dar a esto? Además, en algunos casos se ha dado la paradoja que un sano contagia a un enfermo, es decir, cuando se han hecho el test el que tenía síntomas da negativo y el que no los tenía da positivo, pero eso no tenía importancia, porque el que estaba enfermo creía que el sano le había contagiado.

Además, han sido muchos los personajes famosos que aseguran haberse contagiado al aire libre, como es el caso del epidemiólogo Oriol Mitjà[141]. Esta aseveración es poco menos que chocante, por un lado, es imposible científicamente —desde el punto de vista médico del contagio— saber

---

140 Los materiales de plástico y envoltorios de los productos de un solo uso desde hace años que van en aumento desmesurado, sin lógica ni justificación. Pero desde el inicio de esta crisis el incremento ha sido gigantesco, algo que no es compatible con el ecologismo real, sincero y transparente. También los movimientos ecologistas han estado totalmente callados ante tal dispendio en muchos sectores, no han cuestionado todas esas políticas de gasto absurdo, sinsentido, lógica ni evidencia. Quizás también deberíamos cuestionarnos por la veracidad de esos movimientos, sus raíces, quien los sostiene o porque están callados. Es otro tema para desarrollarlo extensamente.

141 Oriol Mitjà, positivo por covid, asegura que comienza la 7º ola (telecinco.es)

exactamente donde se ha contagiado, y por otro lado manifiesta que es al aire libre, un lugar que se asevera que es mucho más seguro, y además cuando se dice estar vacunado. Otro ejemplo de absurdidad es que varios compañeros de trabajo que han estado trabajando juntos durante un turno, al acabar van a comer, después uno se encuentra mal y da positivo al test, con lo cual se aísla a todo el grupo, aunque estén sanos y sin síntomas. Se da por sentado que podría haber contagiado a los demás y lo ha hecho en el restaurante, ya que no llevaba mascarilla, y no durante el turno de trabajo en los momentos que tampoco la llevaban, tomando un café o comiendo. En estos casos y desde la versión oficial nos deberíamos preguntar ¿cómo podemos afirmar que no se han contagiado en su puesto de trabajo y que ha sido en la comida? en el trabajo pasan muchas horas juntos, y, además, atendiendo muy de cerca a los enfermos graves de Covid, y no siempre con las mejores protecciones[142]. Lo mismo se puede aplicar cuando hay una baja laboral por ser contacto estrecho de un familiar y el sanitario está sano. Sería sensato hacerse otras preguntas, buscar otras explicaciones además del contagio, poner muchos aspectos en duda.

Con el inicio de la pandemia, emulando y siguiendo las órdenes y ejemplo de las autoridades, entró en escena los saludos tocándose el codo en lugar de darse la mano, un abrazo o un beso como ha sido habitual en nuestro entorno. Fue una práctica que se impuso y se potenció desde los *mass media*. Las autoridades, los políticos y los personajes célebres nos daban "ejemplo" de cómo debíamos actuar. La paradoja es que poner el codo significa rechazo, ponemos el codo para apartarnos de los otros y defendernos de posibles daños ¿no será que, imponiendo el simbolismo de este saludo, se nos inducia al rechazo de los otros? Y si hay rechazo, se instaura una distancia, el que era mi amigo ya no lo es, me debo distanciar de él. Además, se nos decía que teníamos que estornudar tapándonos la boca con el codo, y después saludar con el codo, es decir, saludábamos pegando virus, después el codo lo tocamos con la mano y con la mano nos tocamos los ojos, nariz o boca. También se tocaba los botones del ascensor o lo que fuera con los codos, sitios que otros habían tocado

---

142 Esta situación llevó a que en alguna ocasión en los lugares de trabajo hubiera malestar entre los compañeros, los que habían acudido a una comida y estaban sanos se les daba la baja laboral por un hipotético contagio. Los que no habían acudido lo consideraban un agravio, ya que habían estado trabajando juntos. Además, en ocasiones por motivos de disponibilidad de personal no se cubrían los puestos de trabajo, así que, además debían asumir una carga extra de trabajo.

antes, por tanto, podían estar llenos de virus, después nos saludábamos. El saludo con el codo que marca distancia junto con las mascarillas que anulan la identidad lleva a la distancia social, son una sutil forma de propiciarla. Además, muchos han llevado guantes por la calle o para ir al supermercado, creyendo que se estaba protegido se tocaba todo, es decir, se pasan los virus de un lugar para otro, o ellos mismos con los guantes se tocaban la cara, cómo si los guantes lo eliminasen todo, pero es posible que no se percatase de todas estas absurdidades.

Otra paradoja es que se ha hablado de distancia social, si de lo que nos debemos proteger es de un supuesto virus que salta de persona a persona ¿no deberíamos hablar de distancia física? Si es así, lo importante seria la física ¿por qué se habla de social? De hecho, la distancia física también se impuso, se nos decía que debíamos estar separados entre un metro y medio y los dos metros, pero se seguía hablando de social. Hablar de distancia social es una forma indirecta y sutil de separarnos. Podemos estar separados físicamente y sentirnos próximos, quizás el objetivo era la separación entre las personas.

Otro tema han sido las cuarentenas, ha ido variando su duración sin rigor científico. Se ha pasado de cuarentenas de quince días por haber estado en contacto con un positivo en una persona sana, a no tener que hacer ningún día estando enfermo, sólo la baja laboral si era necesario por los síntomas. El argumento que se daba, sin aportar pruebas, es que dependía de la peligrosidad de la variante del momento.

Otro más de los sinsentidos es que mientras los asintomáticos tenían que hacer cuarentena, los profesionales estábamos en contacto directo con enfermos con una supuesta carga viral altísima que los llevaba a la muerte con nuestras protecciones de la *señorita Pepis* como los definían algunos, y a veces hechas con bolsas de basura. A menudo los sanitarios se exclaman, y ahora más que nunca que "nosotros no les importamos una mierda a los políticos" o "por eso no nos distribuyeron las protecciones adecuadas". Esto puede ser más o menos cierto, pero quizás desde algunas esferas sabían que jugaban con el miedo, la inseguridad y la confusión, y que la peligrosidad del supuesto virus no era tal, sabían que lo verdaderamente peligroso es el miedo. En este sentido hay que volver recordar la respuesta del ministerio de sanidad a la asociación Liberum que hemos visto antes.

También se dijo que no se permitían realizar autopsias en los cadáveres, fue un tema polémico, algunos decían que era una recomendación, no una prohibición, el hecho es que se practicaron algunas. La explicación era su alta peligrosidad, pero este argumento no se sustenta, una autopsia se puede hacer con todas las precauciones. Con ello se seguía alentando al miedo y a una situación catastrófica. En cambio, los profesionales atendíamos a esa misma persona hasta el momento de la muerte, y a veces actuando de forma urgente y lejos de llevar la mejor protección, y en contacto con las secreciones bronquiales, donde más virus se supone que había.

Somos muchos los profesionales que hemos atendido enfermos con la etiqueta de enfermedades muy contagiosas sin que enfermáramos, además, años atrás, se disponía de pocos equipos de protección. En una conversación, una compañera argumentaba: "creo que algo de razón hay con la teoría de la infección y del contagio, trabajé muchos años en infecciosas y nunca me enfermé, y ahora mismo no recuerdo que ninguna de mis compañeras se contagiara ni enfermara". En la experiencia, en la práctica o evidencia del día a día, los profesionales podemos observar que muchas cosas son distintas a cómo las hemos aprendido, pero la formación y la soledad en que uno se encuentra —que no se permite a sí mismo pensar distinto—, lleva a anular las dudas y seguir la corriente del grupo. Antes hemos hablado de los experimentos de Rosenau. Estos ejemplos entre muchos otros, si queremos ser rigurosos, no confirman ni refutan por si solos la validez de la teoría microbiana del contagio, pero lo que sí sería riguroso y científico es aceptar que hay incoherencias e inconsistencias profundas y abrir debate, ser honrado, no ser dogmático y no descalificar a los que proponen otras explicaciones radicales.

Políticas, dominación e infantilización

Quienes ejercen poder siempre han tratado a los hombres y mujeres con paternalismo y autoritarismo. Paternalismo para hacerles creer que son ignorantes, que una autoridad que sí que sabe les ayudará y protegerá, esto facilita la dominación y un trato autoritario. No es casual que cada vez haya más supuestos expertos en todos los campos dictando a los ciudadanos qué deben hacer y que no. Mientras que, a los opinadores y creadores de opinión en los *reality shows* se les da toda la credibilidad acerca de lo que discutan del campo que sea, al pueblo se le está diciendo que es lerdo, que no sabe y por tanto sin derecho a pensar, opinar o debatir.

Lo mismo sucede en el campo médico sanitario, está basado desde siempre en unas fuertes relaciones de paternalismo y poder, donde el médico, y los demás sanitarios, son los únicos que saben y el enfermo un ignorante, y así se le trata. Recodemos que poco a poco a la población se le despojó de los conocimientos y cuidados tradicionales y ancestrales sobre salud y enfermedad, dejándola sin la sabiduría popular y a merced del complejo médico industrial, por tanto, más fácilmente manipulable. Paulatinamente se ha implementado la supremacía de la medicina industrial, de ese modo el sistema sanitario puede ejercer dominación, autoritarismo y paternalismo. Un hecho que se ha reconocido desde la propia medicina. En los últimos años se había intentado cambiar la relación médico-enfermo (Emmanuel y Emmanuel, 1992), pero ha quedado en la retórica. El paternalismo y autoritarismo médico no ha disminuido, al contrario, es la primera vez que hay tanta presión y coacción en que se cumplan unas normas fuera de toda evidencia científica. Ahora se ha hecho más visible con las sanciones coercitivas.

El paternalismo, tanto si viene del sistema como de los profesionales, lleva implícita prepotencia y arrogancia, se cree con autoridad de pedir explicaciones y reñir si lo estima necesario, si considera que alguien ha transgredido las normas que el mismo poder ha decretado como correctas y únicas. Reñir y pedir explicaciones es intimidación, es exhibir quien tiene la fuerza y ejercerla, conduciendo a la sumisión del individuo. Pero, mientras que, una parte de la población lo acepta y se siente cómodo cediendo su autonomía creyendo que no tiene conocimientos, aceptando y cumpliendo todas las normas que se imponen, hay otra parte que va en aumento que lo rechaza y se rebela, busca su autonomía y decidir por ella misma. El paternalismo implica considerar al otro un ignorante, de ahí que se insista tanto en educar a la población, sin embargo, la educación es siempre y solo hacia la dirección que marcan los intereses hegemónicos. No se tolera otro enfoque. En este contexto los profesionales desean que los enfermos colaboren creyendo que es por el bien del enfermo, los que colaboran son los buenos enfermos, al contrario, se es un mal enfermo. Además, el trato infantil también está presente en el vocabulario y trato asistencial, por ejemplo, hablar en términos de una "manita" o similares, con voz emulando la de un niño y con explicaciones infantiles, aspecto que comparten sanitarios y ciudadanía. Hay enfermos que les agrada, pero no a todos; los hay que se sienten ofendidos o incómodos, aunque callen. Estas presiones de los profesionales sobre los enfermos, este intento de dominio y de paternalismo hay que encuadrarlo en la enseñanza recibida en la universidad, y en el rol social que la medicina se ha auto otorgado —por ende, las demás profesiones sanitarias—. Se aprende y se asimila bien que los conocimientos y competencias sobre la salud y la enfermedad provienen únicamente de las enseñanzas regladas universitarias, que todo lo demás es acientífico y se debe rechazar. Por tanto, si se ha aprendido que esto es lo correcto y que no hay otra explicación posible, será lo que se transmitirá, y quien se distancie será considerado un mal profesional. El sistema universitario hegemónico induce al autoritarismo, a la arrogancia y a la soberbia, en especial por la fuerza legal que está en condiciones de ejercer.

Sin embargo, el paternalismo que los profesionales ejercen sobre la población en materia de salud y enfermedad también ellos se ven afectados sin ser conscientes. Si el profesional cree que ha de proteger el enfermo porque le considera un ignorante, a su vez, también a él el poder dominante le considera, como él no sabe, otros que saben elaboran unos protocolos y pautas terapéuticas que ha de cumplir, con cada vez menos poder de decisión. Es decir, debe trabajar y actuar bajo el amparo y guiado por una autoridad que sí que sabe y se la considera más experta.

Si en una sociedad hay más paternalismo a la vez hay más infantilismo, el deseo que una autoridad decida por ti y te proteja. Es sabido que en los periodos de crisis profundas una parte de la población tiende más a buscar protección, sea en su círculo más próximo o donde cree que la puede encontrar. Al difundir que se trataba de una pandemia mundial nos induce a creer que todo queda fuera de nuestra incumbencia, que se trata de un problema inabarcable; en este punto la única posibilidad es buscar la protección del estado y del sistema médico. Se nos ha intentado conducir a una dependencia total hacia el sistema, que cedamos la responsabilidad y soberanía intrínseca que tenemos como seres humanos, presionándonos para que obedezcamos ciegamente las normas, que no cuestionemos nada sobre lo que pregonan las autoridades ni plantearnos otras coyunturas. Si lo dice la televisión, que se percibe la voz hablante de esas autoridades expertas y protectoras, se debe dar por real y verídico, tenga lógica o sea inverosímil.

Otro punto que las políticas han intentado anular es el sentido común, hay muchos ejemplos. Uno es que en todas las sociedades una de las normas es que los adultos son los que han de ser una guía y ayudar a los jóvenes, especialmente los niños, en cambio, ahora se ha invertido, a menudo se les ha pedido hacer el máximo sacrificio por los adultos a costa de su salud y educación. Por ello se les ha obligado a usar mascarilla en los colegios y la inoculación. Eso no contradice que no se les eduque con el debido respeto, pero se trata de una tergiversación y manipulación.

Ejemplos de este paternalismo e infantilización hay muchos, uno son las declaraciones del *conseller* catalán de sanidad en las que autoriza a la población a empezar a darse la mano y besarse con los seres queridos[143].

---

143 https://www.ccma.cat/324/argimon-podem-comencar-a-donar-
nos-la-ma-i-fernos-petons-amb-les-persones-estimades/noticia/3124279/

Unas proclamas de este calado es autoritarismo, arrogancia y patriarcalismo. Ningún movimiento social que dice luchar contra estas actitudes, ni ningún personaje público ha denunciado este trato hacia la ciudadanía, lo cual es motivo de preocupación.

Esas políticas e infantilización llevan a que siempre se apele a la responsabilidad ciudadana e individual, pero curiosamente nunca a la institucional: gobiernos, partidos políticos, sindicatos, asociaciones científicas o colegios profesionales, tampoco a la mediática o la industrial. Ellos son los que saben, los que tienen la potestad de decidir. Los discursos políticos eran que "el virus nos iguala a todos", que "esta guerra la paramos entre todos" o que "la nación ha de estar unida", se apelaba a la solidaridad, pero no todos se han visto afectados por igual ni todos estábamos "en el mismo barco" cómo se nos intentaba convencer.

Otra de las políticas llevadas a cabo es la instauración durante un tiempo, sin ninguna evidencia científica de la imposición del carnet o pasaporte sanitario, que en algunos contextos y momentos ha rayado el *apartheid*. Desde el punto de vista médico-oficial se reconoce que también los vacunados pueden transmitir y contagiar el supuesto virus, esto anula la justificación de pedir un carnet. Algunos políticos y autoridades sanitarias reconocieron que su objetivo era presionar a la población para que se pinchara, por tanto, ha sido ha sido una forma perversa de subyugar y de autoritarismo, un hecho que ha sucedido en muchos países[144].

Una de las explicaciones al por qué una parte tan grande de la población aceptara sin resistencia o colaborando con satisfacción en todas estas imposiciones sin lógica, es con la idea que exploró Naomi Klein en su obra *La doctrina del shock* (2007). Defiende que en momentos de miedo y confusión es más fácil rediseñar las sociedades, los cambios dramáticos en una situación de normalidad no serían aceptados e imposibles de llevar a cabo, ahora se han podido imponer de forma rápida sin que el público llegue a entender lo que está sucediendo. Ha venido aconteciendo des del inicio, todo se ha llevado a cabo con celeridad, sin tiempo a la reacción y con confusión.

Otra de las políticas que se ha potenciado es atender los enfermos vía telemática, durante un tiempo, salvo casos excepcionales las visitas no eran presenciales, todavía no está del todo normalizada la asistencia

---

144 El plan de pasaportes de vacunación contra COVID-19 para presionar a indecisos - *El Diario NY*
El dilema del pasaporte covid (lavanguardia.com)
Pasaportes de vacunas, el siguiente punto político de la COVID - *Infobae*

en invierno de 2022. Para algunas personas esto ha sido un obstáculo, estaban acostumbrados a ir a su médico o enfermera a consultarle sus dudas y problemas, de golpe se sintieron abandonados y desprotegidos. A otros no les ha supuesto ningún disgusto sino un alivio.

Los niños son otro sector que ha sufrido severamente las políticas draconianas, probablemente sean los más afectados en un futuro. Algunos que ya tenían una situación familiar problemática compleja se agravó en el confinamiento. Les ha influido la educación no presencial, el sentirse separados de sus compañeros y no poder interactuar físicamente, además no todos tienen el mismo acceso a la educación online, ni las mismas condiciones en los domicilios. Asimismo, les ha repercutido las mascarillas que impiden la buena comunicación. También el miedo y la responsabilidad que se les infundió constantemente de "no mates a tu abuelo o abuela", o el frio que pasaron en las aulas con las ventanas abiertas. Todo ello a algunos les afectará en el futuro con problemas que aparecerán, algunos ya se están viendo. Sólo una sociedad infantilizada puede permitir estas políticas. La pedagoga Heike Freire, en junio de 2020, escribió una carta al Gobierno de España exponiendo el desacuerdo con las medidas se querían implementar, medidas sin justificación científica ni médica que vulneraban los derechos de la infancia. Alertaba de los problemas que podría acarrear en el futuro. Tuvo el soporte de algunos profesores y asociaciones, pero no de los *mass media,* con lo cual llegó a una parte muy pequeña de la población[145].

Con todas estas medidas el sistema sanitario y el educativo —dos de los pilares que se consideran y autoconsideran básicos—, con las atenciones virtuales han dimitido de sus roles primordiales, esenciales y humanos de que tanto alardean de estar junto a la persona enferma o los alumnos, y los han cedido a las élites y a la tecnología. El tiempo nos dirá si una parte de ellos serán substituidos por unos simples robots como se está insinuando, además, se ha empezado a hacer experimentos en el ámbito hospitalario[146], pero está en nuestras manos como sociedad aceptarlo o impedirlo. No obstante, hay que decir que la tecnología por ella misma es neutra, no es buena ni mala, lo es en tanto como se utiliza.

Esas políticas del miedo y terror constante desde el inicio están llevando a muchos problemas, también de salud mental, donde más inciden es en la clase trabajadora. Ha aumentado la violencia, los suicidios y la extrema pobreza, esto es un hecho real, a la vez que han aumentado los ricos.

---

145   https://www.heikefreire.com/2020/06/carta-abierta-coronavirus-escuela.
     html

146   Els robots entren als hospitals | Xavi Aguilar | Barcelona | Societat | *El Punt Avui*

Los servicios sociales lo han detectado, también los profesionales en los hospitales, cada vez hay más sujetos que acuden a causa de la violencia y en otros se detecta detrás del problema por el cual acuden. Seguramente solo es la punta del iceberg. En el futuro a consecuencia de todas estas políticas aparecerán muchos más. Por ejemplo, las mujeres embarazadas durante este período y que lo hayan vivido con sumo estrés algunos de estos niños van a tener problemas, sabemos que el feto percibe el entorno, en especial el estado de la madre, y le afecta.

Las medidas que se han ido tomando se nos decía que eran en base a dos aspectos, uno a partir de la ocupación de las camas de las UCI, dependiendo de ésta se aumentan o disminuyen, el otro objetivo era aplanar la curva. Este discurso una vez más apelaba al miedo y al temor a la desatención. Esta propuesta se basa en el Informe de Neil Ferguson de la Imperial College de Londres (2020):

> Las estrategias de distanciamiento social y cierre de escuelas/universidades se activan a nivel nacional cuando los nuevos casos semanales de Covid-19 diagnosticados en las UCI sobrepasan los límites establecidos en la columna Desencadenante y se suspenden cuando los casos semanales en las UCI se reducen hasta un 25% del valor de activación (pág.14).

Dicha propuesta la han seguido la mayoría de gobiernos occidentales, también el español y catalán. Según este informe se requerirían ocho veces más camas de UCI de las que la mayoría de países disponían, la exageración ha dominado una vez más.

Llevar a cabo políticas basándose en la ocupación de las camas de UCI, o cuando se dice que en las UCI hay un cierto número de enfermos por covid-19, es un asunto complejo, complicado y controvertido. En una UCI, cuando un enfermo ya tiene el alta a planta, puede estar más días porque en el hospital no hay camas disponibles para su traslado, es decir, no está por necesidad de su estado de salud. Además, muchos tienen ya el test PCR negativo, en ambos casos cuentan como enfermos covid de UCI, y no es así exactamente, con esto pasan a engrosar las estadísticas y se puede decir que hay una ocupación alta en la UCI. Lo mismo sucede en las plantas de hospitalización convencional o en los servicios de urgencias hospitalarios, donde hay enfermos que podrían ser dados de alta y no lo son por problemas burocráticos, familiares o sociales. Todo esto tampoco no es nuevo, la saturación y la lentitud de los hospitales es un problema crónico que se arrastra de hace años, se ha discutido mucho acerca de ello, y lo han tratado muchos autores en publicaciones científicas, afecta a todos los departamentos. En estos momentos se ha agudizado, por ejemplo, enfermos que ocupan una cama más días por el hecho de esperar el resultado de un test que antes no se practicaba o esperar dar el alta hasta ser negativo, aunque estuvieran bien[147].

Otro aspecto que cabe señalar es que se ha hecho una gestión policial de la crisis Covid-19 desde el inicio. En los primeros días las ruedas de prensa eran conjuntas de las autoridades del poder ejecutivo, ejército y de la policía, cabe preguntarse desde cuándo un virus se combate con el ejército o la policía. Hemos visto fumigando a sujetos del ejército enfundados en unos trajes mucho más aparatosos que las EPI de los sanitarios, a ojos de una población confusa y asustada es un factor más de terror. Otra de las medidas políticas que se tomaron, también controvertida, son los rastreos y rastreadores, la excusa era el control del virus. Con eso se quería transmitir la sensación de que se estaba haciendo algo, si llaman avisando que se había estado en contacto con un positivo se podía percibir como una protección y dar confianza, o cómo una forma de control. Todo esto no es nuevo, Castel (1986) ya sostenía que las políticas preventivas promueven una nueva modalidad de vigilancia como es la detección sistemática de lo que interese, ahora han sido los rastreos, que no dejan de ser una forma de espionaje poblacional. Añade que el sistema sanitario y los profesionales —los rastreadores en este caso— están plenamente comprometidos en el objetivo potenciado desde las estructuras del poder:

> Un riesgo no es el resultado de un peligro concreto del que es portador un individuo o incluso un grupo determinado, sino que es un efecto de la correlación de datos abstractos o factores que hacen más o menos probable la materialización de comportamientos indeseables [...]. La presencia de un conjunto o de determinados factores de riesgo desencadena automáticamente una señal. En otras palabras, un especialista, por ejemplo, un trabajador social, es enviado a visitar a

---

147 Para analizar estos aspectos se debe hacer desde la perspectiva de la medicalización que está sujeta la sociedad, desde el enfoque ideológico de autores cómo Iván Ilich. Además, ya hemos visto que muchos autores defienden y demuestran que la mayoría de las actuaciones no tienen beneficio para el enfermo, sin embargo, se ejecutan, con lo cual los colapsos en el sistema sanitario están asegurados. Hay que añadir que no todas las personas van siempre al sistema, de lo contrario el colapso sería mayor. Además, en un sistema basado en la NMG este problema desaparecería al no ser necesario tratar todos los procesos de enfermedad de la manera cómo se hace desde la medicina alopática.

la familia para confirmar o no la presencia real de un peligro a partir de la existencia probabilística y abstracta de riesgos. No se parte de una situación conflictiva observable por experiencia, sino que se la deduce, de algún modo, a partir de una definición general de los peligros que se quieren prevenir. Estas políticas preventivas promueven en consecuencia una nueva modalidad de la vigilancia: la detección sistemática" (Castel, 1986, págs. 229-230).

Las políticas llevadas a cabo, prácticamente todas han ido encaminadas a la anulación de los derechos fundamentales. No han estado relacionadas con el color político del partido en el gobierno de turno, todos los gobiernos, todos los parlamentos y cámaras parlamentarias han seguido las mismas directrices. Los discursos de los gobiernos, en especial del mundo Occidental, han sido similares en los puntos básicos, todos han apelado a la confianza, a la gestión de la crisis de la mejor manera que pueden y recalcan que todos debemos ir en la misma dirección. Esto nos debería llevar a reflexionar que quizá no son los políticos de los países quienes dictan las medidas, que ellos también obedecen órdenes. Es importante el hecho que se trata de una crisis que afecta a todo el mundo, eso refuerza que no lo podemos enfrentar cada uno por separado, todos debemos de hacer el esfuerzo conjunto. Se sigue así estimulando el pensamiento único. Todas las normas tenían el objetivo de infantilizar a la población, dictar lo que se puede o no se puede hacer, sin dar explicaciones sensatas, con recomendaciones absurdas o prohibiciones irracionales. Las políticas dictadas han sido ideológicas, no han estado basadas en la ciencia.

Una vez que se ha lanzado una idea hay un sector de la sociedad que la rechaza; pero es incorporada por una parte de la masa social, algunos la perciben como verdad, otros ven en ella una oportunidad de prestigio o notoriedad, otros como una fuente de ingresos. Así, las medidas que se han tomado a veces han tenido mucho que ver con una lucha, como si se compitiera para ser el mejor profesional, quien tenía mejores ideas, quien podía tener más protagonismo o quien era más obediente. En definitiva, quien era el campeón de la estupidez humana. Cuando se ha lanzado la bola cuesta abajo corre sola y no sabemos hasta dónde puede llegar. Se nos está diciendo desde el primer momento que "esto ha venido para quedarse", algunos *influencers* oficiales y personajes del ámbito científico lo repiten, con ello se nos induce a pensar y creer que no hay salida, que no pensemos, que no luchemos. Quizá sea solo una proclama para que sigamos obedeciendo, pero cada vez hay más personas que son conscientes de la perversidad del entramado.

Los miedos

El miedo es una emoción primaria e innata, la experimentan los animales y los seres humanos, está presente en todas las culturas. Nos alerta de un peligro frente al que debemos actuar, comporta la acción de atacar o huir, también puede paralizar. El miedo nos mantiene vivos, ya que cuando nos enfrentamos a una situación que pone en peligro la vida nos mantiene en alerta y al máximo de nuestras capacidades, permitiéndonos una respuesta adaptativa y de supervivencia. Es una emoción preprogramada, no la controlamos ante una amenaza inminente. La RAE la define: "Angustia por un riesgo o daño real o imaginario", en segunda acepción: "Recelo o aprensión que alguien tiene de que le suceda algo contrario a lo que desea". Jorge Tizón en *El poder de la por* (El poder del miedo, 2011) lo define: "Se trata, por tanto, de un síndrome o agrupación de múltiples experiencias que comprometen todo el organismo". Añade: "es un estado del organismo como totalidad, un estado que incluye la consciencia y lo inconsciente de nuestras representaciones mentales". Defiende que puede aparecer en situaciones reales y en simbólicas. Ambas desencadenan reacciones psicofisiológicas que implican fenómenos psicológicos y fisiológicos.

El miedo se convierte en algo negativo y dañino cuando se instaura de forma permanente en el individuo y aparece el miedo a todo, cuando se hace constante, es entonces cuando nos paraliza y actuamos irracionalmente, cuando no encontramos respuestas para enfrentarnos a la situación que vivimos. Lo mismo podemos decir de otras emociones como la conmoción, la confusión o la incertidumbre entre otras, nos pueden ayudar en un momento puntual, pero vivir bajo ellas constantemente se convierten en dañinas. En las redes sociales hay *influencers* que han reivindicado el derecho a tener miedo que muchos seguidores han repetido, la emoción del miedo nos sirve para sobrevivir, pero reivindicar el derecho a tener miedo permanente que nos bloquee, sólo se puede hacer desde la ignorancia o la mala fe.

El miedo se ha estudiado desde varias disciplinas de las ciencias sociales. La filósofa Denise Jodelet (2011) defiende que hay de dos tipos: los parciales y los totales. Los parciales son los que emanan de peligros que están localizados, y los totales tienen la máxima expresión en la muerte, ya que representa el final de todo, es el vacío total. Para Boscoboinik (2016), además de los miedos individuales hay los colectivos cuando se comparten preocupaciones y ansiedades en una comunidad:

> Cuando los miedos colectivos conducen a acciones sociales, como identificar un responsable o un culpable, se convierten en miedos

sociales. En otras palabras, la instrumentalización de los miedos colectivos los transforma en miedos sociales (pág. 123).

De acuerdo con lo que sugiere Boscoboinik, nos explicaría los señalamientos que se han hecho hacia los sujetos por no llevar mascara o no inocularse, el miedo colectivo conduce a buscar un culpable para la tranquilidad del grupo.

Los miedos han acompañado siempre en momentos como las epidemias o las grandes crisis. En el siglo XXI hemos vivido varios episodios que se ha instigado al miedo: el ántrax, el virus del Nilo, el SARS, la gripe aviar, también el colapso financiero o el ataque de un grupo terrorista. Siempre hay algo con lo que aterrorizar y diezmar a la población. Unos años antes lo había sido el sida, aún es un tema que colea. La diferencia con este momento es que la instrumentalización del miedo ha alcanzado las cotas más altas que nunca imagináramos, nos ha afectado a todos de una u otra forma. Hemos visto que antes de declarar el estado de alarma ya se apelaba el miedo terrorífico a un virus, una amenaza, a algo desconocido que nos podía llevar potencialmente a la muerte. En este sentido, Axfors y Ioannidis (2021), defienden que los datos que se dieron en un primer momento sobre las consecuencias fatales que podía tener la pandemia, especialmente en los mayores, condujeron a la diseminación del miedo de forma rápida y sin ningún argumento científico.

El miedo a un posible contagio y enfermar ha sido el elemento fundamental, el hilo conductor durante este tiempo. Se nos decía que el virus estaba por todas partes, en los plásticos, en las botellas de cristal, en las superficies de cualquier sitio, en los botones de los ascensores, en el dinero —había que pagar con tarjeta—. Muchos han llevado guantes, además de las mascarillas y el gel hidroalcohólico, siendo una ganancia más para las industrias a costa de unos ciudadanos sumidos en el pánico. Pero en marzo de 2020 se nos indujo con fuerza un miedo que sabíamos que existía, aunque estaba aletargado, es el miedo al aire que respiramos. Con el miedo al aire uno siente la inseguridad e indefensión total, no hay escapatoria posible, esa seguridad que necesita el hombre queda abolida. Otras veces ya nos habíamos protegido con las mascarillas, pero la intensidad desatada ahora sobre el miedo a respirar no tiene parangón en otro momento.

Sabemos que el aire es un fluido compuesto de infinidad de moléculas invisibles que se mueven de forma aleatoria, inhalamos el aire del ambiente y exhalamos el de nuestros pulmones. Por tanto, la persona supuestamente infectada junto el aire exhala las partículas virales, quedan flotando en el aire y se dispersan, por tanto, nos pueden alcanzar, inhalarlas y contagiarnos. Este mensaje se ha repetido insistentemente. Ante esto poco puede hacer el individuo, es imposible protegerse, hay que apartarse lo más lejos posible de los otros para no inhalarlas, y todavía no se está seguro. Se recalca que un infectado exhala cada vez que respira las partículas virales y que hay más probabilidad cuando se habla alto, se chilla, se discute, se canta o se hace ejercicio, o que en los espacios interiores hay mayor acúmulo.

El miedo al aire que respiramos ha sido la piedra angular durante todo este tiempo. Si el virus se transmite por el aire, el simple, básico y necesario hecho de respirar para mantener la vida, se convierte para-dójicamente en aquello que nos la puede quitar. El aire es esencial para la vida, no podemos dejar de respirar. En la transmisión por el aire el pánico es mucho mayor, el aire de ninguna forma se puede controlar o evitar, el aire supuestamente contaminado llega a todas partes. Podríamos evitar, hasta cierto punto, algunos alimentos, bebidas u otros aspectos, pero el aire es totalmente imposible, no disponemos de ningún meca-nismo. Ningún miedo es tan efectivo y poderoso para causar terror en una sociedad como el aire que otros lo han contaminado y nos puede alcanzar e infectar. Por un lado, se nos instiga el miedo al aire como algo que no podemos evitar, por otro lado, la idea que podemos evitar el contacto con una partícula viral que va por el aire, una contradicción más, si va por el aire no se puede evitar. El hombre necesita seguridad, y con este miedo está en la más absoluta inseguridad e indefensión, nada lo presuponemos tan potencialmente peligroso como ese aire conta-minado. Si la teoría del contagio fuera tal como la tenemos integrada, deberíamos preguntarnos porque no hemos enfermado muchísimos más, especialmente los sanitarios, por la total imposibilidad de aludir el contacto con las partículas virales dispersas en el aire. Los que atendíamos enfermos, a menudo en los cuidados estábamos literalmente pegados a ellos, exhalaban sobre nuestro cuerpo un acúmulo de partículas virales que se supone que tenían que ser en una concentración altísima dada su gravedad, desde la teoría médico-vírica. Las inhalábamos directamente y se depositaban en la cara, el cuello o pelo. Todo esto nos debería llevar a una reflexión profunda.

Los que conocemos las Cinco Leyes Biológicas sabemos que si se pone el foco en un aspecto —como ahora se ha centrado en el pulmón y la asfixia—, se provoca el problema en el punto escogido y deseado. Es decir, se pone el foco donde se quiere crear el problema, y nada puede ser tan efectivo como la respiración para entrar en pánico a morir o sentirse amenazado. Poner el foco en la respiración tal como se ha hecho no es casualidad, la respiración es sinónimo de vida, por esto todas las culturas y todas las meditaciones ponen el foco en ella.

Una vez se ha provocado el miedo y la incertidumbre, junto con las informaciones confusas, tenemos el caldo perfecto para que cada uno centre su atención en la información que más se adecúe a sus conocimientos y creencias. Antes decíamos que los pensamientos actúan sobre nuestro cerebro y ayudan a crear realidad a través de la sugestión, actuando de efecto placebo o nocebo. A una persona ya asustada decirle que es un enfermo de Covid-19 no le va a favorecer, el solo hecho de comunicárselo puede llevarle a un impacto. Su mundo simbólico hará sus interpretaciones y las consecuencias de lo que le puede suceder en el futuro, pudiendo entrar en un miedo irracional a enfermar y morir, cuando estaba sano. El hombre es un ser inseguro *per se*, y ante tal alud de informaciones que inducen al espanto y ante las cuales no es fácil discernir, necesita certezas. Entonces pide control para sentirse seguro, control no sólo para él, sino para todos los demás. Ese control le lleva a más alienación y a dejar de pensar, dando más poder a los que considera expertos. Con el terror y miedo a la muerte instigado constantemente, aflora la emoción más primitiva del ser humano como es el instinto de la supervivencia y el miedo a la muerte, llevándolo a actuar de forma que con serenidad no lo haría. Cuando estamos atrapados en el pánico constante nos paraliza e impide el razonamiento sereno, nos anula la capacidad de pensar, proyectamos nuestros miedos sobre los demás. Sabemos que el miedo baja la energía y la vibración, la biología se contrae.

El miedo ha sido el elemento clave en que se ha sustentado todo. Se ha instigado desde el sector oficial deliberadamente. También desde el sector crítico con buena intención, quizá sin ser consciente en muchas ocasiones, en otras quedan dudas. Todo ello no ha contribuido a la serenidad y paz necesarias. Hay innumerables ejemplos, uno es que durante un tiempo el relato era que los bastoncitos para las pruebas PCR podían llegar hasta el cerebro difundiéndose fotos, anatómicamente es imposible —por yatrogenia se pueden hacer perforaciones— pero ese es otro asunto. También se aseguraba que introducían substancias tóxicas que darían positivo en el test y nos enfermarían, sin aportar pruebas. Esos bastoncitos son los que hemos usado siempre los sanitarios para hacer todo tipo de frotis, que ahora se les haya añadido una substancia es algo que no se puede afirmar alegremente, siendo un factor más que ha contribuido a la paranoia.

Todo se ha orientado a como si estuviéramos frente a un desastre o apocalipsis, lo cual ha conducido a que más personas consulten los servicios sanitarios por miedos y ansiedad, se da tanto en los que creen firmemente en la versión oficial como en los que disienten. Hay personas que hacen una consulta y en la orientación diagnóstica reza "ansiedad", ello les irrita, pero probablemente la haya, cuando la ansiedad es alta provoca síntomas psicológicos y fisiológicos. A veces no se está dispuesto a reconocer que hay ansiedad y miedo, lo cual es un obstáculo. Otras veces puede ser un diagnóstico incompleto, además de la ansiedad puede haber otro problema. Hay que tener en cuenta que la medicina alopática desde su paradigma, a veces no puede dar un diagnóstico por el hecho que hay unos síntomas inconexos o carecen de relación entre ellos, y los considera sin importancia bajo su perspectiva. En estos casos se puede decir que hay ansiedad porque la hay, pero puede ser un diagnóstico parcial, esto hace que la etiqueta de ansiedad se pueda convertir en un comodín perfecto para la medicina alopática. Cuando sucede esto el problema no radica tanto en el profesional médico como en los fundamentos de la propia medicina.

Instigar y acudir al miedo es algo antiguo en los sistemas y profesiones sanitarias, está relacionado con el paternalismo y el autoritarismo. Los miedos forman parte de los espacios asistenciales, los sanitarios se apoyan en ellos de forma inconsciente unas veces, en otras de forma consciente, para alcanzar unos fines que erróneamente se cree que son los mejores para el enfermo, asimismo para fines profesionales o personales (Prat, 2020). Además, las informaciones que se dan a los enfermos tienden a exagerar los datos hacia la parte negativa, suelen ir acompañadas de estadísticas frías e insensibles que no tienen necesariamente que cumplirse, o se han elaborado tendenciosamente hacía unos determinados fines e intereses. Los sanitarios de todas las categorías en sus interacciones con los enfermos transmiten su cosmovisión del mundo, de la salud y la enfermedad. Todos dan consejos bien intencionados, pero bajo su visión particular, y pueden influir decisivamente sobre los enfermos y familias, los sanitarios se pueden apoyar en una fuente o en sus experiencias, también en sus creencias personales. Es aquí donde radica la cuestión, un profesional con ansiedad y miedoso transmitirá esos miedos, tenderá a dar consejos orientados al temor y al miedo, uno más tranquilo y con una visión amplia tenderá a darlos de forma más sensata y cuidadosa, y uno que tenga conocimientos fuera del campo médico puede aconsejar en más opciones. Sabemos la importancia que las palabras tienen sobre nuestro pensamiento y como nos pueden influir, en cambio, en la asistencia es común recalcar los aspectos negativos y perjudiciales.

En las sociedades siempre hay un miedo por el cual hay que temer, antiguamente era el miedo al demonio, ahora se ha trasladado el miedo a un virus. Son dos miedos que no podemos observar directamente, sólo a través de lo que nos han contado y hemos creído, no podemos observar directamente ni al demonio ni al virus. Además, los miedos se nos inculcan ya desde el momento de nacer —incluso antes, en el embarazo el feto percibe qué siente y qué habla su madre—, en la infancia, en la familia, en la escuela, en la universidad, todos hemos estado educados en él, aunque no lo reconozcamos. Así, la creación de un enemigo a batir es esencial para alcanzar los fines que se persiguen, en este caso el virus; Sumalla *et al.* (2013) lo destacan en el campo del cáncer de pecho en las mujeres, cómo este hecho lleva a ejercer poder sobre ellas y considerarlas supervivientes toda su vida las que se recuperan.

Los miedos han sido constantes y en todas partes, ha habido una psicosis social y una hipocondría colectiva del miedo a todo, miedo al virus, miedo a las PCR, miedo a las vacunas. La gente se ha sentido acorralada y enjaulada. El *algo hay*, pronunciado tantas veces ha sido el mayor triunfo, que todos pensáramos que había *algo desconocido* que no podíamos controlar y nos podía enfermar y matar, viniera de un lado o de otro, con fundamento o sin. No obstante, este *algo hay* no se apunta hacia los máximos responsables de las políticas llevadas a cabo o el papel de lo *mass media*, tampoco se dirigía hacia el miedo y terror. El miedo siempre se ha usado para someter a la población hacia donde convienen los intereses de quienes dominan. Es terriblemente poderoso, y quienes lo han utilizado y propagado lo han hecho de manera excepcional hacia sus intereses, se han beneficiado del conocimiento de las Cinco Leyes Biológicas, sin duda.

Además, durante todo este tiempo de crisis Covid-19 se nos han ido acumulando miedos: al virus, a la guerra de Ucrania, al hambre por desabastecimiento de productos, a una crisis energética, una crisis económica descomunal, a los efectos exagerados y controvertidos del cambio climático, miedo a una posible explosión o guerra nuclear. Para otros, el miedo a los efectos adversos catastróficos de las vacunas, miedo para ellos o para los demás. También se ha relacionado un factor que se da muy poco en la población presentándolo como dramático, y que todos lo podemos padecer en cualquier momento. Lo que no se suele hacer es decir el número el número de afectados de la misma enfermedad que se detectaban antes, que puede ser el mismo o incluso inferior, con lo cual el pánico está servido otra vez. Se ha creado una sociedad basada en el miedo, no hace falta que todos tengamos los mismos miedos, pero sí que todos tengamos miedos.

El miedo ha sido el elemento básico para la creación de la necesidad de saber si se tenía la Covid-19, para ello han sido determinantes los test. Como se ha dicho, en los primeros momentos para dar ejemplo se lo realizaban los políticos anunciando que eran positivos, sucedía al mismo tiempo que no había para la población. El hecho que no se tuviera acceso en un momento que se vivía altamente crucial y dramático, junto con las noticias constantes de las muertes y de imágenes que inducían a más terror, tenemos los ingredientes para entrar en pánico si nos aparece un síntoma común como fiebre o tos. Esto contribuyó al deseo irremediable de hacerse el test, al no haber disponibilidad incrementó el miedo y la necesidad, a la vez que la indignación y el pánico a estar enfermo de covid sin saberlo. Crear esa necesidad, en un momento clave, ha sido un factor decisivo para que se mantuviera durante todo el tiempo. Cuando se ha creado una necesidad es difícil desprenderse de ella, en especial si toca algo tan sensible como el temor a perder la salud y la vida.

Cabe preguntarse en qué se habría notado durante todo este tiempo que había una pandemia si no hubiera sido por las mascarillas que se han visto en todas partes, y sin los test. Todos los bailes de cifras con que nos han machacado han sido por unos test de dudosa credibilidad y fiabilidad. Sin que la gente se hiciera test y sin ver continuamente personas con mascarillas no se habría podido hablar de pandemia. Esta crisis covid-19 se ha sustentado básicamente en los que han dado positivo a las PCR que los han denominado casos, y no en los que presentaban clínica. La gran mayoría de los que han llamado casos, y se han presentado como enfermos, eran sujetos sanos y asintomáticos. Los que han dado positivo a un test PCR se les ha contado como un nuevo caso, como un nuevo enfermo, aunque estuvieran sanos, que la gran mayoría lo estaba. Los datos del número de contagios asociándolos a enfermos y mostrarlos continuamente en pantalla, junto con el número de muertes añadiendo siempre la palabra *más*, ha sido un elemento importante de preocupación y alarma. Por esta razón, y conviene subrayar, que, sin los test no se habría podido hablar de pandemia, de riesgo de rebrote, de incidencia acumulada, de índice de crecimiento potencial o de tasa de reproducción. Además, el hecho de realizarse muchos test se sabía de antemano que habría muchos positivos, esto está en consonancia con la definición de pandemia que necesita de este factor para sustentarse en el tiempo, si los casos desaparecen los argumentos para mantenerla viva también. Todavía hay otro aspecto que pasa desapercibido, cada vez que aparece una nueva variante con celeridad se nos informa del porcentaje de los nuevos casos ¿son datos fiables? ¿los detectan los mismos test o son nuevos?

La explicación al porqué de ese exceso de test, por un lado, hay que encuadrarla en el miedo inducido que todavía tienen algunos sujetos a contagiarse y enfermar, también en la sensación de riesgo que se ha potenciado a lo largo de décadas que ahora ha tenido su punto culminante. Por otro lado, está en la cultura del "consumismo" y la "inmediatez" que domina en la sociedad que nos ha llevado a quererlo todo al momento, lo cual es otra una necesidad creada. Esos hechos ya se venían dando en el sistema sanitario, aparece un problema y se acude rápido que el profesional te diga lo que tienes, y si en un servicio no satisface la respuesta se va a otro, ha de ser siempre todo en el momento. Una vez más, hay que decir que no toda la población ha llevado a cabo esas prácticas, muchos no se han hecho un test voluntariamente, sólo por obligación.

REPRESENTACIONES, SIMBOLISMOS Y VIVENCIAS

Sólo después de encontrarme a mí mismo puedo ayudar a los otros.
Y si he de ayudar, he de tener comprensión completa
y, sobre todo, amor infinito.
KRISHNAMURTI

No vemos las cosas como son. Vemos las coses
como somos nosotros.
CONFUCIO

Cuando alguien quiere la salud, primero hay que preguntarle
si está dispuesto a suprimir las causas de su enfermedad.
Sólo entonces es posible ayudarlo.
HIPÓCRATES

Durante este tiempo hemos vivido en un océano de simbolismos, vivencias y sensaciones, muchas han sido compartidas, otras menos, cada uno conforme sus conocimientos, sus creencias, sus miedos o sus expectativas. Un colorido que merece dedicarle un poco de atención.

Simbolismos, eficacias y efectos placebo y nocebo

Los símbolos ejercen una gran influencia, aunque no seamos conscientes, y sin darnos cuenta que los vemos. La RAE los define como: "Elemento u objeto material que, por convención o asociación, se considera representativo de una entidad, de una idea, de una cierta condición, etc.", en primera acepción, y en tercera: "Representación gráfica invariable de un concepto científico o técnico, constituida por una o más letras u otros signos no alfabetizables, que goza de difusión internacional, y que, a diferencia de la abreviatura, no se escribe con punto pospuesto"[148]. La simbología en concordancia con esta definición ha sido abundante durante esta crisis, ha destacado por encima de toda la imagen del virus. Se han convertido también en símbolos las EPI de los sanitarios, las imágenes de ambulancias, los respiradores, los enfer-

---

148 https://dle.rae.es/s%C3%ADmbolo?m=form

mos intubados y llenos de tubos, los test, los ataúdes, los códigos QR, las mascarillas y las jeringas de las vacunas; unos han tenido más fuerza en un momento y otros en otro. Los símbolos tienen eficacia, cuando los vemos de forma inconsciente los relacionamos a un contexto que nos puede ser indiferente, asociarlo con algo positivo y bueno o con algo negativo y malo, ahí está la clave. Durante estos tres años, los símbolos y las imágenes que hemos visto continuamente se han relacionado con lo malo, lo negativo y lo perjudicial, con la enfermedad y la muerte.

Se tiende a creer que, en un mundo dominado por la tecnología la eficacia simbólica no tiene cabida, y menos en el ámbito médico sanitario —que concierne a las sociedades primitivas—, nada más lejos de la realidad. El antropólogo Claude Lévi-Strauss (1987) escribe:

> Estas imágenes, esculpidas en materiales prescritos que les otorgan eficacia, representan los espíritus protectores que el chamán convierte en sus asistentes y cuyo grupo encabeza conduciéndolos hasta la mansión de Muu (Lévi-Strauss, 1987, pág. 211). La eficacia simbólica consistiría precisamente en esta 'propiedad inductora' que poseerían, unas con respecto a otras, ciertas estructuras formalmente homólogas capaces de constituirse, con materiales diferentes en diferentes niveles del ser vivo: procesos orgánicos, psiquismo inconsciente, pensamiento reflexivo (Lévi-Strauss, pág. 225).

Lévi-Strauss estudió la eficacia simbólica en el contexto del chamanismo en América Latina, en los actos rituales que practican los chamanes para las curaciones. La eficacia de estos rituales se ha relacionado con el efecto placebo. El efecto placebo también lo conoce nuestro mundo sanitario, aunque no se le da importancia. Sin embargo, en el caso que nos ocupa, la crisis Covid-19, la relación de la eficacia simbólica es con el efecto contrario: el *nocebo*. En los dos casos se requieren los mismos elementos para lograr la efectividad. Para ello Lévi-Strauss señala que son necesarios elementos como el poder de la palabra, la forma sugestiva de imponer y la forma de ejercer el poder mediante los instrumentos y las personas, los cuales actúan en la relación entre curador y enfermo. Una relación en que, los gestos, la indumentaria, los espacios y las palabras toman significado y propician la curación. También ha de haber unos preliminares bien implantados, como son los equipamientos de los lugares, la riqueza de detalles y las palabras que se desean escuchar. La eficacia que describe Lévi-Strauss apela a la fe para entender los fenómenos de la cura ritual, se cura un problema real a través de un simbolismo, pero es necesario que sea compartido por todos los actores: el especialista que realiza la cura —sea chamán, médico alópata, curandero u otro terapeuta—, por el enfermo y por el grupo social. Otros autores han relacionado la eficacia simbólica con el efecto placebo, para el antropólogo David Le Bretón (1999) lo que la medicina entiende como efecto placebo es la eficacia simbólica que actúa como una palanca terapéutica que opera en el centro del vínculo social. El médico y antropólogo Byron Good (1994) ve el proceso de enfermedad como un "síndrome de experiencia", en el cual se comparten palabras, experiencias y comportamientos. El antropólogo James Dow (1986) sostiene que la curación simbólica forma parte de una estructura universal que comparten curador y enfermo.

Todos los elementos que citan estos autores se dan en nuestro sistema sanitario para lograr la efectividad a través de los tratamientos, incluido el efecto placebo. Pero en este contexto de la Covid-19, todo este potencial —toda esta eficacia simbólica—, se ha dirigido en sentido opuesto: en el efecto nocebo, el cual ha contribuido directa o indirectamente, con más o menos fuerza a enfermar en muchas personas. Así, el hecho de ver la imagen del virus constantemente y encabezando todos los *mass media*, las imágenes de profesionales enfundados en las EPI, los respiradores, los enfermos en las camas de UCI llenos de cables y tubos, las mascarillas, las jeringas, también palabras cómo pandemia, enfermedad, casos, muertes o amenaza, junto con el lenguaje no verbal, ha potenciado esta eficacia. Además, estas imágenes las hemos visto en carteles en las calles, en los supermercados o en los transportes, en ningún lugar nos hemos escabullido de observarlas visualmente o de oírlas.

En el campo médico son conocidos los efectos "placebo" y "nocebo", pero ¿qué son exactamente estos efectos? Por efecto placebo se entiende cuando se produce una mejora en la salud a partir de una substancia, un medicamento o una práctica que se presupone que no deberían producirla. El efecto nocebo hace referencia a una práctica o medicamento que debería producir efecto positivo y beneficioso y no lo produce, o que su efecto es perjudicial sin que debiera serlo, es decir, aquello que nos produce malestares que no los debería producir o no hay justificación. El efecto placebo tiene efectos positivos sobre la salud, en cambio en el nocebo tienden a ser perjudiciales. El efecto placebo se conoce desde muy antiguo, la Biblia nos dice "tu fe te ha sanado", la fe es tener la certeza que va a suceder lo que se espera, es una posible explicación a las curaciones que se producen acudiendo a santuarios u otros lugares de culto religioso. También expresamos "hay que tener fe en la ciencia", admitimos que la ciencia sola no siempre cura, que la fe ayuda.

Los efectos placebo y nocebo los profesionales asistenciales lo conocemos muy bien en la práctica diaria en el campo del dolor. En ocasiones cuando a un enfermo se le administra una medicación y él cree que es el analgésico le cede el dolor —y a veces de forma muy rápida—, en este caso ha actuado el efecto placebo. Otros requieren de mucha analgesia y no les cede, entonces ha actuado el efecto nocebo. Esto los profesionales asistenciales lo podemos corroborar muy a menudo, y nos debería llevar a la duda que solamente sea en el campo del dolor o que abarque muchos más. En este sentido Forcades *et al.* (2007) defienden que en la práctica clínica muchos profesionales lo utilizan, y que a pesar de las controversias siguen utilizándolo. También se utiliza en el campo de los ensayos clínicos, sabemos que muchos enfermos del grupo que se les ha administrado placebo mejoran[149]. También se ha utilizado en el campo quirúrgico con éxito[150].

El efecto nocebo, en este caso del Covid-19, actuaria o potenciaría el hecho de pensar o tener la certeza que un microbio o virus nos va a contagiar a través del contacto con otras personas, algo que se nos ha inculcado desde la infancia y grabado a fuego en nuestro subconsciente. Esto nos crea sugestión, y si aparece el momento oportuno de una circunstancia individual será un factor que actuará con fuerza. Ahora se ha añadido la fuerza potente del contacto y contagio por el aire. Asimismo, se sabe que el umbral de tolerancia a un problema no es el mismo en todas las personas ante la misma situación ni en todos los momentos. En esta coyuntura en que estamos inmersos, insistir continuamente en aspectos negativos y dañinos contribuirá a disminuir el umbral de la tolerancia hacia aquello

---

149 El efecto placebo se utiliza en el campo de la investigación clínica, en los ensayos clínicos se compara la efectividad de un medicamento con un placebo, estos trabajos están diseñados en doble ciego, en que ni el profesional ni el enfermo saben lo que se le está administrando, si es un placebo o es el medicamento a probar. En los resultados que se obtienen la diferencia en la eficacia entre un grupo y otro a menudo es mínima, y en algunos incluso es mayor en el grupo placebo, lo cual es un motivo para que las industrias oculten los resultados tal como denuncian muchos autores que hemos visto.

150 En este campo es interesante el trabajo de Moseley *et al.* (2002), en que realizaron un estudio en intervenciones quirúrgicas de rodilla, lo dividieron en tres grupos, en un grupo rebajaron el cartílago dañado, en otro solo se hizo una limpieza de la articulación, y en el tercer se hizo una falsa cirugía, realizaron una herida e hicieron ruidos con los instrumentos como si fuera una cirugía real. Su sorpresa fue que los tres grupos mejoraron en los mismos porcentajes, los enfermos no supieron en que grupo participaron hasta pasados dos años.

que nos preocupa. Sabemos que dar optimismo y esperanza puede ayudar en el restablecimiento de una enfermedad, lo mismo puede suceder en caso contrario. Así los profesionales, ¿podemos estar seguros que un enfermo no empeora si le insistimos en un aspecto perjudicial, pero que no podemos asegurar que se vaya a cumplir o que le vaya a afectar?

Todo el lenguaje de los *mass media* y estas imágenes que hemos visto por doquier se han orientado para que influya en el pensamiento y las creencias, llegando a cambiar las convicciones en algunos casos. En este contexto, ¿podemos asegurar que todo esto no ha tenido eficacia pero enfocada en el efecto nocebo? Es decir, ¿podemos asegurar que todos esos simbolismos y palabras expuestos continuamente y de forma punzante ante nuestra vista y oído, no han contribuido poderosamente a enfermar si se han dado las circunstancias personales en algún momento? Todo ello ha llevado al miedo, al estrés continuo, a la inseguridad y la confusión y generando impactos, con lo cual haciéndonos más manipulables.

En el campo de la lingüística, es interesante la aportación de Carme Jiménez Huertas (2019). Jiménez subraya que los humanos estamos hechos primordialmente de lenguaje —es algo innato en nosotros— y la importancia que ejercen las palabras, lo cual es una herramienta que utilizan los terapeutas, pero también los publicistas y las élites como mecanismo de control y poder. Sostiene que las imágenes visuales se gravan en el cerebro con mucha más facilidad que las palabras. En consecuencia, la repetición del lenguaje acompañado de las imágenes afianza una creencia, en este caso en el virus y en la pandemia. Sabemos que el cerebro no distingue entre realidad y ficción, por lo que, una vez tenemos la creencia consolidada, cuando nuestra mente vea las imágenes o escuche las palabras referentes a la pandemia se nos disparara otra vez el miedo y el estrés. Carme Jiménez nos dice: "No analizamos las palabras con la razón, sino que las procesamos con las emociones". Ahí pueden estar algunas de las claves que llevaron a personas a enfermar cuando decían "yo sólo con ver las imágenes o escuchar la palabra *covid* ya me pongo enfermo". En ocasiones son expresiones retóricas, pero no siempre es así, con tanta insistencia en algún momento son susceptibles de hacer saltar la chispa del impacto que lleve a la enfermedad. Asimismo, antes hemos visto que Lipton en el campo de la biología explica que los pensamientos alteran la función celular. Además, con el solo hecho de observar ya estamos modificando la percepción de la realidad. Entonces, ¿podemos estar seguros que poniéndonos la mascarilla con miedo o con esperanza o vacunándonos con miedo o con esperanza, no estamos modificando la realidad hacia un lado u otro?

Otro tema de interés son los ritos, lo mismo que sucede con las eficacias simbólicas, en nuestra sociedad realizamos rituales sin ser conscientes, asimismo creemos que pertenecen al "mundo primitivo", también nada más lejos de la realidad. Los ritos son entendidos como las prácticas que realizamos ante costumbres laicas o religiosas. En este apartado vamos a poner en relación los rituales de las protecciones que se han llevado a cabo —que hemos visto en los apartados anteriores—, con la propuesta de Mary Douglas en *Pureza y peligro* (1966) en el campo de la acción simbólica, se trata de un análisis sobre las ideas de tabú, suciedad y contagio[151]. Unas relaciones que en este momento lejos de ser obsoletas son más actuales e interesantes que nunca. La autora realiza un análisis en el campo del simbolismo centrada en las nociones de pureza y peligro; las relaciones que se establecen entre tabú, contaminación, higiene, suciedad y peligro. Douglas demuestra que la higiene y suciedad implican orden o desorden, y todas las sociedades realizan una serie de rituales con el fin de darle solución, sostiene que todos universalmente denostamos la suciedad, que en todas las sociedades se hacen clasificaciones y se emplean ritos de contaminación. Sin embargo, señala que la tolerancia a la suciedad o la higiene depende de las clasificaciones que se hagan en cada cultura, que varían de una a otra. La suciedad como la conocemos equivale a desorden; la santidad y la pureza se hallan en el polo opuesto, en el lado sagrado. Douglas defiende que "la suciedad como tal no existe, nada es sucio fuera de un sistema de clasificación particular en el que no encaja", y que las ideas de pureza e impureza que se dan en un pueblo son parte de un todo mayor. La autora para realizar el análisis del concepto de pureza e impureza se basa en diferentes culturas y concluye que en todas es importante para mantener la existencia de sus estructuras sociales. La clasificación está en la base de toda organización humana ya que clasificar es organizar. Hay elementos comunes entre las culturas, pero cada una pone acentos en aspectos distintos. Para la autora ninguna clasificación se puede comprender aislada del contexto cultural en que está enmarcada, se debe integrar su significado en su marco estructural.

Atendiendo las aportaciones de Douglas se puede entender y dar una explicación a algunos comportamientos y rituales que se han llevado a cabo durante este tiempo. Sabemos que las partículas virales se propagan por el aire y que es imposible evitar el contacto por más barreras que ponga-

---

151 Mary Douglas cuenta que escribió este libro después de su experiencia de estar en cama una semana por una enfermedad contagiosa en la década de 1950.

mos. Se depositan en cualquier parte de nuestro cuerpo o las inspiramos directamente, sin que lo podamos impedir. Utilizar una mascarilla no va a evitar nuestro contacto con dichas partículas, sin embargo, llevarla puesta es importante ante la creencia simbólica que nos va a proteger de las partículas virales, nuestra mente consciente necesita de este ritual para tranquilizarnos, lo cual lleva a la protección simbólica. Antes veíamos que a veces la dejamos encima de una mesa, se come y se respira a su lado, eso para muchos tampoco tiene importancia, ni tan siquiera se han percatado de ello, ya se ha cumplido con el ritual de llevarla puesta cuando era debido; otros no creen en todo este desorden, con lo cual no tienen cuidado en este punto. Otros la guardan cuidadosamente dentro de una bolsa y se vuelve a utilizar, pero esta bolsa se maneja con las manos y con las manos nos tocamos la cara o la boca, no obstante, el ritual de separación en el momento preciso ya se ha ejecutado. En otros el cuidado ha sido obsesivo en todo momento. Otros han llevado mascarillas hechas de ganchillo o media, creer que se está protegido de un virus con una de estas mascarillas es un claro ejemplo de creencia ciega y de eficacia en un ritual. Si le sumamos los que hemos estado al lado de enfermos, o pegados a ellos, con una supuesta carga viral altísima, todavía las dudas acerca de la eficacia de llevar una mascarilla deberían ser mayores —además, los profesionales las manejábamos y utilizábamos varios días al inicio—, pero el ritual ya se ha cumplido. Es decir, una mascarilla que la parte exterior que se supone que están los virus que otros han exhalado, la manejamos con las manos y con las manos nos tocamos la nariz y boca, sin embargo, creemos que nos protege. Esto nos aporta el orden y la tranquilidad necesaria. Los cubrebocas, sean las mascarillas o una tela sobre la nariz y boca, que dejan pasar el aire por todos lados han logrado un estatus de dogma de fe en la protección de partículas virales suspendidas en los aerosoles.

Hay una eficacia que han tenido las mascarillas que ha sido real, no ha sido simbólica y nos ha pasado desapercibida, es la de tener la boca tapada. Con las mascarillas puestas hemos interactuado y hablado menos, al hablar no nos entendíamos bien y la comunicación se hacía más difícil. Esto nos ha alejado y contribuido a la distancia social. Las mascarillas han cumplido el simbolismo real de tener la boca cerrada, lo cual significa admitir que tú no tienes nada que decir, aceptas no hablar, aceptas callar. Llevando la cara y la boca tapada por las mascarillas obedecimos las órdenes que nos daban quienes hablaban sin mascarillas y con la cara descubierta, por ejemplo, los presentadores de las televisiones o los políticos, así se aseguraban que se entendieran los discursos y las órdenes que dictaban —quizás también nos estaban mostrando que no todos pertenecemos a la misma casta.

Otro ejemplo de ritual son las láminas de plástico para separar el cliente del trabajador que muchos comercios tienen, que no llega al techo ni se extienden por los lados, donde los aerosoles circulan libremente, tienen un agujero para intercambiar objetos o dinero que ambos tocan con las manos que pueden estar, supuestamente, contaminadas. Lo mismo ocurre con las protecciones corporales de los centros sanitarios, tanto si son las auto confeccionadas como las EPI. Ningunas podían ser seguras desde el punto que hemos expuesto del virus, en ambos casos había la posibilidad más que plausible que te tocaras alguna parte del cuerpo. Además, el cuidado que los sanitarios tenían al vestirse o desvestirse, era más simbólico que real, por la imposibilidad de realizarlo de forma que no se toque nada supuestamente no contaminado. Asimismo, hay que recordar que la normativa cambió rápido y las protecciones pasaron a ser simples. Es decir, una parte del ritual se dio por finalizado.

Todos estos ejemplos los deberíamos contemplar como rituales de eficacia simbólica más que de efectividad real y protección. En todos estos casos, las mascarillas, las protecciones corporales, los guantes o las separaciones de un metro y medio han cumplido su función, que no es otra que la del ritual simbólico y separación entre lo "supuestamente" sucio y lo sagrado; entre el orden y el desorden; entre el mundo del mal y el del bien. Ponernos una protección equivale a habernos separado y protegido del mundo sucio y nos hemos acercado al mundo simbólico de lo sagrado, el cual nos ha protegido. Llevar la protección bien o mal puesta puede ser secundario, para algunos no importa si se ha hecho bien o mal conforme las normas —no se han dado cuenta de cómo lo hacían—, lo que importa es haber cumplido simbólicamente con los rituales en el momento preciso. Para otros ha sido imprescindible llevar la máscara o la protección corporal bien puesta, o incluso dos, el grado de umbral para tolerar, en este caso la suciedad, no es el mismo en todos. Mientras que unos se han aferrado con obstinación al ritual, creían en él y en su obligación, otros han dudado, y otros no se han creído todo este embrollo, pero lo han ejecutado mínimamente por los problemas que puede acarrear, por eso su menor cuidado con las mascarillas o protecciones. Para los que tenía pleno sentido cumplir el ritual de la protección, ejecutándolo se ha puesto una barrera imaginaria y simbólica entre la suciedad y el desorden, por un lado; y la pureza y el orden por otro. Esto es lo que daba la seguridad y la tranquilidad que necesitamos para vivir, al subconsciente ya se le había enviado la orden correcta, además, permite seguir formando parte del grupo sin temor de ser señalado o rechazado. En todos los casos el ritual ha cumplido su función cuando la normativa social lo exigía para mantener el orden dictado.

No seguir la normativa para algunos es cruzar una línea prohibida, en la cual se puede contraer alguna condición inmunda. El hombre se siente rodeado de toda clase de peligros que no llega a comprender, son enemigos invisibles y misteriosos, con lo cual surge el deseo de aplacarlos sea con la mascarilla, la distancia o la vacuna. Con estos ejemplos que hemos visto sobre contaminación y protecciones, de acuerdo con las tesis de Mary Douglas, los rituales han cumplido su función en nuestra sociedad delimitando los supuestos peligros y han puesto barreras, también nos han mantenido callados y alejados. De la misma forma que sucede en todas las sociedades, también en la nuestra, tenemos prejuicios y normas, y los rituales funcionan como fuerza coercitiva para los individuos al marcar los peligros de quebrantar las reglas y mandatos sociales —aunque sean ilegales cómo ha sucedido, que se anularon—, pero en su momento cumplieron la función por la cual se impusieron.

Vivencias y representaciones de los profesionales

En las percepciones y vivencias de los profesionales en la primera ola hubo concordancia en lo esencial, pero al transcurrir el tiempo fueron cambiando y se vivió con matices distintos. Con angustias y miedos de diferente color y calibre.

"Esto no había pasado nunca" o "esto no lo habíamos visto nunca", fueron unas de las vivencias y frases más repetidas en las primeras semanas. La sensación generalizada era que estábamos en un momento en que "jamás antes habíamos vivido nada igual". El impacto llevaba al extremo que todo lo que sucedía se vivía como nuevo, fuera importante o el más insignificante detalle. Todo se percibía como si nunca antes hubiera sucedido, como si fuera la primera vez que aquello ocurría y lo viéramos, cuando en realidad se podía tratar de hechos que se dan con cierta, o mucha frecuencia. Arraigó la idea que absolutamente todo era algo excepcional y único, ya que "nunca había visto una cosa así en todos los años que llevo de profesión".

Estas frases se referían a que en los primeros días se atendían más enfermos de lo habitual que presentaban cuadros respiratorios y el empeoramiento podía ser rápido, se veían las radiografías de tórax que se hacían eco los medios. Estas radiografías y esta gravedad las hemos visto en otras ocasiones, la novedad era que se veían muchas más a la vez. Un médico experto y de una cierta edad señalaba que "estas radiografías de inflamaciones y neumonías dobles las hemos visto otras veces", añadía "a veces se nos olvidan las cosas". También la mayoría de los enfermos intubados estaban sometidos a altas dosis de sedantes, analgésica y relajantes musculares, no obstante, se percibía como necesario, no era nuevo que se administren estas altas dosis, sí que fuera más generalizado. Tampoco era nuevo que se administre a un enfermo intubado altas dosis de oxígeno, pero sí que la mayoría las llevaran. Había otros aspectos, por ejemplo, ante una deposición abundante de un enfermo intubado y sedado la exclamación podía ser "jamás he visto una cosa así", cuando en enfermos con alimentación por sonda nasogástrica no son raras esas deposiciones grandes y diarreicas, lo mismo podía suceder con un vómito. Las primeras semanas de la crisis del Covid-19 fueron las del "nunca antes lo había visto". Era como si se hubiera olvidado y borrado todo lo anterior, como si hubiéramos hecho un "reset" en nuestro cerebro, enterrábamos una era y entrabamos en una nueva, "la Era Covid".

La sensación era como si todos necesitáramos ser los "descubridores de algo nuevo", todos queríamos ser protagonistas y todos queríamos aportar algo a la ciencia del "nunca antes había pasado". Ya desde los inicios se empezaron a realizar todo tipo de trabajos de investigación, de comisiones y la posterior publicación de los resultados. En esta competición entraban los profesionales de todos los estamentos, todo el mundo quería contribuir en la novedad, a cuál más novedosa. Sentíamos que estábamos escribiendo la historia en primera persona y en directo desde la trinchera, y aunque hubiera quejas y miedos se palpaba cierta satisfacción de vivir ese momento, de formar parte de la historia de un modo muy especial. Había un anhelo oculto de erigirse en autores, de descubrir y aportar "algo" nuevo a la humanidad. La idea que nunca antes hubiera sucedido iba calando en el inconsciente colectivo, y se convirtió en el discurso dominante ante todo lo que sucedía. Todo parecía nuevo y que era la primera vez que se veía, y así había que manifestarlo, no se podía pensar el contrario ni se aceptaba decir que algo no era nuevo, hay que seguir la corriente del grupo. Eso llevó a no discernir en el ámbito asistencial entre la realidad del momento y lo vivido anteriormente. El hecho de creer que una situación nunca había sucedido le confiere un estatus especial, un dramatismo no comparable a ninguna etapa anterior, a algo desconocido. Además, el compartir la vivencia que estábamos ante una situación insólita, llevó a sentir con más intensidad que se formaba parte del grupo y la cohesión que dominó durante un tiempo. Sin embargo, a medida que transcurrían las semanas algunos sanitarios no lo percibían de la misma forma, lo manifestaban tímidamente, pero no se sentían con seguridad y autoridad para explicitar su opinión, y según en qué situaciones no se quiere ser distinto. Todo esto propicia que el discurso único oficial adquiera fuerza social. En cambio, casi nadie se fijaba en el papel acuciante de los *mass media*, de qué manera tan poderosa proyectaban el discurso único y de adoctrinamiento, aunque esto tampoco es nuevo, pero ahora ha sido muy exagerado.

La idea de *esto no había pasado nunca*, el desear aportar una novedad o su punto de vista, no ha sido solo de los sanitarios, también la ciudadanía ha querido participar. Los artículos en la prensa han sido y siguen siendo prolíficos. Ioannidis[152] explica que, en agosto de 2021, se habían publicado 330.000 artículos en revistas científicas acerca de la Covid-19, los firmaban más de 1.000.000 de autores de 174 disciplinas distintas, añade que a finales de 2020 los únicos científicos que no habían dicho nada eran los ingenieros de automóviles, pero que a principios de 2021 también dijeron la suya. Esto ha seguido ocurriendo y seguirá, todavía no ha acabado. A lo largo de estos tres años hemos visto a menudo que cualquier suceso que ocurra, más que nunca, se aprovecha la ocasión para exclamar que *esto no había pasado nunca*, cuando muchos eventos han sucedido otras veces.

"Nos ha pillado a todos por sorpresa" fue otra de las frases. Se venía advirtiendo en los medios lo que estaba sucediendo en China y en Italia, y a pesar de las reuniones de febrero, pocos pensaban que nos afectaría tal como lo estaba haciendo. Se percibió como algo inesperado que nos cogió por sorpresa. El impacto que causó fue grande, actuando cada uno conforme a sus sentires ante lo inesperado y fuera de toda previsión ya que "nunca pensé tener que vivir esto", y eso desconcertaba. Esto llevó a que cada cual lo viviera y actuara como sus creencias y miedos le permitían. Al cerrarse los servicios no continuados, el personal se trasladó a la atención directa en las salas de hospitalización. Algunos nunca o casi nunca habían atendido enfermos encamados, lo cual es muy distinto que atender en una consulta. Ante este hecho y el miedo profundo a enfermar hubo bastantes bajas laborales, en palabras de una enfermera "lo que hay es una epidemia de dolor de espalda", fue uno de los problemas que más se alegaron. Esto se puede entender por el discurso apocalíptico que dominaba, por tener que llevar a cabo una tarea que no se ha realizado y uno no se siente preparado, junto con el miedo atroz a enfermar, la baja laboral puede ser una opción en un momento de terror y bloqueo

---

152 *How the Pandemic Is Changing Scientific Norms - Tablet Magazine.*

mental y emocional inducido desde fuera. En los medios se informaba de muchas bajas laborales en el personal sanitario, dando a entender que eran a causa del covid, cuando la realidad no era exactamente esa. Además, muchas bajas con etiqueta *covid* lo fueron por aislamientos de un familiar positivo a un test, estando el profesional asintomático o con síntomas leves, sin embargo, esto no sucedió sólo en los hospitales, durante un tiempo fue la tónica en la sociedad. En algunos momentos, en esta crisis las bajas laborales, en cualquier sector social, se han dado con mucha más laxitud que en otros tiempos. Fue uno más de los elementos para instaurar la creencia en una pandemia, difundiendo que había muchas bajas laborales en el ámbito sanitario, y en toda la sociedad, a causa del Covid-19, se ahondaba en la percepción de que la pandemia era más catastrófica.

Otra percepción en las primeras semanas era que "la gente no tiene la más mínima idea de lo que está pasando en los hospitales". Se percibía una barrera entre el mundo interior de "nosotros" y el exterior de "los otros". Una sensación en que había una parte de realidad, antes hemos visto que los hospitales se aislaron del mundo y se convirtieron en instituciones totales. El mundo no sabía exactamente qué ocurría dentro, y dentro había sensación de desamparo del mundo exterior.

Para dar una explicación de lo que estaba sucediendo los sanitarios recurrían a "lo he visto yo directamente con mis propios ojos", o "yo me baso en lo que han visto mis ojos". Haber observado con tus ojos un hecho que describía la televisión, fue suficiente, no había que profundizar más. La conmoción de los primeros días hizo mella, se habían atendido enfermos graves, varios morían, y ello bastaba para autoconvencerse del relato televisivo. Pero una cosa es ver un suceso en el plano superficial en el cual está implícita la subjetividad del sujeto, otra es analizar los condicionantes de esa subjetividad y las causas que subyacen en ella, y otra distinta es analizar las causas reales por las que enfermaron y murieron más personas en aquel momento. En las primeras semanas fue cuando llegaron más enfermos graves a los hospitales y las UCI. En ocasiones es evidente que hay gravedad o emergencia en la situación de un enfermo, no admite discrepancias, pero no siempre es así, entonces entran en juego otros factores e intereses, y el grado de gravedad se puede convertir en una parte de subjetividad. Esta subjetividad es la que hace que cada profesional lo pueda leer de forma distinta, en consecuencia, actuar en consonancia a su percepción o interés. Estamos programados para ver los hechos de una determinada manera, de acuerdo con lo que nos han enseñado, hemos aprendido e interiorizado en la familia, en la escuela o en la universidad, por lo que, haberlo visto con tus ojos a menudo es la traducción de esta educación hegemónica recibida.

No había discrepancia en qué el causante de todo el caos era el SARS-CoV-2, un compañero médico argumentaba que siempre hay que buscar la explicación más simple y lógica a un problema, haciendo referencia a la "navaja de Ockham", la cual dice que, en igualdad de condiciones, la explicación más sencilla suele ser la más probable. En este caso, la más probable daba por seguro y supuesto que era el SARS-CoV-2 el desencadenante de la enfermedad y de las muertes, no contemplaba otra alternativa. Pero ¿qué sucedería si conociéramos otras posibles explicaciones o causas? ¿Puede que la más sencilla se haya creada intencionalmente para tales fines? Además, todo ello se reforzaba con el argumento de "lo dice la tele" o "lo dice todo el mundo". Ese *todo el mundo* para unos era el entorno y para otros el llamado "mundo científico" de la óptica oficial. Por tanto, si lo dice *todo el mundo* se da por supuesto que es así, no hay nada más que hablar, esto era suficiente para acallar a quien intentara aportar puntos de vista distintos a los oficiales y dominantes.

Todos morían, todos, todos… bueno… casi todos. La situación llevaba a ver la realidad con gafas de distinto color. En la primera oleada, efectivamente, hubo más mortalidad de la que hay en condiciones de normalidad[153], ello llevó a que se afianzara en el imaginario de algunos que había sido absoluta en los enfermos ingresados en la UCI. En una conversación, ya pasados los primeros meses, unos sanitarios manifestaban convencidos que "todos morían, todos, todos", al hacerles notar que no era así, que en dicha UCI murieron alrededor de una tercera parte de los ingresados en la primera oleada, dijeron que no podía ser cierto, que morían todos. Al insistir que todos habíamos visto que no todos los enfermos morían y lo corroboran los datos, su expresión fue, *bueno…casi todos.* Todos habíamos observado que no todos los enfermos morían, y todos podíamos comprobar los datos en los registros de las unidades, para algunos no hacía falta nada de esto, en su imaginario quedó anclada la idea que todos morían.

Ante tal situación, las angustias, el estrés y los miedos estaban siempre presentes con más o menos intensidad. La sensación era que "nos vamos a volver todos locos", o "si no se acaba pronto no lo vamos a poder aguantar". Estas frases que suelen ser banales, en algún momento se podía sentir

---

153 En alguna otra ocasión, en un episodio de gripe "fuerte" también hubo una mortalidad muy importante durante algunos pocos días, se comentó con algunos compañeros, pero se quedó en el olvido.

como una posibilidad real. La presión asistencial, los confinamientos, los *mass media* que transmitían las muertes en directo y las que se vivían directamente, podía llevar a una situación emocional insoportable en que en algún momento se sentía la proximidad de la locura.

Otra idea era que "los profesionales hemos contribuido de una manera inimaginable", había satisfacción en ello, con el añadido que se hacía de una manera ejemplar. Éramos el pilar sobre el que se sustentaba la sociedad. Los *mass media* y los *influencers* repetían que "el sistema sanitario y los profesionales han vivido uno de los retos más importantes de su historia". El apoyo y reconocimiento social potenciaba sentirse "imprescindibles", ya que "sin nosotros muchos no hubieran tirado para adelante", lo cual llevaba al sentir que "ha sido el trabajo más gratificante que hemos hecho". El entorno sanitario era la parte más activa de la crisis, se sentía como absolutamente esencial e imprescindible. Esto llevó a la necesidad de decir algo y de dar una opinión, sentirse protagonistas de estar salvando el mundo merece ser contado y reconocido. La sensación era que sin los sanitarios el mundo estaría perdido. El mensaje constante que estábamos ante un hecho mundial excepcional se integró rápido, se nos estaba poniendo en un pedestal, y con eso es fácil sentirse identificado. Además, se nos insistía que estábamos en guerra contra un virus y había que ganar batallas, por tanto, contribuyendo en esta gesta uno se convierte en un héroe. Así que, los sanitarios también nos sentíamos héroes que con el esfuerzo se contribuía a salvar el mundo. Además, estas frases reafirmaban el sentimiento de pertenencia al grupo.

Por otro lado, está la tecnología, su relación con la medicina ha sido analizada por varios autores. Eliot Freidson (1978) señala las intensas conexiones de la medicina con la tecnología, defiende que es la profesión que más técnicos ha creado a su alrededor con el fin de diagnosticar y tratar "las enfermedades de la humanidad". Michel Foucault (2007) sostiene que se ha abandonado el ojo clínico que puede ver una globalidad y se ha sustituido por la nueva mirada tecnológica. Para Eduardo Menéndez (2005) se ha pasado a entender los problemas de salud a través de las técnicas. La tecnología en el campo de la salud y la enfermedad —de igual manera que en los otros—, ha llevado a la fascinación, genera confianza y la creencia que es infalible, con lo cual es deseada tanto por los profesionales como por la población. Se ha creado la convicción que la tecnología no se equivoca, que su exactitud es del cien por cien sin margen de error. En este contexto, y más que nunca, apareció la expresión "suerte tenemos de la tecnología".

Se cree de forma general que el valor que nos da un análisis sanguíneo o una imagen sea radiológica, un TAC u otra, no hay que ponerlas en duda, que nos muestran una verdad absoluta y que por sí solas tienen valor definitorio, cuando son un dato más, no el único a examinar, y a veces con relativa importancia. Además, no se contempla que un aparato pueda cometer errores —no solemos acordarnos que precisan calibraciones, por ejemplo—, o que la imagen está sujeta a la subjetividad de la interpretación humana, la misma imagen distintos profesionales la pueden explicar igual o con diferencias. Kennedy (2021) también destaca que en los pleitos que ha llevado a cabo cada experto puede dar distintas explicaciones a un mismo hecho. Por ejemplo, los profesionales que realizamos analíticas podemos observar que si pasamos la misma muestra de sangre por el aparato analítico es muy poco probable que nos dé exactamente los mismos valores. A veces la diferencia es insignificante, pero en alguna ocasión es mayor, con lo cual cada uno puede interpretarlo y actuar según sus intereses y convicciones. Lo mismo puede suceder con los test, en ocasiones el color de los test de antígenos no es del todo preciso, está en el lindar de los valores límite, por tanto, sujeto a la interpretación del profesional, y actuar en uno u otro sentido. Asimismo, sabemos que en las PCR hay falsos positivos o falsos negativos, además el resultado puede variar dependiendo de los ciclos en que se realiza. La confianza total en la tecnología ha sido uno de los pilares fundamentales para que los profesionales no hayan dudado de los resultados de los test PCR, aunque alternaran negativo y positivo. La culpa no podía ser del test, era del enfermo que "en unos momentos tiene más o menos carga viral", argumentaba un convencido y "cualificado profesional", con lo cual podríamos calificarlo de un virus escurridizo. La tecnología tiene un áurea de algo sobrenatural que fascina, quizá se deba al no poder entender su funcionamiento y sus mecanismos. La tecnología en el campo de la salud crea en algunos sujetos una dependencia que les está llevando a la sumisión total, a dejar de ser ellos, a dejar de vivir.

Las frases "has estado muy malito" o "te hemos salvado la vida", son habituales en el contexto sanitario, en especial en la UCI, a los enfermos que han estado graves se les hace saber y recalca que está vivo gracias al sistema y los profesionales, lo cual lleva implícito un deseo de reconocimiento absoluto hacia quien la manifiesta. Por un lado, el profesional busca la aprobación y agradecimiento del enfermo, por otro se le da una lección de moralidad, se aprovecha la ocasión para advertirle que a partir de este momento debe cuidar su salud, a menudo sin saber qué condiciones tiene o cuales han sido los motivos de todo el proceso. Estas frases ahora adquirieron mayor relevancia y se repetían más a menudo, gracias al apoyo y protagonismo que los *mass media* daban a los profesionales como salvadores y superhéroes.

¡Eres un campeón! Ya des del primer momento los enfermos que se recuperaban se les trataba y hacía saber que eran unos campeones, se realzaba cuando se les daba el alta. "Eres un campeón" se convirtió en un eslogan. Se reforzaba con "has luchado mucho" o "has luchado de valiente", si estamos en guerra contra un virus y se gana la batalla se es un campeón, además valiente. Para la biomedicina, la enfermedad proviene de un factor que generalmente es externo —en este caso un virus que nos ha declarado la guerra y nos ataca—, en consecuencia, hay que luchar contra ese virus, si el enfermo se recupera le gana la batalla. Por tanto, hay que tratar el enfermo como un campeón que con su esfuerzo ha ganado un combate, pero recordándole que es con la inestimable ayuda del sistema sanitario y los sanitarios. Esta concepción lleva implícito que quienes no se han recuperado son derrotados y perdedores. Entramos, sin darnos cuenta, en el terreno de lo bueno y lo malo, del bien y del mal. El lenguaje de combatir la enfermedad es de guerra, está alejado de la salud, no es lo mismo preservar la salud que combatir la enfermedad, la primera está en consonancia con las leyes de la naturaleza, la segunda obedece a las de la Big Pharma. El lenguaje bélico forma parte de las expresiones médicas, la medicina se ha nutrido del lenguaje de otros campos, en especial el militar, así expresiones como "atacar" o "combatir" la enfermedad o "defensarse", también ha exportado el suyo a otros, el lenguaje en el campo médico ha sido estudiado por varios autores (Mainetti, 2006; Good, 2003).

¡Venga, vamos a aplaudirlo que se va! A los campeones se los aplaude y se les rinde honores, en consecuencia, cuando se les daba el alta, en la UCI y las plantas se les hacía el corrillo y aplaudía. También se aplaudió a los primeros que abandonaron los hospitales, sobre todo si eran ancianos, ellos eran doblemente campeones, por la edad y por haberle ganado la batalla al coronavirus. Habían logrado superar una enfermedad que se decía altamente mortal, por tanto, había que rendirles honores de héroes. Se grababan videos y se colgaban en las redes sociales, también los *mass media* mostraron esos corrillos y aplausos en *prime time*, lo cual revela lo importante que era vencer el Covid-19, algo que no estaba al alcance de todos. Se reafirmaba de esta manera cuales eran los nuevos campeones de la sociedad. Esto sucedía al mismo tiempo que se daban las cifras de los fallecidos del día y el total, junto a la información positiva estaba la negativa. Había que mantener el miedo y la lucha. Una de cal y una de arena.

Los aplausos fueron actos recíprocos con la ciudadanía, esta aplaudía en los balcones y ventanas a las ocho de la noche a los profesionales en gratitud por el gran trabajo que desempeñaban, en correspondencia, los profesionales aplaudían a los héroes que ganaban la batalla. Se entabló complicidad durante un tiempo entre ambas partes, ya que "todos estamos en el mismo barco". No obstante, algunos sanitarios se quejaban que "menos aplausos y más bondad" o "menos aplausos y que nos paguen mejor". Los aplausos son una forma social de reconocimiento, son la expresión de una aprobación, se aplaude después de una representación, sea un concierto, una obra de teatro o de un discurso político o social. La mayoría de sanitarios estaban satisfechos y se sentían reconocidos en los aplausos, aunque se negara y se dijera lo contrario.

Esta complicidad total entre sanitarios y la población duró poco tiempo, pronto se pasó a las recriminaciones y a la culpabilización de la ciudadanía, "la gente no se porta bien" o "la gente aplaude, pero a la hora de salir no lo hacen bien ni por asombro". Los primeros reproches fueron hacia los que salían a la calle en pleno confinamiento, por los que iban a comprar cada día, si alguien salía demasiado a pasear al perro, entre otras, reproches que compartían sanitarios y sociedad. Cuando se levantó el confinamiento aumentaron ya que "la gente no se sabe comportar" o "pronto volveremos a estar igual que antes", quejas que las reforzaban los medios y una parte de la ciudadanía. Esto llevaba a expresar que en la "primera ola hemos dado todo lo que hemos podido, pero en las siguientes ya veremos si podemos". La culpabilización en el campo sanitario está muy arraigada, se culpa por no haber seguido un tratamiento, por no haber ido antes al médico o por no cuidarse, entre muchas. Se culpa por lo que se hace o por lo que no se hace, sin saber lo que se hace o lo que no se hace, pero se da por supuesto, o si hay otras alternativas, tampoco no se tiene en cuenta la libertad del sujeto a someterse a una prueba o tratamiento. Además, sabemos que la medicina está muy lejos de resolverlo todo, en especial los problemas crónicos, esto demuestra arrogancia, prepotencia y que se está en posesión de la verdad (Prat, 2020).

También apareció la sensación de *impotencia* y de sentirse sobrepasado. El volumen de trabajo, más muertes de las habituales, los enfermos fallecían solos, la atmosfera negativa que dominaba en los centros, las dudas, los discursos de terror de los medios, el miedo a enfermar y morir uno mismo o la familia y la inseguridad llevó a la impotencia y sentir *desamparo*. Algunos explicaban que necesitaban llorar, pero no tenían un lugar, en las unidades del hospital no podían, alguno rompió en lloros en los vestuarios, en casa no querían preocupar a la familia. No había un lugar para compartir, no desahogarse añadía estrés y el peso se llevaba encima. Pero la impotencia no se dirigía contra el discurso de terror de los *mass media* o las políticas instauradas. La impotencia era abstracta, contra algo desconocido sin concretar. En un primer momento la consternación fue lo que dominó ante algo que escapaba el imaginario, después dio paso a la confusión, la frustración, el enfado o la rabia, y más tarde a las contradicciones y no entender; a todos no les encajaban las duras medidas implementadas por los gobiernos.

Aunque "después de todo no hemos estado encerrados", en algún momento se agradecía. El confinamiento y las restricciones fueron motivo de debate en alguna ocasión. La mayor parte de los profesionales las aceptaban como un peaje a pagar para contener el virus ante lo que se creía que era una pandemia grave y de alcance mundial. Algunos opinaban que debían durar todo el tiempo necesario, otros que se debía poner fin. No obstante, a medida que transcurría el tiempo se empezó a cuestionar su necesidad, se veía que afectaba a los sectores más desfavorecidos social y económicamente y empezaba a incidir en la salud. Paralelamente, se reconocía que no haber estado encerrado tenía una parte positiva, nos habíamos podido relacionar, algo que la mayoría de la población no pudo hacer. También salió la parte económica, mientras en algunos sectores de la sociedad su economía caía en picado, el sanitario se veía favorecido, se cobraban las horas extras con el consiguiente aumento de sueldo. Además, al finalizar la primera ola se cobró una paga extra en reconocimiento por el esfuerzo, según se dijo; esto sucedió en todos los países europeos según informaban los medios. Sin embargo, esta paga trajo polémica, ya que no fue la misma para todos. Los más beneficiados fueron los médicos y las enfermeras, a mucha distancia las auxiliares de enfermería, los técnicos en general, el personal de limpieza y demás servicios.

"Si el virus fuera tan contagioso estaríamos todos muertos." Esa frase se mencionó en especial hacia el final de la primera oleada, por un lado, reinaba el miedo, por otro se intuían las contradicciones y los sinsentidos, no encajaban todas las piezas del puzle. Empezaba a haber cierta consciencia que no podía ser un virus tan contagioso y letal como se decía, pues se usaban protecciones que no tenían todas las garantías para estar al lado de enfermos graves, y sin embargo no se enfermaba, algo difícil de explicar. Pero no se profundizaba y ese pensamiento crítico quedaba diluido. Ayudaba a mantener el relato el papel de los *mass media* que nos seguían contando uno a uno los muertos, esto contribuía a que si en algún momento se dudara del discurso único se volviera a la senda y creencia oficial. También es muy importante la presión del grupo, el grupo arrastra hacia la parte que domina, hace que una persona pueda tener dos discursos ante el mismo hecho, dependiendo de si habla con sólo un compañero de confianza o está rodeado de muchos. El grupo da seguridad, uno se arropa en él cuando siente la necesidad de protegerse, antes lo hemos visto. A la vez, el grupo crea inseguridad cuando no se está convencido con argumentos sólidos, pudiendo llevar a claudicar sobre las propias convicciones si son débiles. Otra frase que se repetía, seguramente para autoconvencerse, es "si nosotros no nos ponemos enfermos es porque estamos inmunizados". Es una creencia arraigada en el ámbito sanitario, pero no se acaba de explicar contra qué estamos inmunizados.

En algunos empezaron a afloraban dudas, demasiados sinsentidos, contradicciones y exageraciones empezaban a no entenderse, a la vez, surgía un ambiente de vetos o inhibiciones. Se esquivaba hablar de ciertos temas, nadie lo prohibía, pero una niebla lo impedía. Estas dudas junto con el ambiente de tabú a hablar llevaron a que se expresara "yo no pienso nada o yo no quiero pensar". Estas frases las solían expresar las enfermeras debido a la dependencia y subordinación médica[154]. Sin embargo, en este tiempo de crisis ha sido más generalizada, también la han verbalizado los médicos. Por lo general, ellos dan su opinión con seguridad, en cambio ahora fue un poco distinto. Detrás hay miedo a expresar las dudas o dar la opinión si no es coincidente con la hegemónica, nadie debe saberlo. En las conversaciones con algún médico, al plantearle las incoherencia, contradicciones y sinsentidos de todo lo que estaba ocurriendo no había respuesta verbal, estaba en el lenguaje no verbal. En cambio, dentro del círculo de confianza, sí que se discutía y comentaba distintos puntos de vista, por lo general se hace discretamente o fuera del espacio asistencial.

Es decir, hay unas partes de la situación que suscitan interrogantes, pero se prefiere no hablarlo. Además, según qué se exprese podría ser entendido por el grupo de no ser un buen profesional, cualificado y responsable. El miedo a pensar también viene porque el futuro no se ve claro y se elige desviar la atención hacia otro lado. Quizás no querer pensar también es producto de la vida fácil y material en qué estamos inmersos, es más cómodo no pensar y que otros piensan por ti, ellos hacen un trabajo y yo asumo lo que decidan, además no se nos ha educado en pensar críticamente yendo a las raíces. También podríamos hablar de pereza intelectual, es más cómodo no pensar, no requiere esfuerzo. El mundo tecnológico ha llevado a creer que ni tan siquiera hemos de pensar como nos explica Jordi Pigem (2022). Por otro lado, seguramente hay

---

154 Las enfermeras la solían expresar como una forma de no entrar en conflicto con la autoridad del médico o por impotencia ante una situación asistencial, se apelaba al hecho que no quiero pensar o que no tengo el derecho de pensar y expresar una opinión respecto de una situación. De esa forma se evitaban tensiones que la enfermera tenía las de perder.

disonancia, uno se da cuenta de lo absurdo, a la vez no lo puede admitir intelectualmente. Durante este tiempo, más que nunca, sólo había que seguir unas directrices, dando poco margen para pensar, y menos para hacerlo en voz alta.

El no querer pensar también lo ha manifestado la ciudadanía, no ha sido exclusivo de los sanitarios, muchas personas han explicitado que prefieren no pensar, que "todo es tan complicado que mejor dejarlo". Lo grave de no querer pensar, y aceptar la versión oficial sin crítica, es que lo hayan expresado personas que dicen ser firmes defensores de la políticas sociales y vinculadas a movimientos o partidos sociales o de las izquierdas. Es preocupante que quienes padecen las consecuencias de las políticas restrictivas y de la anulación de los derechos fundamentales, y sean algo conscientes de ello, argumenten que no quieren saber nada ni pensar. Una sociedad que no quiere y se niega pensar, es una sociedad dominada y alienada, que ha entregado su poder como seres humanos y como sociedad.

Vivencias y representaciones de los enfermos

En cuanto a las *vivencias de los enfermos,* para los que estuvieron ingresados en una UCI fue un tiempo difícil e inolvidable, les quedará gravado para toda la vida como dicen ellos mismos. Esto no es nuevo, la experiencia de pasar por una UCI deja huella, en especial si es un tiempo largo y con mucho sufrimiento, estar ingresado en una UCI se suele definir una experiencia "dura". Además, ahora se añade el factor de desconcierto de la crisis de la Covid-19.

Antes hemos visto que los certificados de defunciones corroboraban que la media de edad era alta y la comorbilidad era de 3,8 por fallecimiento, eso está en concordancia con la mayoría de enfermos que llegaron a las UCI, en especial en la primera ola. En esta las personas jóvenes que fallecieron fue por enfermedades terminales con un test positivo, por tanto, con etiqueta de Covid-19. Aunque no se puede descartar que muriera algún enfermo joven sin patologías previas.

Una característica de una parte importante de enfermos que llegaron a las UCI en la primera oleada es que se trataba de personas con una gran obesidad, en especial las mujeres, un hecho que llamó la atención de los profesionales. En el total de ingresos había más hombres, muchos eran obesos, otros no; en cambio, las mujeres casi todas presentaban obesidad muy importante. En ello hay algunas posibles explicaciones, por un lado, la obesidad contribuye a tener más problemas de salud, también respiratorios, junto al discurso continuo e incisivo de los medios sobre los potenciales efectos devastadores de los factores de riesgo, con pocas dudas potenciaban el efecto nocebo. Hubo algunos comentarios en este sentido, una mujer de mediana edad dijo: "yo ya sabía que me tocaría a mí antes o después, eso lo tenía seguro, por la tele nos lo decían que algunos teníamos más números de la lotería que otros, yo ya lo sabía", al preguntarle cómo vivía la situación y si tenía miedo la respuesta fue tajante: "era constante, tenía terror, sabía que caería". En opinión de otra: "yo sabía que me podía pasar a mí, estoy demasiado gorda…pero no es fácil adelgazar". Asimismo, algún hombre de mediana edad hizo algún comentario en esta línea. Por otro lado, hay el estigma que sufren las personas obesas que puede potenciar la sugestión y el efecto nocebo, como es el caso de estas mujeres, ellas ya lo sabían y se lo recordaban continuamente en la televisión que miraban todo el día "para estar informada", según decía una. El estigma en estas circunstancias no es nuevo, Barrett (2008) estudió las consecuencias negativas en episodios de gripe que puede tener en las personas vulnerables. Algunas personas han explicado que estaban todo el día "compungidos" delante del televisor pendientes del número de muertos, pensando que ellos o alguien cercano podían ser la próxima víctima, incluso algunos han anotado en una libreta cada día el número de fallecidos.

Otro hecho es que ingresaron varias personas inmigrantes, especialmente latinoamericanos, también de etnia gitana, en mayor proporción a los porcentajes habituales, sobre todo en la primera oleada. La mayoría eran muy obesos, un hecho que también llamó la atención de algunos profesionales. En los casos de los inmigrantes desde la NMG la interpretación que se puede dar es que hay miedo a morir uno mismo o los familiares que están en el país de origen, con el agravante o factor añadido de "estar alejado de tu país y de los tuyos en esta situación y no poder viajar si sucede algo es lo peor, te hace sufrir más", lo cual lleva a sentir más desarraigado y de estar fuera de lugar, con el empeoramiento de la enfermedad por conflicto de colectores —en el capítulo 10 se explican estos problemas—.Desde la NMG la obesidad por sí misma ya implica un conflicto de colectores, que se puede agravar con otro proceso que se desencadene.

Asimismo, hubo algunos ingresos de personas de la misma familia. Algunos decían que se habían visto los días previos, otros no; también hubo alguna pareja ingresada, aunque muy pocas. Sería interesante investigar y conocer el número de casos que se dieron de familiares e ingresados, pero parece que no fueron muchos. Atendiendo al discurso oficial y la teoría del contagio, deberían haber enfermado e ingresado muchas familias por su relación estrecha e íntima dentro del hogar.

En los primeros días y semanas, cuando la confusión era mayor, algunas expresiones de gente de mediana edad, alrededor de cincuenta o sesenta años, eran "me moriré" o "ya sé que me voy a morir, que de aquí no salgo", algunos estaban conmocionados y aterrorizados, veían la muerte segura, era una afirmación. Escondían el deseo que se les diera ánimos y esperanza, que se les dijera que nada sucedería, necesitaban sosiego. Para otros era un interrogante lo que podía ocurrir "no voy a morir, ¿verdad?", igualmente, necesitan que alguien les auxiliara y ayudara ante el pánico. Todos requerían y buscaban el apoyo de los profesionales, sin embargo, les atendían unos profesionales estresados y llenos de miedo por los mismos motivos, con lo cual no estaban en la mejor posición para dar la paz y tranquilidad que necesitaban. Las referencias a la muerte también las expresaron personas ancianas, sin embargo, en estas edades llama menos la atención de los sanitarios, los ancianos a menudo las hacen y muchos ven la muerte como algo más cercano y la aceptan. La sensación de ahogo o dificultad para respirar se relaciona con la muerte en especial si es intensa, no en vano la expresión *dejar de respirar* para referirnos a morir. En este estado el enfermo se siente totalmente desesperanzado, una situación que no puede controlar por sí mismo. Además, se agravaba por el martilleo continuo de las cifras de muertes.

Antes se decía que los profesionales les hacían saber a los enfermos que habían estado muy mal o les habían salvado la vida, en un acto recíproco también ellos manifestaban que "sé que he estado muy malito", o "me habéis salvado la vida". Era un agradecimiento infinito, algunos lo repetían a menudo. Estas frases son agradecidas y sinceras, pero llevan implícita la aceptación de dominación del sector profesional[155]. El enfermo le reconoce al médico un poder especial casi tocando la santidad, los profesionales son considerados como dioses, así la expresión "el médico es Dios", la cual lleva implícita una gratitud inmensa por haberle salvado la vida. Estas declaraciones muestran complicidad entre las dos partes y estrechan el vínculo, aunque una es la parte dominante y la otra la dominada. Como apunta Jiménez (2009) crean una deuda en el dominado,

---

155 El sociólogo Max Weber (2007) en *Sociología del poder. Los tipos de dominación,* define tres tipos de dominación social legítima: la racional, la tradicional y la carismática. La de índole carismática: "se basa en la entrega extraordinaria a la santidad, heroísmo o ejemplaridad de una persona y del ordenamiento creado o revelado por esta persona". Aquí nos encontramos ante la dominación carismática.

en este caso el enfermo, también hay sumisión afectiva derivada de la violencia simbólica que describe Bourdieu (2000).

Además del agradecimiento inmenso hacia los profesionales por haberle salvado la vida, expresaban que "hay que cuidar a los profesionales, al principio nos cuidasteis sin mascarillas y sin protección"; "os habéis dejado la piel para cuidarnos" o "algunos sanitarios habéis dado la cara, y alguno incluso la vida". Se repetía el discurso de los *mass media* que aseguraban que habían muerto sanitarios por haberse contagiado, con lo cual no alcanzaban a entender que los gobiernos nos hubieran dejado sin protecciones, como podía ser que no se previera algo tan básico e imprescindible. Por ello manifestaban que "hay que poneros en un pedestal" y además "os merecéis todos los aplausos del mundo".

Otro aspecto son las sedaciones que están sometidos los enfermos en una UCI que requieren ventilación asistida, como se ha dicho una de las diferencias es que, especialmente, en la primera oleada muchas fueron de más duración en el tiempo de lo que suele ser habitual. Después de una sedación, hay enfermos que no recuerdan nada de este período, otros tienen algunos muy confusos y otros recuerdan algunos episodios de forma muy nítida. En este caso, al despertar les parecía, más que nunca, una eternidad el tiempo transcurrido, que podía ser alrededor de tres semanas o un mes, algunos casos más en otros menos. Al despertarlos estaban aturdidos respecto a lo que había ocurrido, alguno no recordaba que se había declarado una pandemia y que había confinamiento —o habían enfermado justo antes de declararse el estado de alarma y confinamiento—, todos quedaban sorprendidos e impactados. Los que enfermaron en los inicios, primeros de marzo, fueron los que tuvieron un impacto más grande al despertarse. Cuando ingresaron y se les sedó, fue en un contexto de gran confusión y pánico social, una situación que se vivía altamente traumática y que no se sabía qué estaba ocurriendo, por tanto, estaban, muy probablemente, bajo un estado de aturdimiento y espanto al dormirse, lo cual no ayudaba en el despertar. Al despertarse a todos les gustaba que se les explicaran todos los detalles de lo que había sucedido "mientras nosotros hemos estado ausentes del mundo", alguno lo definió como "un no tiempo", era un tiempo que para ellos no había existido, como unas páginas en blanco. En una sedación siempre hay fluctuaciones en el nivel de consciencia que hace que se confunda el mundo real con el de los sueños o un mundo irreal, es una situación en que no se puede discernir un mundo del otro. A menudo los enfermos no pueden distinguir si los recuerdos que tienen los han soñado o son hechos reales que sucedieran en su alrededor. Al confundir la realidad con los sueños, no se es consciente de la globalidad de la situación, un enfermo lo explicaba "es cómo si hubiera vivido en otro mundo". Estas experiencias las han descrito muchos autores, Johnson (2006) las define como *"existing in an uneveryday world"*, algo así como "existiendo en un mundo insólito", y para Sheen *et al.* (2005) "existe una disociación entre el yo y el mundo físico". Cuando estuvieron en condiciones de comunicarse con la familia y podían realizar videoconferencias fue una gran emoción y alegría, para ellos y para la familia.

Antes se decía que los profesionales tenían la sensación de escribir la historia, lo mismo sucedió con los enfermos ingresados en la UCI[156]. Por un lado, estaban quejosos de lo que les había sucedido. Por otro, tenían el sentimiento de haber escrito de forma directa una página de la historia y de ser ellos los protagonistas, y quizás una cierta satisfacción oculta, manifestaban que "hay que celebrarlo por todo lo alto cuando estemos bien recuperados". Asimismo, algunos lo vivieron como verdaderos héroes, de un lado a raíz de los comentarios de los sanitarios que constantemente les recordaban que habían ganado la batalla al virus; por otro lado, la idea médica de asociar recuperarse de un problema de salud con ganar la batalla a la enfermedad, está bien fijada en el inconsciente colectivo. La idea de ganar batallas no es nueva, constantemente se repite en el ámbito asistencial, lo cual llevaba a convertirse más que nunca y con orgullo en un héroe. La satisfacción de sobrevivir al Covid la expresaban muchos enfermos, sabían que otros no lo habían logrado. Pero no todos pensaban igual, una mujer dijo indignada: "yo no soy ninguna heroína de nada", refería que había sufrido mucho y estaba muy contrariada con todo y con todos, se consideraba una víctima de la situación, de ninguna forma una heroína y no quería ser tratada como tal.

En este contexto, algunos enfermos aceptaban que les atendiera un profesional con la cara tapada —esto tampoco es nuevo, a menudo en los hospitales se atiende con protecciones—, o no expresaban que se sentían incómodos, lo creían necesario por el contagio. En cambio, otros sí que en algún momento si se les mostraba confianza decían sentirse incómodos de no ver el rostro y la expresión de una cara, y alguno pedía que te bajaras la mascarilla un momento para "poderte ver bien". Atender a un enfermo asustado bajo una cara anónima y con todo el disfraz, de buen seguro

---

156　Esta sensación de escribir una página de la historia ya se dio en el episodio de gripe A de 2009-2010. Los enfermos que habían estado ingresados en una UCI ya experimentaron esta sensación, en aquel momento también el discurso de los *mass media* hacía referencia a la cantidad de muertes que podía haber, y que las personas con comorbilidades eran mucho más propensas a enfermar, también entonces los que ingresaron en la UCI eran enfermos con muchas patologías.

que no contribuye siempre positivamente en la recuperación, y no está en concordancia con cuidar de forma humanística, no obstante, se hace.

El miedo y la incertidumbre al futuro se convirtió más que nunca en una preocupación, habían vivido aquel episodio como una amenaza terrible y eso los llevaba a dudas sobre el futuro, además en algunos la recuperación era muy lenta. Los que han estado enfermos con la etiqueta de Covid-19 en algunos les queda miedo constante, cualquier problema lo asocian con un nuevo episodio de enfermedad o con el Covid persistente. La insistencia en el Covid persistente, las secuelas que pueden quedar, el temor a volver estar enfermo y muchos miedos más, pueden actuar de efecto nocebo ante el mínimo problema y entrar en pánico. Ahora todo se relaciona con Covid persistente, pocos síntomas quedan excluidos, potenciando aún más los miedos[157]. El Covid persistente se ha convertido en otro cajón de sastre en el cual todo cabe. Además, se nos ha olvidado, que siempre los procesos de enfermedad pueden dejar el enfermo peor de lo que estaba, también las complicaciones y los tratamientos pueden dejar secuelas y en peor condición de la que estaba previamente, además de la yatrogenia que se puede producir. La vulnerabilidad que ya de por sí siente el ser humano ante la enfermedad ahora se ha agudizado, por lo que se ha vivido y por el discurso de los medios y de los profesionales. Susan Sontag (1977) en *La enfermedad y sus metáforas* y *El sida y sus metáforas*, explica cómo, de forma interesada, a lo largo de la historia algunas enfermedades se convierten en metáfora con el objetivo de ejercer control sobre la población. Sontag pone como ejemplos recientes el cáncer y el sida, anteriormente lo era la tuberculosis. El tiempo nos dirá si el Covid persistente se convierte en la última metáfora, tiene visos de serlo teniendo en cuenta como se presenta la supuesta complicación, y el peso y la responsabilidad que se hace recaer en la población si incumplen o transgreden las normas.

A pesar de los aspectos negativos, este tiempo de crisis también ha tenido aspectos positivos y humanos, en especial en los inicios. Antes se comentaba que en el equipo asistencial reinó la armonía durante las semanas iniciales, lo cual tuvo efectos beneficiosos, también sucedió en algunos aspectos en la ciudadanía. En las primeras semanas de la crisis Covid-19 —a pesar de los miedos—, afloraron más de lo habitual las actitudes positivas inherentes a los seres humanos. El humanismo y el

---

157 https://beteve.cat/societat/sequeles-covid-simptomes-persistents/.
Según esta noticia lo pueden ser la fiebre, la falta de apetito, conjuntivitis, dolores musculares y articulares, dolor de cabeza, debilidad, nauseas o ansiedad, por citar solo unos pocos de los que da la noticia.

altruismo sincero hicieron acto de presencia. Dentro del pánico reinante, personas de forma desinteresada y espontánea formaron grupos de ayuda para llevar comida u otras necesidades a quien lo necesitara, o a causa de la pérdida del trabajo se quedó sin recursos económicos, las ayudas no llegaron a toda la población que lo necesitaba, pero la intención noble emergió. También en las vecindades hubo casos de soporte. Asimismo, algunas asociaciones o grupos elaboraron protecciones y mascarillas para que los sanitarios se protegieran.

Las muestras de gratificación de los enfermos hacia los profesionales eran sinceras y llenas de humanidad, estaban muy agradecidos por los cuidados recibidos, así como las de los sanitarios hacia los enfermos. Había más empatía de la habitual entre el equipo asistencial y los enfermos, aunque a veces se veía condicionada por los miedos. La forma en que se instauraron los aplausos a las 20 horas todos los días, en todos los lugares y el papel que desempeñaron los *mass media,* nos hace pensar que fue algo manipulado y dirigido. No obstante, eso no excluye que quienes participaron lo hicieron con humanismo, sinceridad y agradecimiento, preocupados por los que estaban enfermos y sufrían, también por los sanitarios.

Esta solidaridad que emergió hizo que, en las primeras semanas, una amiga me enviara varias cartas de personas que querían contribuir dando ánimos a los enfermos ingresados en la UCI y al personal sanitario. Me encomendó que las hiciera llegar a mis compañeros, así como a los enfermos, y, si ellos no estaban en condiciones de leerlas fuéramos los profesionales quienes lo hiciéramos. En la mayoría de cartas la persona se identificaba. Había la de un sacerdote que escribió dos, una dirigida a los creyentes en la fe católica y otra laica en unos términos parecidos, también había una de un niño. Las cartas dirigidas a los profesionales se les agradecía enormemente la labor y sacrificio que estaban llevando a cabo. Las que estaban dirigidas a los enfermos se les daba ánimos ante el momento difícil que atravesaban, se les decía que hicieran las paces con todo lo que habían vivido, que supieran perdonar a los que les hubie-ran hecho daño y así a ellos se les perdonaría el que hubieran causado. También recalcaban que no se sintieran solos, que desde la distancia había una mano amiga que los acompañaba, se les recordaba que en este mundo estamos temporalmente, y si había llegado su hora de dejarlo lo afrontaran con serenidad y sin miedo. Todo esto nos muestra que, a pesar de todo el materialismo reinante en nuestra sociedad, siguen los valores positivos inherentes al ser humano. La misericordia, la bondad o la compasión no han desaparecido, siguen en nuestro interior, esta crisis nos recuerda que no las hemos perdido.

Vivimos en una sociedad profundamente dependiente de la ciencia y la tecnología y en la que nadie sabe de estos temes. Esto constituye una fórmula segura para el desastre.
CARL SAGAN

La mente del hombre no puede comprender por completo las causas de los sucesos, pero el deseo de hallar esas causas está implantado en el alma del hombre. Y sin tener en cuenta la multiplicidad y complejidad de cada una de las condiciones existentes, que tomadas por separado parecieran ser la causa, el hombre toma al vuelo la primera aproximación a una causa que le parece inteligible y dice: "¡Ésta es la causa!".
LEÓN TÓLSTOI

Se tiende a creer que los espacios hospitalarios poseen un áurea especial, que son lugares exentos de los valores negativos que hay en la sociedad. Sin embargo, forman parte de ella y comparten sus virtudes y vilezas. Los grandes hospitales se les conoce como ciudades sanitarias, son una reproducción en pequeño y un retrato de la sociedad, en ellas hay representadas todas las clases sociales, desde la precariedad hasta las direcciones generales, y tienen conexión e interdependencia con los altos organismos nacionales y supranacionales. Esto hace que el ambiente de trabajo y las relaciones sea parecido al de cualquier otro sector social, existe la misma hipocresía y los intereses como en cualquier otro grupo.

El día a día asistencial

Hacia finales de la primera ola, inicios del verano de 2020, una vez pasada la tormenta inicial, las rutinas asistenciales volvieron a una relativa "normalidad". Las EPI que se dispusieron durante unas semanas o las dobles protecciones, dejaron paso de forma rápida a unas simples y sencillas batas[158]. En cambio, los *mass media* seguían mostrando sanita-

---

158   Este cambio substancial y de manera rápida en las protecciones, me transportó a inicios de la década de 1990, en aquel momento había las consecuencias del

rios vestidos con las aparatosas EPI, así se seguía dando la apariencia de mayor magnitud de la crisis Covid-19.

Como se ha dicho, en las primeras semanas la actividad hospitalaria fue intensa, había enfermos graves que requerían muchas atenciones, además, la situación caótica contribuía que todo fuera más lento y complicado. Poco a poco se volvió a una cierta vieja normalidad, porque a la normalidad de antes de marzo de 2020 no se ha vuelto todavía. Pasada la primera ola había menos enfermos Covid-19, pero se estaba más familiarizado con los que tenían dicha etiqueta, y eso daba una cierta tranquilidad, se sabía mejor cómo manejarse ante la situación.

Pero la realidad hospitalaria del día a día no es la del compañerismo y de los saludos afectuosos de las primeras semanas de la crisis Covid-19, a veces está muy alejada. En las unidades puede haber tensión, que no está relacionada con la asistencia en sí misma. Ello no afecta a un centro o grupo en concreto, es una realidad en el campo sanitario, aunque,

---

supuesto virus del HIV que causaba del sida. Entonces la vía de contagio se aseguraba que era a través de la sangre y de los fluidos corporales, etiquetábamos las gráficas de los enfermos y los tubos que contenían los fluidos o la sangre con una pegatina de color rojo alertando del peligro, para advertir a los demás sanitarios, especialmente, a los de laboratorio, que tuvieron sumo cuidado en su manejo. Nos informaron de forma rápida que había cambios drásticos, pasamos de la exigencia y obsesión por etiquetar los tubos a que no se debía hacer, que se tratarían las muestras de todos los enfermos por igual. Esto encendió mis alarmas, observaba que los profesionales teníamos mucho más cuidado con un enfermo supuestamente infectado que con uno que no lo estaba o no se sabía, por lo cual, las posibilidades de contagiarnos nosotros o nuestros compañeros se suponía que eran mucho mayores si no teníamos tanto esmero. Hasta aquel momento parecía que el virus nos iba a matar a todos, había que tener la máxima precaución, y de repente ya casi no pasaba nada, aunque el discurso oficial del contagio y virus seguía siendo el mismo. Esto empezó a inquietarme, también a no encajarme. Otro hecho que me llamó la atención y me alertó es que a las familias al principio se las informaba del diagnóstico y cuando entraban a visitar al enfermo se debían proteger poniéndose bata y guantes y se les advertía que tuvieran sumo cuidado. De repente a la familia tampoco se le informó del diagnóstico en aras a la confidencialidad del enfermo, por tanto, pensaba que si no se le informaba se podrían contagiar fácilmente, esto me desconcertó ya que si un familiar le tocaba una herida se podía contagiar, enfermar y morir. Estaba confundida entre la confidencialidad del enfermo y la protección a la familia, no alcanzaba a comprender nada en aquel momento, me parecía contradictorio y un sinsentido aquel cambio de rumbo, y me preocupaba, pensaba que había maneras para avisar a la familia. Además, por aquel entonces el estigma hacia los enfermos de sida era despiadado, se les consideraba apestados de la sociedad. Otro aspecto es que un compañero médico daba la mano a los enfermos sin protegerse con guantes, empecé a no entender nada de nada.

lógicamente, no tienen todos los espacios siempre las mismas presiones, tensiones o problemas. Se alternan fases de calma con otras de convulsas, sin embargo, la cordialidad también está presente. Estos malestares tienen su origen en las relaciones entre las profesiones sanitarias y dentro de cada estamento, fueron estudiadas magistralmente por el sociólogo Freidson (1978) en *La profesión médica*. Las ideas que planteo en este apartado están ampliadas en (Prat, 2020).

En los departamentos hospitalarios el ambiente que se respira en el equipo asistencial a veces es tenso y hostil. Los motivos son muchos: los egos a veces desmesurados; el deseo de tener la "razón"; demostrar al grupo que uno es el que más sabe, más vale o que lo controla todo y los demás no; el creer que se está en lo cierto; creerse que se es imprescindible y que sin él/ella la unidad no funcionaría; o a veces se cree que alguien se relaja demasiado. Asimismo, entran en juego las convicciones personales, por ejemplo, hay quienes quieren cumplir las normas o protocolos a "rajatabla" como si delante tuvieran una máquina, otros valoran en cada caso su conveniencia. Algunos creen que hay que llevar a cabo todas las técnicas y tratamientos disponibles, otros que se debe ser más conservador. En este contexto, se pueden pedir explicaciones por algo que puede ser objetivo, subjetivo o creencia del profesional. Son algunos de los factores que ponen obstáculos en la convivencia. Además, las explicaciones se pueden pedir de forma poco sensible y poco educada, lo cual puede herir al otro.

Las profesiones sanitarias están basadas en unas fuertes relaciones jerárquicas y de poder, la hegemonía la ostenta el estamento médico. Todas las demás están subordinadas. La profesión médica es la única que está legitimada y autorizada para definir y decidir las políticas y actuaciones en materia de salud, diagnostica y prescribe los tratamientos. Sin embargo, la enfermera es la que tiene más interacción con el enfermo, conoce mejor sus necesidades y sus deseos, y debe llevar a cabo las prescripciones médicas, además de las atenciones derivadas de su rol. Y es aquí donde surgen tensiones, no es lo mismo prescribir que ejecutar. Además, el médico ha estado formado en una disciplina puramente positivista y materialista, centrada en unos valores numéricos. En cambio, la enfermera la ha recibido un poco más holística, en la práctica clínica se pierde una parte de esa visión, pero la conserva en algunos aspectos o momentos. Esto hace que la enfermera tenga que "cumplir órdenes" que a veces no le reportan un beneficio claro al enfermo y sí mucho sufrimiento, que también el enfermo las puede rechazar. Aunque las órdenes médicas la enfermera debe valorarlas y es corresponsable en caso de surgir un problema, en el sentido que es responsable de la administración de la medicación derivada de una orden errónea, tal cómo defiende una colega, quizá se tendría que hablar de indicaciones médicas y no de órdenes.

Esas dos visiones pueden entrar en conflicto, y el hecho que el sistema sanitario esté centrado en la biomedicina y la figura del médico, conlleva que la visión enfermera quede relegada. La enfermera se puede quejar de la intromisión del médico en su trabajo más allá de lo que son los límites de cada uno, y el médico que la enfermera no colabora lo suficiente con él. También entran en juego los egos de ambas partes, pero por su posición la enfermera tenderá a ser la perdedora, el médico está más respaldado por su estamento, es quien toma las decisiones. En cambio, las quejas de las enfermeras tienden a quedar diluidas, además, las direcciones de enfermería también están supeditadas a las médicas, lo cual no ayuda. De todas formas, no hay que olvidar que todas las profesiones sanitarias se han formado bajo la óptica materialista e industrial. Esto ha llevado a qué los cuidados por sí mismos no ocupen un lugar importante; al contrario, han perdido valor y relevancia, cuando en muchas ocasiones lo único que necesita el enfermo son atenciones enfermeras. Los aspectos tecnológicos han ganado la partida a los humanistas. En esta crisis del Covid-19 este materialismo ha incrementado y se ha convertido en más agresivo, dejando los cuidados aún más arrinconados, más que nunca son un campo secundario. Sin embargo, las enfermeras tienen mucho más poder del que ejercen sobre las atenciones derivadas de su campo, si lo usaran beneficiaria al enfermo y a la sociedad, pero como en todos los campos, se va hacia donde presiona el grupo. Las enfermeras han dejado de lado su papel profesional humanístico y han abrazado los aspectos puramente tecnológicos y de poder.

Otro aspecto es que en las profesiones sanitarias hay un alto porcentaje de mujeres, en enfermería es de casi el 90%, en medicina alrededor del 50%, también son mayoría en farmacia, dietética, fisioterapia, biología, asimismo en las TCAE. A pesar de esta feminización de la sanidad los valores y cuidados más vinculados al papel femenino no han aumentado, han disminuido. Cada vez dominan y se intensifican más los valores y roles clasistas impuestos por el patrón jerárquico del patriarcalismo, y cada vez impera más el autoritarismo —indistintamente que lo ejerzan hombres o mujeres[159]. Valores que se han forjado y forzado interesada-

---

159 Tal como se viene diciendo en los últimos años el autoritarismo ha crecido en el campo sanitario y ha coincidido cuando más mujeres hay en el campo médico. No obstante, las mujeres no son las responsables directas de este autoritarismo, desde el poder —básicamente dominado por hombres y por los intereses económicos— se las está utilizando de la misma forma que en

mente a través de la cultura, y muchos —aunque sean en parte innatos al ser humano— no serían predominantes sin esta instigación.

Pero quizás donde más malestares y competencia hay es dentro de cada estamento, en tanto que cada profesional desea desarrollar su propio currículum profesional, el cual es indispensable para obtener la carrera profesional, para acceder a un nuevo de puesto de trabajo o a un ascenso dentro de la profesión. La carrera profesional tiene varios niveles, por lo general son cuatro, y en cada uno se recibe una retribución económica extra, además de dar prestigio entre los compañeros. El currículum se elabora en base a varios criterios. Uno es la formación continuada, cada uno la puede realizar por su cuenta acudiendo a cursos de su interés, o la institución le puede beneficiar subvencionándole parte del coste o le facilite días. La asistencia a congresos, simposios y jornadas —los cuales son casi siempre financiados por la IQF— también dan puntos. Suman puntos las conferencias como invitado y las exposiciones de las comunicaciones, sean de las técnicas o protocolos que se llevan a cabo en las unidades o la exposición de los resultados trabajos de investigación, muchos financiados por quienes también financian el congreso. Las comunicaciones en un congreso han sido aceptadas previamente por el comité científico, por tanto han pasado la criba de la organización, o se ha sido invitado para exponer las bondades de una técnica. Además, dentro del congreso suele haber cursos de formación que suman otros puntos extra. Otro criterio importante son los trabajos de investigación, aquí hay menos posibilidades de que se ejecute por uno mismo, por lo general se precisa formar parte de un grupo, y no todos tienen las mismas oportunidades, y menos de encabezarlo. Formar parte de un grupo, en especial ser el investigador principal, está muy bien valorado, pero muchos trabajos son financiados por la IQF. Otro criterio es pertenecer a un grupo de trabajo o comisión de la institución donde se trabaja, también de un colegio profesional, una academia de ciencias médicas, una revista, o formar parte del comité organizador de un congreso, jornada o simpo-

---

cualquier otro colectivo cuando interesa, sea un colectivo de hombres o de mujeres. En este sentido, Edwin Ardener (1975) defiende que los grupos dominantes generan y controlan las maneras de expresión y comportamientos de los dominados, los cuales se ven obligados a recurrir a las mismas conductas para hacer oír su voz. La autora sostiene que silenciar o controlar la manera de expresión es fruto de las relaciones de poder establecidas entre los grupos dominantes y dominados, y en estos incluye a las mujeres. Citada en Moore (1999).

sio[160]. Formar parte de estos grupos a menudo no es fácil, no pueden acceder todos los profesionales, se necesita que el grupo o la dirección del departamento lo acepten. Otro ámbito que da puntos es impartir docencia, sea en el centro de trabajo, en la formación de postgrado[161] o en una facultad, lo cual tampoco es accesible para todos. Otro aspecto son las publicaciones científicas, dan puntuación y prestigio, no obstante, hemos visto que muchos autores denuncian que demasiados artículos carecen de interés y las bases no son sólidas. Sin embargo, no todos los profesionales han hecho su currículum en base a cursos y congresos que les han pagado y/o relacionados con las industrias, algunos lo han hecho de forma más independiente.

Esta necesidad creada del currículum conduce a la competencia entre compañeros que algunos la perciben desproporcionada, no quieren entrar en este juego, pero esto les deja con muchas menos posibilidades de efectuar cambios de puestos de trabajo lo cual les crea un dilema. Esta competitividad para el currículum conlleva malestares. Todo este ambiente hace que una pequeña chispa puede hacer saltar los egos y las discusiones, que pueden quedar en poca cosa o vivirlas con dramatismo algunos de los actores. Unos de los momentos que aparecen tensiones son en los pases de visita y en los cambios de turno —son situaciones de mucha interacción—, a menudo las opiniones son discrepantes. No es común que un profesional llore en algún momento, pero alguna vez ocurre, debido a los comentarios punzantes de un compañero; estas discusiones y enfrentamientos que pueden ser agrios, generan incomodidad en el grupo. Además, se da la paradoja que, por un lado, se salta ante la mínima chispa o no se tolera el enfado, y por el otro se toleran respuestas y actitudes poco éticas. Entre otras cosas depende de quién lo diga o haga. Las presiones dentro del equipo pueden ser horizontales o verticales.

La consecuencia de todo esto es que, demasiado a menudo, las emociones negativas y tóxicas están presentes en las unidades en forma de críticas, envidias o rencores, también aparece la prepotencia y la arrogancia. En cambio, las positivas como paz, armonía, amabilidad, confianza o cordialidad, que deberían ser la base de estos espacios, no dominan siempre.

---

160   Todos estos intríngulis entre las industrias y los congresos han sido expuestos por muchos autores con mucho detalle, algunos los hemos visto.

161   La formación de posgrado se ha convertido en una mercancía más dentro de la sanidad, mueven una gran cantidad de dinero. Muchos de los cursos que se ofrecen tienen poco interés tanto para el profesional como para la asistencia, en opinión de los profesionales, pero son necesarios para el currículum.

Los saludos y compañerismo de la primera ola del Covid-19 se echan
de menos, por eso se recalcaba tanto en aquel momento, porque no son
la normalidad del día a día, si lo fueran no nos habríamos percatado.
Quizás los comentarios eran un mensaje del subconsciente ¿acaso nos
ponía delante de un espejo para que nos viéramos, recapacitáramos y
rectificáramos?

El trabajo en las UCI y en otras unidades, en ocasiones es de dureza
física, pero no siempre es así, sino que es de presión y estrés emocional.
Todo lo que se ha comentado, junto con el estrés, las órdenes y contraór-
denes, las incoherencias, las contradicciones, los cambios continuos, el
contacto con el sufrimiento humano, con el dolor y con la muerte son
aspectos que llevan a la fatiga. Se suele achacar como cansancio físico,
pero tiene un trasfondo emocional y psicológico llevando al agotamiento físico. Otro aspecto que influye es que la rapidez que domina en la
sociedad lo hace también en los espacios asistenciales, en el sentido que
las normativas pueden cambiar muy a menudo sin dar tiempo a asumir-
las, "cuando lo hemos aprendido nos lo cambian", es la percepción de
muchos sanitarios. A todo esto, se presta poca atención, pero influye en
las ansiedades de todo el equipo.

Otra expresión de los sanitarios que define como se percibe a veces la
atmosfera y que habla por sí sola es "tenemos un ambiente que se corta
con un cuchillo", "apártate que los cuchillos van que vuelan" o "el horno
no está para bollos". Estas expresiones está claro que no son literales, pero
indican el ambiente de tensión que se percibe.

Además, los profesionales no han estado especialmente entrenados
en los estudios, ni de grado ni de posgrado, en las atenciones en el plano
emocional, es un aspecto que se le da poca importancia. Atender a la
persona enferma y encamada, que a menudo está llena de miedos e
incertidumbres —si el profesional está angustiado y además a esta esfera no se le da importancia— posiblemente no le beneficie en el plano
emocional, y las atenciones no sean las más adecuadas para transmitir
sentimientos positivos como confianza y seguridad. Dicho todo eso, hay
que decir que no es el ambiente que domina siempre en las unidades,
pero es más frecuente de lo que sería deseable, quizá el más habitual es
una cierta indiferencia o apatía. Sucede lo mismo y de igual manera que
en los otros sectores de la sociedad.

Uno de los aspectos que menos se tolera es el pensar distinto al grupo,
especialmente si se cuestionan los fundamentos de la medicina, cuando esto sucede las críticas hacia quien lo plantee son intransigentes. Se
acepta cuestionar lo que no funciona bien, la responsabilidad indivi-

dual de los profesionales o de las direcciones, en estas críticas participa todo el equipo. Pero no se toleran las discrepancias hacia las raíces o las opiniones sobre nuevos paradigmas rompedores en el campo de la salud/enfermedad, equivale a ser calificado de "loco" o de acientífico. En estos casos las reacciones son viscerales, se entra en el terreno de lo intocable, de la creencia y del dogmatismo.

Otro tema primordial de la asistencia diaria son las relaciones y la comunicación entre los profesionales y los enfermos y familias, que a menudo son complejas. Ambas partes comparten el mismo sistema cultural y cosmovisiones, aunque puede haber diferencias significativas o ser antagónicas. Por lo general ciudadanos y sanitarios comparten la creencia en la medicina alopática. Sin embargo, los sanitarios tienen una visión mucho más centrada sólo en la parte biológica. Se considera cada órgano separado y descontextualizado del todo, no se tienen en cuenta las emociones y la vivencia holística de lo que representa el proceso de enfermedad, que va mucho más allá de lo puramente físico, o incluso puede quedar en un plano secundario. En cambio, cuando los individuos están enfermos les afloran aspectos que traspasan lo biológico tal cómo lo entiende la medicina, tiende a emerger la totalidad que somos cómo seres humanos[162]. En una situación de vulnerabilidad es cuando más necesitamos ser escuchados y comprendidos, Torralba (2006) señala la importancia entre comprender y entender, comprender es un acto incluyente, es adoptar aquello que se ha comprendido, es hacérselo tuyo. Este aspecto no está integrado en el sistema sanitario, al contrario, cada vez está más alejado.

En este contexto aparecen tensiones entre las dos partes. A veces los enfermos acuden al sistema con unas expectativas que no se cumplen en cuanto a atenciones o prácticas que se espere que se ejecuten o que no se ejecuten, se puede ir con una idea que después no se cumple. Otros acuden porque no hay otro lugar para ir en aquel momento o se les ha empujado u obligado a ir, pero no tienen confianza en la medicina alopática ni el sistema, lo cual todo se convierte más fácilmente en contrariedades. Otros acuden como una forma de obligación social, pero sin tener confianza. Por otro lado, se ha inducido durante años a la creencia que todo se puede solucionar, que haciendo una prueba y con un tratamiento se resuelve el problema, sin embargo, la realidad es distinta, no siempre sucede así; en estos casos hay angustia y decepción, es cuando

---

162 También cuando un sanitario está enfermo puede pasar a contemplar el mundo desde la óptica del enfermo, entonces se puede dar cuenta de los errores que se cometen.

aparece más la desconfianza y la discusión entre las dos partes. También
en ocasiones los médicos se pueden ver sobrepasados por las peticiones
de los familiares que van más allá de lo razonable médicamente, en estos
casos son víctimas de lo que como estamento ha proyectado e insistido en
la sociedad, en el sentido que no había que poner límites a las prácticas
médicas o que todo se podía solucionar. Esto puede llevar a egoísmo e
intereses de ambas partes. También tiene que ver con la creencia ciega
en qué la medicina todo lo puede, o contemplar la vida sólo como algo
cuantificable y que debe ser vivida a cualquier precio, olvidando la parte
espiritual. En cambio, para otros enfermos y familias está siempre todo
bien, todo lo que se les haga o se les diga, además lo desean, confían
absolutamente en sistema sanitario y los médicos.

Otro punto importante es la información, en especial la que da el
médico, aunque todos los profesionales de un modo u otro la facilitan.
La información puede ser una fuente de ansiedades y de controversias,
enfermos y familias esperan que sea clara y entendible, pero a menudo
no es así. Algunos médicos utilizan el argot profesional que el enfermo
no lo entiende bien, por vergüenza no piden aclaración y se quedan
sólo en la parte que han captado, por tanto, más sujeta a error. Algunos
enfermos y familias después de la información médica piden aclaración a
la enfermera, seguramente porque la perciben más próxima y les inspira
más confianza, el médico se le tiende a ver cómo una figura de autoridad.
En ocasiones no se escucha lo que se desea, con lo cual se hace una negación o una interpretación sesgada, en otras se olvida una parte. También
puede ocurrir que el médico dé una información confusa, el profesional
informa dejando lagunas que el enfermo lo percibe, se da más en situaciones de enfermedad complejas desde la perspectiva médica, en que el
profesional no puede dar todos los detalles y respuestas que el enfermo y
familia esperan, ya que escapan al campo de conocimiento. Asimismo, la
información puede ser confusa de forma deliberada, el profesional no la
facilita toda porque no tiene respuestas y se siente acorralado ante unos
enfermos que los percibe exigentes, en esta situación el profesional se
protege. La manera de informar, el tono de voz, la prepotencia o la soberbia,
son aspectos que se dan y el enfermo y familia lo perciben, sintiéndose
menospreciados en el trato. Los profesionales ejercen presión sobre los
enfermos, no obstante, a menudo no son conscientes, están convencidos
que hacen lo correcto de acuerdo con la formación que se ha recibido.

Además, es habitual que informen distintos profesionales, con lo cual
la información puede ser sustancialmente diferente, llevando a la confusión y la inseguridad. Cuando los enfermos y familias están invadidos de

dudas y de incertidumbres lo preguntan a varios profesionales, y cada uno responde con matices o con información distinta según sus conocimientos o perspectiva. También pueden acudir a un centro o profesional externo para otra opinión, y la información puede ser todavía más distinta y con más contradicciones, o recurren a internet —algo que no agrada al mundo sanitario—. Las contradicciones aparecen a menudo, en cuanto a tener diferentes diagnósticos y pronósticos por un mismo problema, también en los tratamientos, en los consejos o las opiniones en cómo actuar frente el mismo trastorno. Pueden ser debidas a que no hay siempre una explicación clara desde la medicina, entonces cada médico da su interpretación al mismo problema, llevando al enfermo/familia a la confusión y sentirse perdidos. Además, cuando los profesionales informan interviene la parte subjetiva y las creencias personales, uno pone el énfasis en un aspecto, otro le da importancia a otro, uno da esperanza y otro un futuro oscuro. Los profesionales de todos los estamentos informan y aconsejan según sus conocimientos, sus miedos, sus inseguridades y sus creencias.

También algunos enfermos se sienten juzgados, sobre todo cuando se les pide explicaciones sobre su comportamiento o sus actitudes, que creen que van más allá de la enfermedad —asimismo se pueden sentir juzgados los sanitarios—. Algunos enfermos creen que no todos los profesionales tienen los conocimientos adecuados, ya que no les saben resolver sus dudas o los ven indecisos y sin argumentos. Hay enfermos que creen y se aferran en la autoridad del médico, otros la cuestionan y otros ponen el acento en los aspectos tecnológicos. Otro aspecto que no favorece las relaciones es que se sigue estigmatizando comportamientos y enfermedades, en esta crisis del Covid-19 lo hemos visto con fuerza, en el caso de las mascarillas o las vacunas. También aparece la desconfianza entre ambas partes. De las relaciones con los sanitarios, los enfermos y familias destacan especialmente el trato humano, aspectos como la amabilidad, la delicadeza, sentirse escuchados y comprendidos o respetados, y no siempre lo sienten así. Estas actitudes las valoran más en el equipo de enfermería, quizá por el hecho de considerar las enfermeras más cercanas en el trato. El filósofo Francesc Torralba (1998), señala la importancia que tiene para el ser humano cuando está enfermo que los profesionales velen por su libertad y su autonomía, que se le trate como un adulto y sin paternalismo —hemos visto el paternalismo en el capítulo 7—. Estos aspectos ya se tenían poco en consideración, pero han involucionado en esta crisis Covid-19, llevando a que la distancia entre enfermos y profesionales se haga mayor en muchos casos. Ya antes de esta crisis algunos enfermos definen esta distancia como si vivieran en dos mundos distintos o hablaran idiomas diferentes, como si vivieran realidades paralelas. Una percepción que también comparten los profesionales, creen que "algunos enfermos no se enteran de nada".

Todo esto conduce a que los sanitarios a menudo se refieren a su trabajo como "esto es una fábrica de hacer churros", con ello se dice que se trabaja a destajo, como si se tratara del engranaje de una factoría tal como nos describe Michael Taussig. Se atiende como si los enfermos fueran máquinas, de forma rápida, sin pensar y bajo presión. Esto causa angustia en muchos profesionales.

La medicina alopática al ser de carácter industrial y dominada por los lobbies de la IQF, ha creado necesidades materiales hacia sus intereses, menospreciando la parte espiritual y humana, esta no aporta beneficios económicos. Ha llevado a creer que podemos tener la seguridad total y la solución a los problemas si confiamos en ella, induciendo a la obsesión por la salud, como si estar enfermo fuera siempre evitable, cuando se constata que no es así surge la desesperación y el enojo. Son unos más de los motivos que nos ha llevado a la vorágine de pruebas y tratamientos, sin pararnos a razonar sobre lo que hacemos. En esta vorágine participan profesionales y sociedad, las dos partes han recibido la misma enculturación, y las dos las desean. No obstante, sí nos educáramos en ello, observaríamos que no es todo tal como lo hemos aprendido, observaríamos otra realidad, y nos daríamos cuenta que mucho de lo que hacemos es innecesario y la causa de mucho sufrimiento. Se ha creado una sociedad enferma, donde un sistema sanitario enfermo ha creado sujetos enfermos. Todo esto conduce a otro aspecto importante cómo es la yatrogenia, Leape ya en (1994) inicia un artículo con una frase que la atribuye a la enfermera Florence de Nightingale: *"first, do no harm"* (primero no causar daño), para referirse al daño que las enfermeras y médicos causan en los hospitales. Añade que esta yatrogenia sucede justo cuando los médicos, enfermeras y farmacéuticos han estado cuidadosamente entrenados y con un alto nivel de competencia, probablemente el más alto de todos los sectores de la sociedad, lo que llama la atención del autor. Para Leape, el hecho que no la llame a los profesionales es porque sucede simultáneamente en sitios diferentes, con lo cual lo perciben como un hecho aislado y no ven la magnitud del problema. También porque se hayan acostumbrado o porque consideran necesaria la prueba o tratamiento, por tanto, se ve como un mal menor, o que muchos errores no comportan un daño grave para el enfermo.

Como se ha dicho el ambiente de esos espacios puede ser nocivo, a veces están lejos de ser espacios donde reine la tranquilidad, el sosiego, la serenidad, el silencio o la paz. No domina la humildad y la sencillez, el sistema ha empujado a ser orgulloso, prepotente, reñir o pedir explicaciones. No obstante, los malestares no se enfocan hacia la dirección correcta, que no es otra que, las raíces industriales para su beneficio; se enfocan hacia los compañeros, los mandos o los enfermos. Pero es la alienación que induce a esta competencia, que los profesionales a veces se comporten con agresividad, con poca tolerancia y empatía hacia sus compañeros, o se atienda con poco humanismo. La mayoría de profesionales son bien intencionados y nobles, pero el ambiente creado deliberadamente de competición y estrés lleva a esa locura, al no ser consciente no se enfoca el malestar hacia los fundamentos que lo produce sino hacia los más próximos. Como nos decía Iván Ilich, el sistema se autoprotege, para distraer de sus implicaciones enfoca la responsabilidad hacia la parte débil que son los profesionales. La IQF actúa como una red que atraviesa y condiciona todos los sectores sociales, en especial en mundo sanitario. Sin embargo, eso no evita que nos preguntemos el por qué en unas profesiones y en unos espacios que se dedican a atender y cuidar enfermos —que hacen gala de ser los únicos de poseer el conocimiento— las actitudes dominantes no son las de honestidad, bondad o ética. Son muchos los profesionales honrados y humanistas que están preocupados por esta deriva, se sienten incómodos por cómo han de atender y se entregan con todo su corazón al trabajo. Es la corriente que empuja hacia la dirección contraria y errónea. El problema es más grupal que individual, el grupo empuja hacia los intereses que convienen al sistema.

Toda esta yatrogenia que nos habla Leape e Ilich, que los profesionales no alcanzan a observar, y todos estos malestares tienen una explicación en la enajenación que padece la sociedad a nivel general, que incluye los sanitarios. La consecuencia es que hay un gran descontento en las dos partes. Ambas partes esperan de los otros aspectos que no se cumplen. Demasiado a menudo los enfermos están descontentos del trato que reciben, lo perciben hostil, prepotente y dominador, y no les soluciona sus problemas. Los sanitarios lo están por un trabajo que perciben fastidioso, agotador y no satisfactorio, no ven su labor reconocida y no encuentran sentido en lo que hacen, lo cual lleva a altas dosis de ansiedad, siendo la consecuencia de los valores negativos descritos. Ambas partes: profesionales y enfermos, están frustrados ante la misma situación, ambos culpan de ello a unos recursos insuficientes de dinero, de equipamientos y de personal. Sin embargo, ninguna de las dos partes va a las raíces, al fondo del problema, que no es otro que la desmesurada dependencia y usura del complejo sistema médico, y la medicalización irracional y sin sentido de la sociedad hasta los más mínimos malestares.

Esta presión y deshumanización de los espacios sanitarios, ha llevado a que algunos abandonen la profesión. El médico Patrick Quanten después de observar la falta de efectividad en los tratamientos y como debía atender a los enfermos su decisión fue "colgar los hábitos de la medicina" y buscar nuevos horizontes. No ha sido el único, otros lo complementan con tratamientos más humanísticos, y otros se dedican a la NMG, aunque a veces se ven perseguidos. También cada año hay enfermeras que abandonan la profesión, algunas del todo, otras reducen su jornada "para estar menos horas en medio de ese ambiente insano y falto de humanidad". Pero son muchos más los que están preocupados por la sinrazón y abandonarían si no tuvieran obligaciones económicas, también por falta de coraje de lanzarse a una nueva aventura. En este escenario se "sobrevive" de la mejor manera que se puede.

Las instituciones sanitarias, reconocen que existe ese ambiente de desasosiego y presión, y que los profesionales padecen malestares a causa de ello, lo saben porque se hacen encuestas de satisfacción, en ellas los profesionales expresan su malestar. Se intenta ayudar con soporte psicológico a quienes lo necesiten y soliciten. Durante este tiempo de la crisis Covid-19 han sido muchos más los que lo han requerido.

Los protocolos

Los protocolos que se han aplicado durante esta crisis, sean hospitales o residencias de ancianos, han sido un tema polémico, en el campo sanitario se están introduciendo paulatinamente desde hace décadas, sin que nos demos cuenta, poco a poco se han ido normalizando, normativizando y asimilando. Hasta la fecha no son de obligado cumplimiento, aunque se pone la presión para que lo parezca. Si un profesional no los cumple se le puede pedir explicaciones, si justifica los motivos se queda ahí la cosa. Esa presión hace que tanto los médicos como las enfermeras, creen que son obligatorios, por tanto, quien no los aplique no será bien considerado y puede ser observado, por lo que la mayoría los acaba aplicando. Así, la presión para que se cumplan no viene sólo de los responsables, sino que son los mismos profesionales quienes la ejercen sobre sus compañeros. El sistema se ha ideado para que sin hacer obligatoria una cosa seamos los ciudadanos quienes lo hagamos —esto sucede en cualquier campo, lo hemos visto en esta crisis—. Un profesional que valore que un protocolo no es la mejor opción para el enfermo lo más probable es que no encuentre el apoyo de sus colegas, se va a sentir solo y desamparado, lo cual le hace desistir. El sociólogo Pierre Bourdieu (2000) entiende la "violencia simbólica" la manera como aquello que se quiere imponer parezca natural, pero es fruto de una imposición calculada. Esto es lo que sucede, la introducción de los protocolos o pautas terapéuticas se ha hecho lentamente, haciéndolo aparecer como algo natural.

Acabé los estudios de enfermería en 1977, entonces *ayudante técnico sanitario* (ATS), una profesión técnica no universitaria. Acabé la vida laboral en 2020, después de la convalidación de ATS a grado universitario de enfermería, de tener en la carrera profesional en enfermería en el máximo nivel, de haber cursado la carrera de antropología y a punto de doctorarme en esa disciplina en el ámbito de la salud, tesis que defendí en noviembre de 2020. La paradoja es que me sentía profesional enfermera con más poder de decisión sobre los cuidados enfermeros en 1977 que en 2020. A lo largo de esas cuatro décadas largas —pisé por primera vez un hospital como estudiante en 1974—, he vivido desde dentro los cambios en el campo de la salud / enfermedad. He sido observadora y participante de dar unas atenciones tímidamente centradas en la persona con poca tecnología, a unas atenciones alejadas de la persona, pero con mucha tecnología. En mis inicios profesionales apenas había protocolos, las enfermeras cumplíamos unas órdenes médicas de tratamiento y dábamos curas autónomas como enfermeras. Era el papel derivado (médico) y el papel autónomo (enfermero), en este papel teníamos bastante poder de decisión. Mi experiencia a lo largo de estos años, es que tenía más control y poder para tomar decisiones en los cuidados en 1977 que en 2020, lo cual no deja de ser una paradoja. Estas opiniones generan malestar, en estos momentos *toca* defender que enfermería tiene más poder que antes, no se puede opinar el contrario. Actualmente enfermería es una disciplina universitaria cuando antes no lo era, esto la ha llevado a ganar muchos despachos y cargos directivos —de la misma forma que las demás profesiones sanitarias—. Pero no ha hecho avanzar en autonomía a la profesión, en la práctica sigue estando sometida a la médica —y por ende al poder de las industrias— cuando tiene un inmenso camino por recorrer y ayudar al enfermo. Cuidar es mucho más que aplicar un tratamiento médico, es atender de forma holística, en toda su magnitud, es poner el ser humano en el centro, y en este campo enfermería tiene un gran potencial para ayudar a la sociedad. Aunque no ha perdido poder solamente enfermería también ha perdido poder de decisión la profesión médica.

Mi opinión es que toda la asistencia está muchísimo más protocolizada y casi no deja espacio para qué un profesional pueda ejercer y decidir en base a sus conocimientos y su experiencia, anteponiendo las necesidades de cada ser humano. Y esto sucede tanto en el campo profesional de los médicos como en las enfermeras. Si las enfermeras están subordinadas a la profesión médica, ésta, lo está a las industrias y las élites que deciden las políticas, dictan los tratamientos y los protocolos. La mayoría de médicos no son conscientes de este sometimiento, se ha hecho paulatinamente a lo largo de décadas, los estudios son el primer nivel. Quien decide los tratamientos no son los profesionales que están a pie de cama, los deciden las élites que dominan la OMS, financian estudios, congresos, inciden sobre sociedades científicas, colegios de médicos, sindicatos y universidades. No olvidemos que los tratamientos y protocolos se basan en estudios clínicos que son financiados por las IQF. Hemos visto que muchos de los publicados presentan inconsistencias y no son reproducibles, por lo cual aplicar sus resultados a través de tratamientos y protocolos nos debería producir dudas acerca de su efectividad y de su ética.

Otro aspecto es que desde hace años se está informatizando el campo de la sanidad, sin embargo, lo que debería ser un suporte y una ventaja se está convirtiendo en un obstáculo y una distancia. En algunos aspectos, la informatización es una gran ayuda; a la vez está interponiendo una barrera entre profesionales y enfermos. La informatización le está quitando tiempo a la interacción directa, cuando un enfermo va al médico o a la enfermera se puede encontrar un profesional que no le mira la cara, su mirada y su interés están puestos en una pantalla, a muchos les incomoda y sienten que no se les presta atención. La queja de algunas enfermeras, es que la informatización les resta tiempo para los cuidados directos al enfermo, para estar a su lado e interaccionar con él. La informatización a menudo supone más trabajo, en lugar de restar suma. Además, en los hospitales, algunas tareas ya no se ejecutan al lado del enfermo, sino que se hacen a distancia con el ordenador, lo mismo que sucede con las visitas online que se hacen a través de una pantalla. La percepción de algunas enfermeras es que cada vez se las aparta más del enfermo, para el sistema sanitario la proximidad ya no es prioritaria. Los profesionales se les está alejando poco a poco de la persona enferma, quizá sea deliberadamente y sin que se note. La distancia social que tanto se nos ha insistido se está haciendo realidad y efectiva.

No obstante, no todos los profesionales perciben la introducción de los protocolos de la misma manera, los de más edad, muchos los ven como una intromisión a su trabajo y no acaban de ver siempre el beneficio para el enfermo, que en la mayoría de veces no lo tiene o tiene poco. En cambio, los más jóvenes tienden a aceptarlos más, muchos sin protocolo les sería más difícil el trabajo diario, es debido a que han sido educados en este camino desde el primer momento, han formado parte de los estudios y se han familiarizado con ellos, los han integrado y han sido su base de aprendizaje. Aunque, no todos los más jóvenes ven en ellos sólo ventajas, ni todos los mayores sólo inconvenientes. Una más de las contradicciones es que en los estudios se insiste en la parte humanística y holística, pero en la realidad está cada vez más alejada. Cuidar a la persona cómo globalidad está en oposición al protocolo.

Esto no quiere decir que un protocolo o en algún aspecto no sean una ayuda para los profesionales, sean novatos o expertos, algo donde sustentarse ante una duda. Lo que ha sucedido, una vez más, es que se ha pasado de la nada al todo, no ha habido término medio, equilibrio ni coherencia. Hace años, en una conversación un jefe médico defendía entusiásticamente su introducción, su argumento era que los "profesionales asistenciales no tenéis tiempo para pensar, ya tenéis trabajo suficiente en atender a los enfermos", por tanto, que unos "expertos" en cada materia hagan un protocolo beneficia ambas partes. Ya se introducía el "no pensar", no se debe de pensar, hay que darlo todo masticado y protocolizado, y no cuestionarse nada[163]. Argumentaba que cada vez hay más profesionales jóvenes y les falta experiencia, por tanto, hay que facilitarles las herramientas necesarias. Le hice saber mi desacuerdo, por un lado, hemos de seguir pensando, a la vez tener una guía para consultar si es preciso, pero no deben substituir a la experiencia y unas atenciones individualizadas. Si son profesionales jóvenes o poco expertos pueden pedir opinión a los veteranos. Estamos viviendo el colofón de lo que desde hace años que se está gestando.

En los hospitales se suelen hacer comisiones para supuestamente elaborarlos, pero en el fondo se trata de adecuar los que vienen propuestos desde unas instancias superiores, el objetivo es amoldarlos para su aplicación en el centro, y transmitir a los compañeros el convencimiento que el protocolo se debe cumplir para el bien del enfermo y que se trata de una "herramienta profesional". Como se ha dicho, en esta crisis, y cada vez más, ya vienen dictados directamente por instancias superiores. Es la OMS a través de sus conexiones y con el soporte de todas las instituciones quien los ha potenciado y aconsejado. No perdamos de vista los vínculos del entramado de la IQF con los centros, ni que más del 80% de la financiación de la OMS es privada y procede de las mismas indus-

---

163 Esto lleva implícita la idea de una medicina industrial de unas atenciones que no están basadas en la persona, sino en una cadena de fabricación, en una medicina de masas.

trias. Esto quiere decir que, en última instancia, quien los dicta es la IQF, por tanto, sería ingenuo creer que los elabora pensando en el bien de la humanidad, que no tienen relación con sus intereses. La razón principal por la que los profesionales hayan aceptado los protocolos del Covid-19 es, precisamente, por creer que los recomendaba la OMS, como se ha dicho, en el imaginario sanitario se cree que dicha organización vela por la salud de la humanidad. Con esa creencia es más fácil que estén fuera de duda y se acepten.

Los protocolos son una forma de quitar el poder a los profesionales y ejercer dominio sobre ellos, de quitarles el ejercicio de pensar y de decidir lo más conveniente para el enfermo de acuerdo con sus necesidades físicas, emocionales o espirituales. Se quita el poder de la palabra y ponerse de acuerdo con la persona. También son una forma de sutil infantilización de los profesionales, además de tratarlos de ignorantes. Por eso el protocolo les da todos los pasos, les considera sin la capacidad ni los conocimientos para pensar o ejercer con diligencia. Antes decíamos que el sistema sanitario a través de los profesionales infantiliza a las personas en el campo de la salud y enfermedad, pero la realidad es que paralelamente también les infantiliza a ellos.

El colofón es que en los primeros días de la crisis Covid-19 en algún dossier rezaba "protocolos de la era Covid", la sorpresa al leerlo fue mayúscula, hemos entrado de la noche a la mañana en una nueva era. Jordi Pigem (2022) en *Pandemia y posverdad,* analiza el libro de Klaus Schwab *Covid-19: the Great Reset*, donde Schwab distingue entre "era prepandemia y era pospandemia". No sabemos su intención, pero la realidad fue que la idea se vio plasmada rápidamente en los hospitales.

El deseo de seguir un protocolo no es sólo de los profesionales, también una parte de la población está pendiente, se interesa y pide su aplicación. La propagada que han hecho los *mass media* ha inducido a creer que seguir un protocolo es la salvación, que son la "panacea" moderna. Se cree en el protocolo, es la continuación de la tecnología. Si la tecnología nos dice qué tenemos, el protocolo nos dice qué debemos hacer. Sin embargo, no se sabe que un protocolo está hecho de una manera generalista e industrial. Los protocolos se basan en algoritmos, consideran y tratan el ser humano como tal, sin contemplar la globalidad que somos, se anula la singularidad del ser humano. El sujeto debe adaptarse al protocolo, no al contrario, por lo que no siempre saldrá beneficiado, quienes salen beneficiados son las industrias por las inmensas ganancias. El protocolo está pensado como si todos fuéramos iguales, aplicarlo sin tener en cuenta la individualidad, puede llevar a problemas secundarios y a yatrogenia derivados de no realizar una atención personalizada. Por ello, los protocolos generan falsa sensación de seguridad, tanto en el profesional como en el enfermo.

Además, el tiempo nos dirá que sucederá, pero aplicar un protocolo a rajatabla y sin pensar junto con la informatización y que se está apartando cada vez más a los profesionales del enfermo tiene consecuencias. Antes hemos visto la introducción de los robots a nivel experimental, eso puede ser sólo el comienzo, si avanzamos por ese camino puede llevar a prescindir de muchos profesionales, médicos y enfermeras. Un robot puede ejecutar muchas tareas con el agravante que los enfermos sean atendidos por una máquina de forma totalmente impersonal e inhumana. La robotización va camino de invadir todos los campos, pero está en nuestras manos impedirlo y volver a la senda de la humanización.

Ancianos y hospitales. Encarnizamiento terapéutico y humanización

Desde el inicio de la crisis Covid-19, por un lado, se inducia a creer que podíamos morir en cualquier momento, por otro, que las muertes se podían evitar, casi a creer en la inmortalidad gracias a la tecnología que lo puede solucionar todo. A la vez, se nos estaba diciendo que quizás no habría para todos, que tendríamos que competir entre nosotros —antes veíamos que se había acudido al hospital con el deseo de una intubación—. Reinaba la confusión, pero no se hablaba del auténtico drama que muchas personas morían en el más absoluto abandono.

El discurso que no se atendió a todos los ancianos en los hospitales ha sido dominante, instigado desde ciertos sectores. En las tertulias televisivas los participantes y creadores de opinión hablaban con simplicidad, induciendo la idea que a todas las personas sin excepción se les debía atender en el hospital hasta el momento de su muerte, que sólo allí se les podía dar un tratamiento efectivo. Afortunadamente, esto no ha sido nunca así, aunque sí en demasiadas ocasiones. Los centros sociosanitarios recibieron protocolos de la misma forma que los hospitales, en los cuales se les recomendaba no trasladar a los internos al hospital, esto requiere análisis y discusión, pero por sí mismo no equivale a desatención. En una residencia muchos problemas, si hay la voluntad, se pueden atender cómo en un hospital y con más humanidad, a veces se trasladan residentes sin justificación médica, en opinión de muchos profesionales de urgencias, que es donde los reciben. Se ha repetido insistentemente que atenderlos en el hospital les hubiera beneficiado y "salvado", también en los hospitales fallecieron muchas personas, antes hemos visto las cifras;

por tanto, atizar esta polémica de forma frívola es llevar al pánico y la confusión sin saber qué hubiera sucedido en cada caso.

En este discurso han participado las voces oficiales, también muchas de las críticas, se cuestionaba la gestión que se hizo de no derivar los ancianos al hospital, dando a entender que es la única posibilidad, que es lo correcto y que siempre se ha hecho así. Se ha hecho un discurso simplista apelando a la emotividad, sin ir al fondo de la cuestión. Pero la realidad es más compleja. Cada año son miles las personas que mueren en las residencias o en sus domicilios —lo hemos visto en las estadísticas—, que no se trasladan al hospital y menos a una UCI. En el entorno familiar y médico, hay el convencimiento que han llegado al final de la vida, sean muy ancianos o más jóvenes, y se quiere respetar la decisión del enfermo, lo más humano es que puedan estar y morir en su domicilio o residencia acompañados de sus familiares. Nunca hay la seguridad absoluta, de saber si el anciano se hubiera beneficiado, pero en la mayoría, probablemente, sólo se hubiera retardado el desenlace unos pocos días o semanas, algo que sucede a menudo, y en otros posiblemente hubiera muerto nada más llegar al hospital como ocurre en demasiadas ocasiones. Estas prácticas los profesionales más humanistas las denuncian desde hace años. Sabemos que los tratamientos no son siempre efectivos, o la persona no desea pasar por este proceso. La discusión y las denuncias han ido sólo por el camino de las no atenciones hospitalarias, estas serían la consecuencia, no el origen donde subyace en el problema de fondo, este no se ha abordado. No se ha debatido la medicalización deshumanizada de la muerte —llevamos años medicalizando la muerte hasta límites que van más allá de la dignidad humana—, tampoco se ha discutido el terror que se infundía constantemente en la población más vulnerable. Todo este discurso forma parte del paradigma mecanicista del más y más, y está enfocado a potenciar aún más el rol del hospital, a poner todavía más el hospital en el centro, ser la excusa para pedir más camas y más y más ecursos económicos destinados a la salud industrial, que no humanística.

No se ha hecho ninguna referencia al encarnizamiento terapéutico. Se entiende el hecho de llevar a cabo la práctica de pruebas diagnósticas o terapéuticas que no van a reportar beneficio al enfermo debido a su estado deteriorado, y, en cambio sufrimiento por alargar la vida poco tiempo en contra de la naturaleza. Desde hace años profesionales —de todas las categorías, en especial las enfermeras por su formación de base un poco más holística—, preocupados por el sufrimiento innecesario y comprometidos con la ética y los límites que ha de tener la práctica médica lo denuncian. Se defiende que no todas las personas han de ser sometidas a todas las pruebas ni tratamientos disponibles, cuando su estado es extremadamente frágil y delicado, ya que muchas prácticas conllevan sufrimiento sin expectativa de mejora, además, a menudo la persona no desea pasar por ese proceso. Estos profesionales denuncian que en los hospitales hay siempre personas ingresadas en procesos de enfermedades muy avanzadas, terminales o ancianos muy debilitados por la edad, que pueden estar conectadas a toda clase de tubos y dispositivos, incluso ingresados en una UCI. Enfermos que se espera el desenlace mortal en cuestión de días u horas, y han de pasar por un calvario denigrante que atenta la dignidad del ser humano.

No realizar actuaciones agresivas o permanecer en el domicilio o residencia no es sinónimo de condenar la persona a la muerte o de no atenderla, en ocasiones es donde encuentra el restablecimiento dentro de los límites que su estado permite, y donde mejor se puede autosanar. Estar en una cama hospitalaria no es lo mismo que estar en su casa, o incluso en la residencia, su domicilio en aquel momento. El hospital se percibe como un ambiente hostil con unas normas que hay que cumplir, normas que se podrían suavizar muchas veces, en otras no es fácil, entran muchos factores en juego en la complejidad hospitalaria. En estos casos lo que defienden los profesionales es que la persona ha de estar debidamente atendida en su ambiente, no en unas habitaciones frías e impersonales de un hospital ya de por si alienado. Además, en un domicilio o residencia la persona se puede beneficiar de muchos tratamientos hospitalarios, con la comodidad de estar en su medio, sin las incomodidades de estos espacios; de hecho, así sucede en ocasiones. Además, ingresar una persona mayor al hospital, los que conocemos la NMG, sabemos que le puede provocar entrar en un cuadro de colectores y exacerbar el proceso que ya tiene. Los profesionales, sabemos que muchos a las pocas horas o días de estar ingresados presentan insuficiencia renal, orinan poco o dejan de orinar, si ya presentan ese problema se le agudizara, otros presentan síndrome confusional. Esto tiene que ver con que se encuentran perdidos, fuera de su medio habitual y conocido, si esto se alarga puede llevar a la muerte en los casos muy debilitados, en otros alargará su estancia en el hospital. No obstante, hay situaciones en que puede haber dudas razonables y cabe iniciar una prueba o tratamiento, pero nada impide que en cualquier momento se pueda revalorar y suspender, o ser trasladado a un hospital si estaba en el domicilio o residencia si la situación cambia.

Hay enfermos muy debilitados ingresados que suplican que no se les hagan más pruebas ni más tratamientos, no desean vivir con limitaciones que les hacen sufrir, piden ir a su domicilio y morir en paz cuando llegue el momento. Una persona que ha vivido su vida, a menudo no desea pasar por estas situaciones, no teme a la muerte, es más la acepta como parte de la vida, cree que ha culminado su recorrido por este mundo. Demasiado a menudo se retiene de forma egoísta a las personas contra su voluntad de dejar este mundo, tienen la convicción y la serenidad que ha llegado su hora, no obstante, ni los profesionales ni la familia los escuchan. El encarnizamiento terapéutico lo han tratado muchos autores, Rubin, Buehler y Halpern (2016) señalan que entre un 60 y un 70% de los enfermos consideran igual o peor que la muerte factores como depender de un respirador, no poderse mover de la cama, la incontinencia urinaria o fecal, estar todo el día aburrido o confuso, alimentarse por sonda o necesitar ayuda continuamente. El blog en medicina NO Gracias, hace estas reflexiones:

> Algo estamos haciendo muy mal con nuestros ancianos más frágiles: aquellos muy debilitados, con demencia o con enfermedades crónicas evolucionadas. Es muy común ver salas de urgencia y plantas de medicina interna repletas de personas mayores ya deteriorados antes del ingreso -situaciones basales de gran dependencia y/o graves alteraciones cognitivas y/o enfermedades crónicas avanzadas- deshidratados, sépticos o simplemente agotados. En los servicios de urgencia hospitalarios, cuando uno de estos enfermos es evaluado, la decisión suele ser casi automática y no muy complicada: todos tienen criterios de ingreso. Sin embargo, no está claro que esa decisión sea la más beneficiosa. El beneficio que tradicionalmente se ha buscado cuando se ingresa a los enfermos es evitar la muerte. Pero ¿qué pasaría si la muerte no fuera lo más temido por los pacientes? ¿Y si tuvieran más miedo a otras situaciones que a la propia muerte? Pero aún hay más ¿Y si las situaciones más temidas que la muerte se dieran con más frecuencia tras un ingreso hospitalario? [164].

La antropóloga Jiménez (2009) defiende que los encarnizamientos terapéuticos o las exigencias en un tratamiento dudoso se pueden considerar una forma de violencia, ya que suponen la dominación de unos respecto a los otros. Es lo que sucede, unos enfermos con mucho sufrimiento suplican que no se les aplique un tratamiento o técnica, que se les deje tranquilos y en paz, pero sus demandas caen en el vacío, además algunos se sienten humillados[165]. Otro de los aspectos que ha salido en los *mass media*, autori-

---

164   solidariosdelasanidad: Cuando la hospitalización es peor que la muerte

165   En cuanto a los motivos de las familias de llevar el anciano al hospital intervienen varios factores, en ocasiones no se ven con capacidad de cuidarlo, están

dades, tertulianos e *influencers*, y expuesto como si nunca hubiera sucedido es que habría que decidir quién podría ir a la UCI y quien no. Siempre, pero en especial en el invierno en los períodos de gripe, afortunadamente, se valora quien es candidato a ir a una UCI y quien no, en base a su estado de salud y a las probabilidades que el tratamiento tenga éxito, aun así, demasiados ancianos son ingresados. Estar ingresado en una UCI implica estar conectado a toda clase de tubos y cables, esto conlleva sufrimiento y dolor, muchos lo verbalizan y piden salir "de este infierno". No se valora un ingreso sobre el hipotético beneficio a corto o medio plazo, sin garantía que salga mejor que antes, al contrario. No ingresar un enfermo en la UCI no es sinónimo de desatención, puede beneficiarse de tratamientos en el ambiente un poco más confortable de una planta convencional. Estas opiniones han angustiado la población creyendo que se la abandonaría y dejaría morir sin atención, en especial por la falta de respiradores.

Los medios han incitado a pedir más y más recursos tecnológicos, sin discutir si son necesarios o adecuados para cada caso. Tampoco se ha abordado la precariedad y desesperación en que viven muchas familias y enfermos. No se ha discutido acerca de las atenciones centradas en la persona anciana o debilitada, o del encarnizamiento terapéutico. Además del sufrimiento, un ingreso en una UCI tiene un coste económico muy importante, y de antemano con muchas dudas que reporte beneficio, muchos fallecen. Los profesionales más humanistas cuestionan este proceder, les preocupa que, a los que se les da el alta puedan quedar

---

sobrepasados por la situación. Otro porque muchas viviendas no están adecuadas para atender según qué casos. A otros les quedan dudas, creen que en el hospital se pueden beneficiar de un tratamiento que en casa no sería posible, en algunos casos las familias se sentirían culpables del desenlace. Por otro lado, una sociedad que ha medicalizado todas las etapas de la vida, ha quitado el conocimiento y poder a las personas y familias y las ha educado en que la medicina industrial lo puede solucionar todo, prefieren las atenciones hospitalarias. También por el tabú qué en nuestra sociedad hay a la muerte. Hay familias piden que se realicen todas las terapias y pruebas posibles en su familiar, a toda costa quieren mantenerle en vida, detrás puede haber cuestiones como que "no hay que perder la esperanza" y la creencia que la tecnología todo lo puede solucionar. En otras, hay un aspecto más dramático, la familia depende en un alto grado de la pensión del anciano. En algunas situaciones los hospitales se pueden convertir en un lugar de descanso de las familias por unos días cuando están agotadas. Los ancianos que viven en residencias a menudo se les ingresa en el hospital porque no se ha hablado con la familia sobre qué hacer ante un problema, otras veces es una oportunidad para descargar el trabajo que hay en el centro. En todos los casos la inercia social es un factor importante.

abandonados a su suerte, ya que las ayudas que reciben pueden ser nulas o insuficientes, lo cual agrava aún más el padecimiento. Lo que se cuestiona es que se gasten miles de euros en un tratamiento dudoso en un enfermo muy débil pero que ha generado un beneficio muy importante para las industrias. En cambio, después han de vivir con una pensión muy escasa que no les permite vivir con dignidad. Lo que se denuncia es que para morir se destina mucho más dinero del que han podido disfrutar con la pensión, y, además, en contra de su voluntad. Algunos profesionales lo califican de una gran hipocresía social, ya que mientras se sigue enriqueciendo a los ricos se sigue empobreciendo a los pobres.

La inercia social induce a no pensar ni a replantearnos lo que hacemos, el egoísmo de los familiares o de los profesionales puede llevar a no respetar los deseos del enfermo haciendo prevalecer los suyos, a veces con chantaje emocional. Al ser imposible saber qué sucedería de una u otra forma es fácil que con la violencia emocional acaben claudicando quienes se oponen al encarnizamiento. Nuestra sociedad y el sistema médico muy materialista y muy poco espiritual, ha olvidado que no todos los problemas se pueden solucionar o evitar. Ignora deliberadamente que la muerte forma parte de la vida, se ha construido un tabú a su alrededor. Durante esta crisis esa discusión no ha existido. El discurso que todo el mundo era candidato a ir al hospital sin un análisis más profundo y riguroso ha formado parte de la confusión interesada de ciertos sectores. Otros se han añadido con buena intención, sin conocer bien cómo funciona el sistema y sin hacer un análisis en profundidad, se han quedado en el plano superficial y materialista. Unos y otros han defendido la creencia que hay que utilizar la tecnología siempre hasta las últimas consecuencias y sin límites.

En cuanto a que si los recursos médicos deben de tener límites es un tema que se discute entre los profesionales asistenciales en el día a día de la asistencia, algunos defienden que se deben aumentar ilimitadamente, que hay que utilizar todo lo que se tenga a mano. Para otros se deben valorar todas las actuaciones, ya que se tiende a utilizar todo lo que se dispone aun sin ser conveniente "si tenemos diez respiradores utilizaremos diez, si tenemos veinte utilizaremos veinte, y así con todo", sean respiradores, bombas de perfusión o pruebas diagnósticas o tratamientos. Poner límites a los recursos tecnológicos disponibles a veces no es tarea fácil, la corriente social empuja al "consumismo", también en el sector de la sanidad, y de forma mucho más importante de lo que se cree. La medicina es un consumo más dentro del consumismo de la sociedad, cada vez mayor y parece que no tiene fin. Se utilizan recursos en situaciones dudosas, si se dispone de ellos se emplean sin valorar sus ventajas e inconvenientes, se nos olvida que todas las actuaciones son susceptibles de causar yatrogenia y dolor. Se reflexiona poco sobre la idoneidad de su aplicación, en esto están de acuerdo muchos profesionales, pero el hecho de tenerla a mano, la presión de grupo y la social y la inseguridad empuja a ello. Se nos olvida que muchos problemas se pueden tratar de más de una manera, de forma mucho más simple de la que se hace, o que a veces lo único que deberíamos hacer es tener paciencia, dejar actuar a la naturaleza, pero esto no produce beneficios para las industrias, detrás está todo el entramado de la IQF, es quien marca el camino. De este modo, la tecnología se ha convertido a veces en un juguete en manos inexpertas, sin ser conscientes de sus efectos. Jordi Pigem (2022) destaca que es curioso que se reconozca que tantos analistas que anunciaron la transformación digital no supieran exactamente qué significaba. Es lo que ha sucedido en el campo sanitario, disponemos de una gran tecnología, pero no somos realmente conscientes de lo que significa ni de su alcance. Además, los profesionales conocemos de primera mano que siempre hay enfermos ingresados por yatrogenia a consecuencia de técnicas o terapias, se ha naturalizado y se ha aceptado como un peaje por tener buena salud, sin contemplar que no siempre es así, o que hay otras opciones menos agresivas que pueden ayudar.

Toda esa agresividad en los tratamientos y pruebas diagnósticas, llevó a que hace años se empezara a hablar de la humanización de los hospitales y de las UCI. Si hablamos de la necesidad de humanizar quiere decir que no lo están. Y es que verdaderamente el sistema sanitario ha perdido la humanidad en todos los ámbitos desde hace mucho tiempo. Esta deshumanización de los hospitales no viene de la nada, tiene el origen en la deshumanización, insensibilidad y enajenación que hay en la sociedad, el sistema sanitario es una parte más. Por tanto, lo lógico es que también lo esté. Hemos visto antes el argot de "somos una fábrica de hacer churros", nos dice por dónde van las cosas. Los profesionales más comprometidos con los valores éticos y morales —que sin duda los hay, y muchos— hace tiempo que lo denuncian. La deshumanización de la asistencia sanitaria ha ido a más, hasta llegar al momento actual que ha adquirido aires dramáticos. Ha afectado a los hospitales y las residencias, también en los domicilios, desde el momento que miles de personas ancianas han muerto solas. Forzar a morir en soledad cómo ha sucedido en esta crisis no es un trato humano, es una deshumanización inmoral.

Otro aspecto que afloró en la primera ola son las sedaciones, pero la discusión se centró sólo en las residencias y no en los hospitales que también se practicaron. Se presentaba como si nunca se hubieran ejecutado; las sedaciones no son nuevas, lo cual es, una vez más, tergiversar la realidad y crear más confusión. La sedación de los enfermos que se considera que han llegado a un estado terminal irreversible y a la muerte próxima es una práctica que se realiza en los hospitales, residencias y domicilios. Como bien decía una conocida muy alejada de los ambientes sanitarios: "No lo entiendo, sedaron a mi madre y a mi suegra. ¿Por qué ahora se hace ver que nunca se ha sedado a nadie?". La clave está en que, en momentos de más tranquilidad social, se informa a la familia y se pide su opinión y consentimiento — aunque el profesional pueda influir en la decisión—, y se lleva el proceso con un poco más de calma. En cambio, ahora se ha hecho en demasiados casos sin avisar ni pedir consentimiento y con prisa, y con dudas sobre si era adecuada, lo denuncian muchas familias, también profesionales, esta es la diferencia, y esos casos hay que estudiarlos, debatirlos y denunciarlos. No obstante, hay muchos factores en juego, hay familias que explican que se sedó a los suyos sin avisarlos, la mayoría no lo habían visto desde hacía días o semanas y en aquel momento estaba bien, lo cual los llevaba a sospechar que no estaba en situación terminal. Los profesionales sabemos que los empeoramientos pueden ser muy rápidos e irreversibles, sobre todo en personas ancianas o en una fase avanzada de enfermedad. Pero nada impide contactar con la familia, informarla, pedir el consentimiento y que lo puedan visitar y acompañar, hechos que según denuncian no ocurrieron. Esto ha sucedido en hospitales y residencias. A muchas familias les ha quedado una duda y desasosiego inmensos, y esto puede tener consecuencias.

Todavía cabe señalar otro aspecto, vimos imágenes de un guante de látex lleno de agua colocado sobre la mano de un enfermo hospitalizado, simulaba que alguien le acompañaba y daba la mano —se puso como ejemplo del buen hacer de las enfermeras—. Esta práctica hubiera debido de encender las alarmas éticas de la profesión, nada tiene que ver con la humanización, sino todo lo contrario, es una falta de respeto ante una situación dramática. Durante este tiempo hemos vivido una pandemia de deshumanización. Cuidar a la persona con la máxima dignidad y cuando llegue el momento dejarla volar en paz, acompañarla, darle la mano y soporte. Nada de esto se ha hecho. Las personas se han ido solas, lejos de sus seres queridos —demasiado a menudo sin saber nada unos de los otros— sintiéndose abandonadas. Todo esto repercutirá en el futuro, unos se lo han llevado a la tumba, otros vivirán el resto de su vida con ese peso.

Los sanitarios: ¿héroes o villanos?

Desde el momento que se declaró la crisis Covid-19 los *mass media* presentaron a los profesionales sanitarios como verdaderos héroes, poniéndolos en un pedestal muy alto, todo eran alabanzas y se les debía de rendir casi pleitesía. Éramos los protagonistas y el foco de las atenciones, se nos mostraba gratitud por el gran sacrificio y servicio que prestábamos, se hacía aplaudiendo cada día a las 20 horas desde todos los balcones, ventanas y calles. Las muestras de gratitud venían por todos lados, durante la primera oleada se disponía de bebidas gratuitas en las máquinas expendedoras de los hospitales por gentileza de las empresas, algunos comercios y restaurantes hicieron llegar alimentos y menús en agradecimiento por el esfuerzo. Se hicieron virales fotos, que los mismos sanitarios colgaban en las redes, con la cara marcada y enrojecida a causa de llevar tantas horas las mascarillas muy apretadas, también de manos muy agrietadas y enrojecidas de tantos lavados y horas de llevar guantes. Se estaba mostrando al mundo que éramos víctimas y el sufrimiento que padecíamos, esto está en la línea de cómo se percibe la enfermedad desde la óptica médica, la cual considera que el enfermo es víctima, generalmente, de un agente externo, en este caso el virus. Al acabar la primera ola, en verano de 2020, algunas grandes marcas de cosmética hicieron llegar a los hospitales, en señal de gratitud, productos para el cuidado de la piel.

En estos momentos los *mass media* potenciaban y exaltaban el soporte de la población hacia los sanitarios, la comunión entre ciudadanía y sanitarios era casi total. Más que nunca los médicos eran idolatrados como dioses, antes nos referíamos a la expresión del "médico es Dios", y los dioses todo lo pueden, aunque, cada vez más, pierden legitimación en favor de la tecnología. Asimismo, se presentaban como importantes las fuerzas de seguridad, también los aplausos eran para ellos ya que habían contribuido fumigando calles y edificios. Todos esos grupos junto con las ambulancias hacían sonar las sirenas a las ocho de la noche, se añadían a los aplausos de la ciudadanía desde balcones y ventanas, algunos profesionales salían a la calle para aplaudir. Era un baño de masas de aplausos y complicidades. Nos aplaudíamos todos mutuamente, unos por la labor prestada y otros por el sufrimiento que soportaban. Algunos se sentían excluidos y olvidados, eran los trabajadores los de los mercados, supermercados y farmacias, también eran imprescindibles para la supervivencia. Pero ¿sabíamos exactamente a quien y para que aplaudíamos? ¿Quién había ordenado toda aquella representación social, casi teatral, con tanto aplauso?

Si los sanitarios en la primera ola aguantaron bien, en la segunda empezaron a mostrar cansancio, ya hacia finales de la primera el sentir era que "ahora los hemos cuidado, pero si no son responsables y no hacen bondad ya no podremos". Pasados unos meses, los *mass media* decían preocuparse por su agotamiento, les convenían vacaciones, decían. El problema seguía siendo que la gente no se portaba bien y seguía enfermando, coincidían medios y profesionales. Era como una amenaza a la población para que obedeciera. Pero hacia el otoño del 2020, la sintonía que había reinado entre ambas partes empezaba a resquebrajarse. Iba en aumento los que veían exageradas y contradictorias las políticas dictadas, y no entendían el silencio del sector profesional. Un divorcio que ha ido al alza con la administración de las vacunas, en especial cuando se inició en los niños, con las dosis de refuerzo y con la aparición de los efectos adversos. Las voces críticas aparecieron en las redes sociales, pero no en los *mass media*. Profesionales de todos los campos, también algunos del médico y del sanitario, exponían sus argumentos en que no había motivo para los encierros y mucho menos para las inoculaciones. Pero dentro del campo médico, apenas se han alzado voces, algunas lo han hecho en las redes bajo nombres anónimos por temor a represalias. Los pocos que han hablado no han tenido repercusión y sus colegas los han descalificado. No obstante, en grupos reducidos y de confianza, de amistades o familiares, poco a poco los profesionales se atreven a hablar. Sin embargo, una parte de la población sigue preguntándose porque están masivamente callados. Este silencio de los médicos y enfermeras obedece a varias causas:

- La mayoría tiene el absoluto y total convencimiento en la versión oficial del virus y la teoría microbiana del contagio, por tanto, en la necesidad de las vacunas, en ningún momento se ha planteado que pudiera ser errónea. Es una creencia total en lo que se nos ha inculcado toda la vida, se ha reforzado en la universidad, la educación universitaria pesa como una losa.
- Al hecho que lo corroboran los expertos "ellos son los expertos en la especialidad". Es una más de las consecuencias de la super especialización médica. Si cada uno se considera experto en su área, implica admitir a los otros que lo sean en la suya.
- Otros creen en la teoría del contagio y en el virus, pero tienen dudas sobre las políticas implementadas, las consideran exageradas, pero se aceptan como parte de la solución. Además, la presión es tan fuerte que no quedan ganas para investigar, por ejemplo, no se conoce quien financia la OMS y el entramado de su alrededor.

- Otros discrepan de la versión oficial, saben que no se sustenta ni científicamente ni tiene lógica, pero les quedan dudas, entonces uno se aferra a la corriente dominante.
- Aceptar que lo que se ha defendido siempre contiene falsedades no es fácil. La prepotencia, la arrogancia y la soberbia que domina en las profesiones sanitarias no permite admitir un error ni otra posibilidad, en especial si afecta a los fundamentos de la profesión y de la vida, entonces se corre un tupido velo para que no moleste.
- Otros conocen y saben que la versión oficial es una manipulación, pero callan, tienen en contra todos sus compañeros y colegas, y la necesidad del trabajo.
- Algunos conocen todo lo que se está barajando, incluso la falsedad de la teoría del contagio —incluso algunos que se han posicionado públicamente en contra de las políticas—, pero no se puede salir del sistema por intereses económicos, por soberbia o por prestigio, y no se atreven, si se hiciera se iría al desierto.
- Un motivo fundamental es que la profesión médica es muy corporativista y piramidal, quien discrepe es amonestado y recibe el desprecio y desprestigio de los colegas. Los colegios profesionales y las academias actúan siempre con mano de hierro sobre los que muestran la mínima oposición.
- En la profesión enfermera el hecho de estar subordinada a la médica lleva a que se actúe bajo su paradigma y no se atreve a contemplar otra posibilidad, lo cual haría que se quedase fuera del mundo científico, y se quiere pertenecer a él.
- También al aspecto gregario que por sí tiene el hombre. La necesidad de pertenencia que tiene el ser humano en los profesionales es doble. Por un lado, hay la necesidad de pertenencia al grupo familiar/social, y por otro al grupo profesional. Esta doble necesidad puede conllevar más presión, obediencia y fidelidad.
- El miedo ha sido una vez más la piedra angular, el hilo conductor que lo ha unido en la mayoría de casos. Miedo a hablar para no perder trabajo, miedo a ser diferente, miedo a ser señalado por tus colegas / compañeros, miedo ser excluido del grupo, miedo al desprestigio, o miedo a las consecuencias económicas.

Además, la declaración del estado de alarma, los confinamientos, las semanas en que hubo más fallecimientos y el discurso único y potente socavó hondo, y ayudó a anclar la creencia y la certeza que lo que estaba ocurriendo era tal cual nos lo explicaban. Aunque pasado un tiempo, algunos pensaron que quizás no todos los tratamientos habían sido adecuados o las medidas muy exageradas, pero "nosotros tampoco podemos hacer mucho más", se admite que se está atado de pies y manos. Esto ha llevado a la atmósfera de silencio y de desconfianza que ha dominado.

Como que el cansancio profesional iba en aumento se idearon propuestas para la incentivación, se incrementó el precio de las horas y días extras. La crisis se ha podido sostener con el apoyo de los profesionales, de forma directa o indirecta, siendo conscientes o siendo inconscientes. Se ha hecho apelando a la profesionalidad, la responsabilidad y la dedicación, en unos la respuesta ha sido sincera, en otros interesada, también ha contribuido el aspecto económico, muchos han incrementado los ingresos. Unos han colaborado de forma voluntaria, otros obligados por las circunstancias, otros no han colaborado, y otros han administrado las vacunas con satisfacción y con remuneración económica. Sin la cooperación de los profesionales habría sido mucho más difícil sostener la crisis Covid-19 en el tiempo. En este sentido, Hernando (2018) sostiene que a veces no hay consciencia de estar haciendo lo que se hace, sin embargo, se hace. En algunos profesionales ha sucedido en el sentido que expone Hernando, otros eran conscientes de toda la situación y de su contribución, sin embargo, han colaborado[166].

Además, hay aún otro aspecto, a los médicos —aunque menos, pero también otros estamentos—, algunos ciudadanos los han visto como mercenarios, eso no es nuevo, pero por todo lo que lleva implícito esta crisis esta percepción en la ciudadanía está aumentando. La IQF sigue financiando congresos y eventos, también trabajos de investigación con poca transparencia, y los médicos y sanitarios siguen recibiendo visitas y comisiones. Estas relaciones entre las industrias y el sistema médico a partir de 2010 a raíz del episodio de la gripe A salieron más a la luz pública, sin embargo, las instituciones siguen aceptando prebendas, y muchos los profesionales la oportunidad si se les brinda[167].

Por todos estos motivos, el tiempo nos dirá si los profesionales sanitarios, en especial médicos y enfermeras, también los farmacéuticos, se quedan al lado de las personas o se convierten en villanos. Además, la ignorancia no exime de la responsabilidad.

---

166 Por ejemplo, antes hemos visto las cifras económicas que perciben los hospitales por los enfermos con la etiqueta de covid-19.

167 https://www.eleconomista.es/salud/noticias/11837083/06/22/Los-medicos-espanoles-recibieron-587-millones-de-las-farmaceuticas-en-2021.html

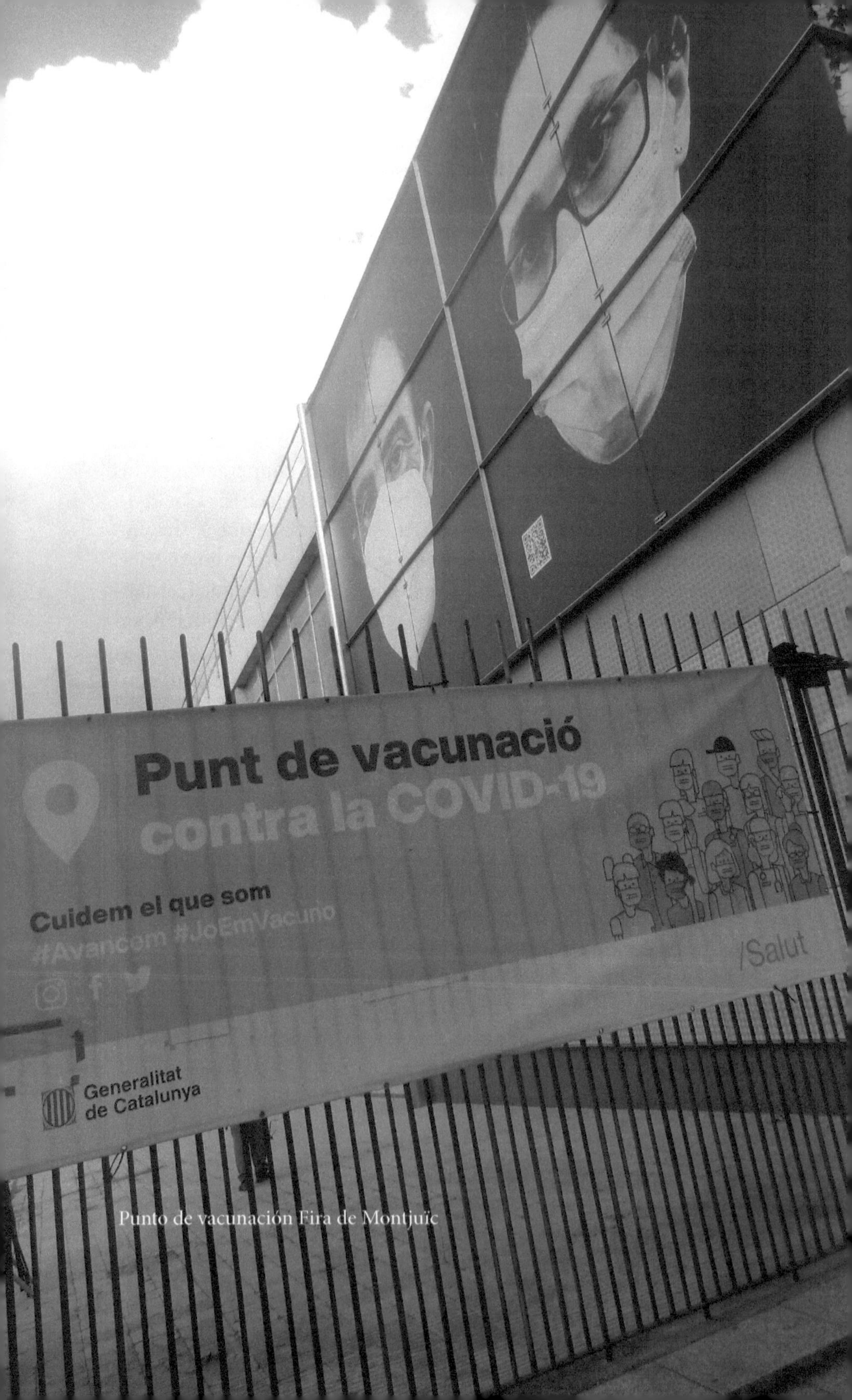

Punto de vacunación Fira de Montjuïc

*El hombre está dispuesto siempre a negar
todo aquello que no comprende.*
BLAISE PASCAL

> Este apartado se centra, especialmente, en las defunciones ocurridas en los meses de marzo y abril de 2020 en España, cuando la mortalidad fue mayor, aunque se puede hacer extensible a otros momentos y lugares. Cuando se pone en duda que las personas que enfermaron o murieron durante este tiempo lo hicieron como causa única por el supuesto virus o si confluyeron otras, la pregunta que surge es: "Y entonces, ¿de qué murió tanta gente?". Se da por supuesto que sólo podía ser por el SARS-CoV-2, como si hubieran desaparecido todas las demás causas, además "si en la tele lo dicen o si todo el mundo lo dice debe ser verdad".

Recapitulemos, el resfriado y la gripe estacional de cada año desaparecieron a partir de marzo de 2020, de golpe apareció el Covid-19 con los mismos síntomas. Cada año mueren a causa de la gripe y de sus complicaciones personas mayores y enfermos débiles, también en este momento hubo fallecimientos por estas causas, pero con un nombre distinto, lo que antes era gripe se convirtió en Covid-19. Según los datos oficiales, en el estado español y Cataluña, hubo una sobremortalidad en el 2020 respecto a los años anteriores, concentrada en un pico importante en los meses de marzo y abril. La mortalidad varía cada año, y no es la primera vez que en el estado español es mucho más elevada un año respecto el precedente —cómo en 2003 respecto a 2002—. En aquel año nadie dijo nada, en todo caso se habría atribuido a que *ha sido un año de una gripe más fuerte*[168]. En cambio, ahora el exceso se anunció antes, como si se supiera de antemano. Además, la OMS vati-

---

168 Recordemos que, en los últimos años, muchos inviernos ha habido una campaña mediática intensa sobre el aumento de gripe haciendo hincapié en la saturación de los servicios de urgencias hospitalarios, los *mass media* mostraban imágenes de ello, y recalcando que toda Europa estaba con gripe. Sería interesante investigar los vínculos entre las campañas mediáticas y el aumento de gripe y la mortalidad.

cinaba muchos millones, algo que no ocurrió. La mortalidad aumentó mucho en los más ancianos y débiles con comorbilidades, en las edades inferiores fue poco superior. Lo mismo sucedió en algunos países de nuestro entorno. Además, hemos visto que patologías que otros años causaban muchas muertes este año descendieron, y eran donde más se decía que incidía el Covid-19. Otro factor es que cada año aumenta la población anciana, con lo cual también el número de defunciones, esto viene sucediendo hace años y seguirá mientras se incremente la población en esta franja.

Otro punto importante de análisis es el papel de los *mass media*, de los responsables políticos y médicos, y de las restricciones y confinamientos impuestos a toda la población de manera dramática, drástica y rápida sin tiempo a la reacción. A partir del 14 de marzo se cerró el país. De golpe nos encontramos encerrados en casa, se debían evitar los contactos directos y mantenernos alejados. Por entonces, se centraba toda la atención en los mayores y los que tenían enfermedades crónicas. Debían estar aisladas allí donde fuese. El bombardeo de los *mass media* instigando al pánico era continuo, sin un minuto de tregua, el discurso era apocalíptico, nos dirigíamos al abismo; así lo percibía una parte importante de la población. Lo que no podemos saber en condiciones de normalidad social, entendida sin esta campaña de terror y machaque psicológico continuo, ni de las medidas restrictivas, qué habría sucedido. Probablemente hubiera sido uno de esos años que la mortalidad aumenta.

A pesar que se ha puesto el foco sólo en las residencias de ancianos, también deberíamos contemplar los domicilios y los hospitales, los falle-cimientos aumentaron en los tres lugares, y en números absolutos donde más en los hospitales. La desatención afectó a los tres lugares: hospitales, residencias, domicilios. Entendiendo como desatención no dar todos los cuidados necesarios o dejar el enfermo o anciano más solo o totalmente solo en muchos casos. El escenario de pánico y terror colectivo que se creó arrastró a la desatención de forma global, en ello contribuyó que algunos sanitarios terriblemente asustados no acudieran a sus puestos de trabajo si tenían algún síntoma. Además, se aconsejaba que si los tuvieran se quedaran en casa, la confusión y pánico que se creó y se vivió fue enorme. Los hospitales al haber cerrado los servicios no continuados disponían de más personal para hacer frente a las coberturas de las bajas laborales, en cambio, en las residencias su falta se nota antes. Durante la primera ola, algunas se quedaron casi sin sanitarios para atender, los responsables estaban desesperados para encontrar suplentes, pero la realidad es que estaban ocupados o de baja laboral.

Otro punto es que en los *hospitales* los enfermos no podían recibir visitas, los que eran más jóvenes se comunicaban con la familia a través del teléfono móvil, pero los más ancianos y débiles no podían o no tenían. El personal entraba poco en las habitaciones, por un lado, por la presión asistencial que había en aquellos momentos, por otro, el pánico a enfermar que tenían los profesionales los llevaba a entrar sólo para lo indispensable. Además, había pocas protecciones, lo cual era un factor más que contribuía al terror. En las *residencias* tampoco podían recibir visitas ni se podían comunicar con la familia por los mismos motivos que los ingresados en el hospital, y como se ha dicho, en algunas había poco personal para atender. A los residentes no se les dejaba salir de las habitaciones con lo cual aún se sentían más aislados y con más soledad, y en ocasiones sin apenas comer y beber, las protecciones para los sanitarios también escaseaban o no había[169]. Los *domicilios* es el ámbito menos estudiado, pero sucedió algo similar en algunos casos, los familiares presos de miedo se acercaban menos al anciano para evitar un posible contagio, tomándose a rajatabla las normas que se dictaban mediáticamente, los que vivían solos muchos no recibieron visitas o ayudas, o menos de las necesarias. En los tres lugares se les estaba amenazando que había un virus mortal que los podía matar, se sentían de forma dramática solos y aislados, en estado de choque. El sentir de muchos fue el de perder los vínculos familiares y sociales, se encontraron incomunicados y desorientados por todo lo que estaba ocurriendo. En este contexto, el desasosiego, la soledad, el desamparo o el abandono se apoderaron de muchas personas, estuvieran donde estuvieran. El sentir era generalizado, pero en algunos se ahondaba.

Por otro lado, en las residencias se administraron sedantes, Midazolam y morfina, lo mismo sucedió en los hospitales, aunque aquí se considera

---

169 Cuando se habla de la mortalidad en las residencias se generaliza, pero en este período no hubo la misma en todas, en alguna no murió ningún interno, en otras pocos y en otras muchos. Las causas pueden ser varias, una es el estado de los internos en aquel momento, otra que en los meses previos hubiera más defunciones, hemos visto que alguna fuente mostraba una mortalidad alta a finales de 2019, y en una residencia u hospital la mortalidad nunca es la misma, eso lo conocemos bien los profesionales, hay alternancia. Otra posibilidad podría ser que el personal no hubiera entrado en pánico y no hubiese bajas con lo cual los internos estarían mejor atendidos, con menos miedo y sin sentirse abandonados. Además, algunos autores relacionaron la mortalidad de algunas residencias con la presencia de antenas 5G, para el ser humano las radiaciones son algo nuevo, por tanto, no es descabellado contemplar este aspecto.

más habitual en las situaciones de final de vida. En los dos lugares, como se ha dicho, bajo sospechas que fue de forma demasiado prematura en muchos casos. En los domicilios durante este periodo, aunque no hay información, los indicios son que se administraron menos[170]. Sin embargo, la mortalidad aumentó en hospitales, domicilios y residencias. Hay un nexo de unión que comparten los más vulnerables en todos ellos y es que, por las recomendaciones, ordenes e insistencia de los expertos y los *mass media,* en todos estuvieron alejados de sus familiares o cuidadores, estuvieron más solos y aislados en las habitaciones. Tuvieron un doble encierro respecto a la población general. En el caso de las residencias, se pide la responsabilidad a los directores o mandos intermedios —algunos igualmente estaban aterrorizados y desconcertados— la responsabilidad se debe exigir hacia quien instigó ese panorama de miedo y terror generalizado.

Los que conocemos la NMG podemos analizar esa situación desde un enfoque distinto de lo que significa la amenaza, el miedo a morir, el aislamiento y la soledad. Las Cinco Leyes Biológicas son conocidas por quien no debería conocerlas y desconocidas por quien debería conocerlas y beneficiarse de ellas. Han estado sistemáticamente censuradas para que la población no las conociera, y con pocas dudas que han sido utilizadas. El terrorismo mediático y el aislamiento que ha dominado desde el primer momento, puede tener y tiene consecuencias en la salud y la enfermedad que se han menospreciado, y se traducirán de forma distinta en cada sujeto, cada uno tiene una vivencia distinta de la misma situación, le da una interpretación particular, un matiz o colorido diferente. La misma situación no nos impacta ni la vivimos todos igual, aunque la ansiedad, el miedo y el pánico han dominado, cada uno lo siente de forma singular focalizándolo en un aspecto distinto, esto quiere decir que cada uno tendrá una afectación distinta, en un órgano distinto. En los primeros momentos la intensidad del discurso fue despiadada y de varias semanas de duración, el miedo y terror fueron intensos y profundos, cogió de improviso y de forma dramática a muchas más personas, lo cual tuvo efectos más devastadores durante unas semanas. Se potenció y dominó una forma de sentir enfocada en el aire, la sensación de ahogo, el miedo a morir y a una amenaza, por este motivo hubo tantos problemas respiratorios, muchos graves. Este sentir se dio en muchas personas a la vez

---

170 Las sedaciones al final de vida se administran en los tres sitios: hospitales, residencias y domicilios, previo consenso entre el equipo sanitario y la familia.

y con mucha intensidad y duración, afectando más gravemente a los mayores. Después esa misma forma de percibir la situación ha seguido, pero con menor intensidad, seguramente fue el motivo que hubiera menos enfermos con afectación respiratoria y menos graves. A la vez, ha habido otros sentires, por tanto, provocando otros impactos y generando otros problemas. Cabe recalcar que, por más que las obviemos las Cinco Leyes Biológicas rigen nuestra psique, cerebro y cuerpo, estamos sujetas a ellas, una vez se ha puesto en marcha un programa biológico (SBS) sigue su curso.

Desde el primer momento el foco mediático se centró en el pulmón, se insistía en la falta de aire y en la asfixia, el discurso era que un virus *nuevo y desconocido* nos podía causar una *neumonía atípica grave* y llevarnos a la *muerte*, el miedo a la muerte afecta el pulmón y los alveolos pulmonares. También se insistía que había un *enemigo* que nos *amenazaba*, que podía entrar, *invadir y atacarnos* en cualquier momento, poniendo el foco en este aspecto se afectan los bronquios. El miedo y preocupación pueden ser hacia uno mismo o hacia los otros. En estos dos casos se potencia la sintomatología de las vías respiratorias, aparece cansancio, tos, ahogo, mocos, expectoración, neumonía y fiebre. Cuando esto sucedía si las personas iban al hospital se les aislaba —a veces con test, otras sin— lo cual les podía provocar otro conflicto, o se podía volver a recaer en el mismo de miedo a morir o de amenaza. Empezando así uno o dos nuevos programas SBS, lo cual empeoraba el cuadro, ya que en muchos casos se superponían varios programas SBS y en diferentes fases, lo cual es un factor agravante.

En los tres sitios eran atendidos por un personal estresado y lleno de miedo, fueran profesionales, cuidadores o familiares, que apenas se acercaban a ellos. En estos casos, tanto en los aislamientos hospitalarios como de las residencias o domicilios, si la persona se siente sola, abandonada y fuera de lugar, el organismo lucha para sobrevivir. Entonces se pone en marcha el programa biológico que describe las Cinco Leyes Biológicas de los túbulos colectores de riñón. El sentido biológico de este programa es la retención de líquidos para poder sobrevivir, se orina poco y se retine agua además de urea y creatinina, es lo que se conoce en medicina como insuficiencia renal. Se trata de un programa biológico que conservamos de nuestra memoria primigenia —sabemos que la vida empezó en el mar— el cual nos sirve para sobrevivir reteniendo agua ante una situación que se percibe de emergencia, recordemos que aproximadamente el 70 por ciento de nuestro organismo es agua. Los profesionales en los hospitales atendemos muchos enfermos, especialmente ancianos, con este problema, a veces es crónico en ellos, pero cuando ingresan se suele agravar. Un enfermo en una UCI en un día puede retener hasta seis o siete litros de agua o más —dependiendo de la cantidad de líquidos que se le han administrado—, es decir, aumentar esos kilos en peso, por el sentido biológico de retener agua para sobrevivir, que lo lleva a apenas orinar o a no orinar, en estas circunstancias pueden entrar en un programa de diálisis, el enfermo en esta situación puede estar muy inflado a causa de la retención. Ese mismo problema puede suceder en una planta convencional de hospital, una residencia o en un domicilio. Este programa de colectores se suma a la sintomatología de las vías respiratorias que ya tenían, por ello habían acudido al hospital, con lo cual hay dos o más programas en marcha agravando el proceso, y en muchos casos poco se puede hacer en esta situación en una persona muy débil, llevándola a la muerte de forma rápida. Cuando hay en marcha dos programas simultáneos —en este caso uno de pulmón y el de colectores—, en la NMG se le conoce como el "síndrome", es un proceso que agrava el cuadro conllevando un serio riesgo de muerte, es un motivo por el cual muchas personas delicadas mueren. A menudo se argumenta que nunca antes había sucedido que hubiera tantos enfermos a la vez, pero nunca antes, hubo una campaña tan insistente, profunda y larga en el tiempo de terror generalizado, por eso hubo más enfermos y graves al mismo tiempo. Además, no podemos olvidar de cómo nos puede afectar el efecto nocebo y la sugestión, y seguramente en algunos contribuyó también, o fue decisivo.

Las personas más jóvenes y sanas que enfermaron, también sufrieron los mismos impactos/conflictos y enfermaron por las mismas causas que los mayores, pero al ser jóvenes y sanos la afectación y recuperación es muy distinta y mucho más rápida —asimismo tuvieron menos complicaciones—, por lo cual llegaron menos y graves a las UCI. En todos los casos no podemos olvidarnos que la gripe cada año causa muchas defunciones entre los mayores y muchas bajas laborales en los más jóvenes, le llamemos resfriado, gripe o Covid-19.

Durante este tiempo se ha centrado toda la atención mediática en los tratamientos, se ha reconocido desde dentro del sistema médico que no siempre fueron los más adecuados o incluso algunos improcedentes, también algunas intubaciones. Estas actuaciones requieren análisis y asumir la responsabilidad quienes los dictaron o impidieron los tratamientos que podían ser efectivos. Los sectores médicos críticos han focalizado toda la atención en los tratamientos, por el hecho que dan por supuesto que el causante fue un virus, con lo cual poco se puede hacer para impedir el contagio por el aire, sólo proteger a los más vulnerables como han defendido. No obstante, si el análisis lo hacemos a partir de las Cinco Leyes Biológicas, los tratamientos se sitúan en el segundo nivel, desde este paradigma se puede incidir más fácilmente en el primer nivel. Este primer nivel se halla en el clima que se ha descrito de terror atroz que se ejerció en la población, qué llevó a enfermar y morir en algunos períodos a mucha más gente, en especial en la primera oleada. En el segundo nivel estaría la discusión de los tratamientos. Las razones de fondo por qué más ancianos y personas débiles enfermaron tan rápido y a la vez durante unas semanas, hay que vincularlas en el contexto social que se vivió, en la situación de caos y en el papel de los *mass media* que se ha descrito. Si nos centramos sólo en el tratamiento, es un análisis parcial e insuficiente, corresponde al segundo nivel. Enfermaron y murieron los que estaban muy débiles, en este caso si enferman hay muchas más probabilidades que el tratamiento no sea efectivo, aunque sea un tratamiento adecuado. En este contexto, algunos de los ancianos que se trasladaron al hospital —recordemos que es donde murieron más personas— cabria cuestionarse si el remedio no fue peor que la enfermedad, probablemente no todos se vieron beneficiados por el tratamiento por las razones que se acaban de exponer. El aislamiento y la soledad que tuvieron que soportar en algunos casos les agravó el cuadro, estuvieran donde estuvieran. Los que vivían solos y estaban muy debilitados, en algunos cabe la posibilidad que la deshidratación y la desnutrición tuviera un papel decisivo, además de sentirse mucho más abandonados. Hay defunciones que no se pueden englobar en esta explicación, que lo fueron por otras causas, no obstante, lo que se acaba de exponer también para ellos fue un factor añadido.

Si el análisis de la problemática se enfoca exclusivamente en los tratamientos, se hace recaer la responsabilidad principalmente en los profesionales, estén un poco más arriba o un poco más abajo en la escala de responsabilidad. Centrándonos solo en los tratamientos que se aplicaron y en quienes los aplicaron, liberamos a los verdaderos responsables, que no son otros que los ideólogos de todo este contexto de locura, miedo, terror y parálisis, que también son responsables de hacer llegar a los centros los tratamientos y protocolos. Son doblemente responsables. El problema hay que ubicarlo en todo un "complejo sistema médico industrial" que atraviesa todos los sectores de la sociedad sin que seamos conscientes. Una vez más nos encontramos frente lo que exponía Iván Ilich, mientras las raíces del sistema *per se* quedan indemnes del debate social, los profesionales reciben y cargan con la responsabilidad. En esta situación el engranaje actuó a través de los *mass media* principalmente. Una forma, probablemente, efectiva de haber evitado esta crisis, hubiera sido que los *mass media* y los responsables dejaran de machacar y de hacer propaganda engañosa. Con solo esto tan sencillo y fácil de llevar a cabo mucha menos gente hubiera enfermado, en consecuencia, muchos tratamientos no hubieran sido necesarios y hubiera habido menos hospitalizaciones, con lo cual, no habrían fallecido tantos ancianos, ni los profesionales ni la sociedad hubieran estado tan aterrorizados.

Muchos ancianos y personas débiles fallecieron, muy probablemente, a causa de lo que se acaba de exponer. Sin embargo, a algunos no les hubiera afectado si no se hubieran dado coincidencia de factores, es decir, hay un factor desencadenante personal, a la vez, hubo otros que confluyeron y los propiciaron con fuerza. Esto nos lleva a hablar de sindemia y sinergia, son términos introducidos por antropólogos en las décadas pasadas. La sinergia hace referencia en el campo de la salud a que la acción sincrónica de dos o más causas es superior a la suma de los efectos de cada una por separado. La sindemia se refiere a la interacción de dos o más enfermedades, se centra en la interacción de múltiples problemas de salud, se la relaciona con las desigualdades e inequidades sociales y económicas. Antes se exponía que no es lo mismo vivir esta crisis en una vivienda grande y espaciosa pocas personas, que en una de pequeña y muchas personas casi hacinadas, o que un anciano viva solo, acompañado o tenga algún soporte; o que se tengan o no recursos económicos. Richard Horton (2020) defendió la posibilidad de sindemia en una editorial en *The Lancet*. Algunas muertes muy probablemente no hubieran ocurrido si no se hubiera dado esas confluencias de factores, por lo que, asistirles en el hospital está en un plano secundario o incluso perjudicial en algunos casos, no en el origen.

Cuanto más se acerca el colapso de un imperio,
más locas son sus leyes.
CICERÓN

En los regímenes tecnodemocráticos se ha conseguido dar el paso de
la interiorización del dominio: todo el mundo hace lo que debe creyendo
que hace lo que quiere.
JESÚS GARCÍA BLANCA

Las vacunas es un tema intocable, no se permite el debate. Sin embargo, lo que nos muestran los datos acerca del descenso de las enfermedades infecciones no está en consonancia con el inicio de su administración a mediados del siglo XX. Se reconoce desde la medicina que la protección no es total. Entonces ¿qué impide debatir? La oposición de muchos médicos no es nueva; Costa y García (2015) en el libro *Vacunas*, explican los desacuerdos desde el momento de su aparición.

¿Vacunas o no vacunas?

Igual que ha pasado con la definición de pandemia, también se ha cambiado la de vacuna en estos últimos años. La RAE en su vigésima segunda edición en papel de 2001 la define: "virus o principio orgánico que convenientemente preparado se inocula a una persona o a un animal para preservarlos de una enfermedad determinada". Por vacunar: "Inocular a una persona o animal un virus o principio orgánico convenientemente preparado, para preservarlos de una enfermedad determinada". En su edición digital en mayo de 2022 la define como: "Preparado de antígenos que, aplicado a un organismo, provoca en él una respuesta de defensa[171]". Y por vacunar: "Inocular una vacuna a una persona o a un animal para provocar en ellos una respuesta de defensa y preservarlos de una enfermedad determinada"[172]. También la cambiaron los CDC en un sentido

---

171   https://dle.rae.es/vacuno

172   También la ha modificado el *Diccionari de l'Institut d'Estuds Catalans* (IEC),

parecido según consta Pigem (2022). Las nuevas definiciones encajarían mejor con las inoculaciones que se están administrando actualmente, se acepta sutilmente que difieren de las que se habían administrado hasta ahora. ¿Qué sentido tendría cambiar una definición si no hubiera cambiado nada, si todo siguiera igual? En este caso sería más sensato buscar una palabra acorde con el nuevo producto, aunque eso seguramente generaría dudas, en cambio las tradicionales son bien aceptadas por la población, de momento.

Los preparados que se están inoculando no se corresponden con lo que siempre se había entendido que era una vacuna. Se acepta de forma bastante general por los dos lados, el sector oficialista y el crítico, que los viales contienen ADR mensajero distinto al de la persona, ARNm sintético modificado. Está diseñado para entrar en la célula, se comunica con su ADR, lo lee y fabrica una proteína de acuerdo con las instrucciones que ha recibido. Es la famosa proteína *spike*, estos picos *spike* se colocan en la membrana de la célula, con lo cual el cuerpo fabrica los anticuerpos. Los fabricantes aseguraban en un primer momento que la vacuna estaba diseñada para que se quedara en la zona que se había inyectado —en el músculo deltoides del brazo—, y los anticuerpos que son los que supuestamente deben proteger circularían por todo el cuerpo. Sin embargo, parece confirmarse que no es así, dos terceras partes pasa al torrente sanguíneo y se distribuye por la totalidad del cuerpo: bazo, hígado, riñones, corazón, ovarios, etc., lo cual sería la causa de los problemas que han sufrido algunas personas como miocarditis, trombosis o desarreglos menstruales.

Otro aspecto importante es que la composición de los viales es un misterio. Además del ADR mensajero llevan otros componentes como coadyuvantes novedosos que las industrias no han detallado, entre ellos aluminio y mercurio —muchos de los efectos adversos en las vacunas de siempre se atribuyen a los coadyuvantes—. Ahora hay hermetismo total a pesar de las peticiones que han hecho diversos colectivos. Varios investigadores independientes han realizado análisis de los viales, pero ha habido contradicciones, mientras que unos observaban y se fijaban en unos componentes, otros observaban y se fijaban en otros, uno de los que más repercusión ha tenido es el grafeno. Quizá se deba que los componentes no sean los mismos en todos los fabricantes, y que las partidas no sean idénticas aun de una misma farmacéutica, además probablemente hay el grupo placebo. Si los componentes no han de producir ningún daño, pocos o muy excepcionalmente —superando con

en cambio, el *Diccionari de la Enciclopèdia Catalana* mantiene en 2022 la misma definición en digital que en las ediciones antiguas en papel.

creces los beneficios de la potencial enfermedad—, no habría motivo para que no se facilitaran a quien los desee conocer, es más, se tendrían que dar por escrito a quienes se inyecten.

Otro punto es que las industrias no se hacen responsables de los daños que puedan ocasionar en la población, las cuales firmaron acuerdos con los gobiernos de todos los países eximiéndolas. Tampoco se han hecho públicos los contratos de la Unión Europea con las farmacéuticas[173], algo inédito de sociedades que se pregonan de democráticas y transparentes. Que ningún partido político con representación parlamentaria, ni de los denominados de izquierdas, no haya denunciado estos hechos debería llevar a la reflexión. Lo ha hecho a nivel particular algún parlamentario o partidos con baja representación, pero los medios lo han silenciado.

Muchos científicos dan por supuesto y con mucha probabilidad que estas vacunas son un experimento génico que todavía está en fase experimental. En este caso se trataría del mayor experimento jamás llevado a cabo a escala mundial. Se habían realizado ensayos, muchos en países de África. La obra de John Le Carré *El jardinero fiel* (2001) se basa en ensayos ilegales de las multinacionales farmacéuticas en niños en el norte de Kenia. El antropólogo Eduardo Menéndez (2005*a*) señala que quienes más participan en ensayos y estudios son la población cautiva y los que pertenecen a los estratos más bajos de las sociedades. Kennedy (2021) explica la gran cantidad de experimentos llevados a cabo en poblaciones vulnerables, expone con detalle y rigor los intereses tan poderosos y la obsesión en que la vacunación llegue a todos los rincones del planeta y para todas las supuestas enfermedades, algo que sucede desde hace décadas. No olvidemos los experimentos que se realizaron durante el nazismo, que llevaron a la Declaración de Nuremberg. Ahora los hechos superarían cualquier época anterior, el experimento abarcaría a todo el mundo.

Si no hubiera dudas, si todo fuera diáfano, cuando se inocula a las personas se les daría la información detallada de la composición del vial y de las potenciales reacciones adversas, de las leves y las graves, y un documento del organismo que se hace responsable de los problemas que pudieran ocurrir a corto, medio o largo plazo. El médico debería estudiar el historial para identificar si hay alguna incompatibilidad, recetarla y firmar el consentimiento por duplicado, y la enfermera que la administra dar una copia. Nada de esto se ha hecho, lo cual debería ser un motivo

---

173 https://www.publico.es/sociedad/falta-transparencia-farmaceuticas-y-ue.html
    http://www.migueljara.com/2021/01/15/contratos-secretos-o-censurados-
    entre-la-ue-y-las-farmas-por-las-vacunas-covid/

de sospecha, desconfianza y alarma. Además, en un primer momento se nos dijo que sería suficiente una dosis, pinchada en dos veces, ya se han administrado tres o cuatro, y se insinúa que se tendrán que repetir cada año una o más, se nos había engañado. Incluso para los partidarios de dicha "vacunación" les es difícil de argumentar y sostenerlo. Si se requieren esas dosis posiblemente no estamos hablando de una vacuna como se nos decía y la conocíamos, sino de un tratamiento, sea génico o del tipo que sea. A esto hay que añadir que estas vacunas recibieron la autorización condicional bajo tres premisas: que estábamos ante una emergencia sanitaria sin precedentes, que tenían una altísima efectividad y que los estudios confirmaban su seguridad. Los políticos, *mass media* y autoridades sanitarias lo recordaban continuamente.

Sin embargo, todos estos cambios de nombre y subterfugios no son nuevos, Costa y García (2015) en el libro *Vacunas,* apuntan que las enfermedades que se decían erradicadas con las vacunas no han desaparecido, se les cambió el nombre y se las convirtió en una nueva, pero sigue siendo la misma, se refieren a ello como "el poder creador y transformador del lenguaje". Los autores explican con detalle como la difteria se le cambió el tratamiento y el nombre, así pasó a convertirse y denominarse amigdalitis. Además, cuando se introdujo la vacunación los casos habían descendido muchísimo y las condiciones de vida mejorado. Esto ha sucedido de forma parecida en todas las enfermedades infecciosas, autores como Iván Ilich (1975) o Thomas Mckeown (1979) también sostienen con datos este hecho, en España se puede consultar este descenso en un informe del Instituto Carlos III[174]. Todos estos trabajos ponen en duda el rol de las vacunas tradicionales y su necesidad. Conociendo la NMG sabemos que las vacunas no tiene fundamento administrarlas, ni antes ni ahora, las Cinco Leyes Biológicas corroboran que la teoría microbiana del contagio es errónea. Además, el contagio nunca no se ha podido demostrar; ello debería llevar a discutir y replantearse los fundamentos médicos.

Además, el número de vacunas que se administran a los niños desde los dos meses de edad —en algunos casos ya antes—, no para de aumentar, algo que también debiera encender las alarmas de quien está detrás del lucro. En España se están administrando más de treinta (30) dosis hasta la adolescencia. En EUA en el calendario infantil figuran sesenta y nueve (69) dosis (Kennedy, 2021), unas cifras que son escalofriantes. Si se empiezan a administrar la de la gripe y del SARS-CoV-2, como algunas voces están pidiendo, pasarían a ser muchísimas más. En toda esta

---

174 Salud 003-007 (isciii.es)

vorágine de pinchazos hay dos aspectos que no deberían pasar desapercibidos. Uno, son los tóxicos que llevan los viales y que son los causantes de problemas de salud a medio y largo plazo. El otro, es el impacto que sufren algunos niños cuando se les pincha, muchos deben ser sujetados e inmovilizados por los adultos, los padres y los profesionales, algunos patalean y lloran desconsoladamente. Los que conocemos la NMG esto no nos debería pasar por alto, en estos casos el niño lo puede percibir como una fuerte agresión, produciéndole un choque o impacto, al sujetarlo fuertemente se siente acorralado y sin posibilidad de escapatoria, y cada nuevo pinchazo lo puede percibir cómo una nueva agresión y sin posibilidad de huir o desaparecer. ¿Nos hemos preguntado si su sentir es que no quiere formar parte de este mundo que lo percibe altamente violento? Todo esto a algunos les traerá consecuencias en el futuro en forma de enfermedades de distinta índole según su vivencia. Es decir, las consecuencias de la repetición de tantos pinchazos desde tan temprana edad pueden ser de dos tipos: por los componentes del vial y por el sentir en el momento del pinchazo. Si no contemplamos las dos posibilidades se nos pude escapar una parte importante de análisis.

La premura de las administraciones

Ya desde el inicio, primavera de 2020, se comenzó a insistir en la urgencia de disponer de una vacuna, la cual se presentaba como la salvación, la panacea que nos permitiría volver a la vida con una "normalidad" parecida a la que teníamos antes de la supuesta pandemia, hasta que no se hubiera erradicado el SARS-CoV-2. Ya se advertía que sería con una normalidad parecida ¿por qué parecida? ¿Cómo se sabía que no sería la misma? ¿En qué se sustentaban tales afirmaciones? A la vez se transmita el mensaje que quizás el virus no desaparecería a medio plazo o nunca, tendríamos que aprender a vivir con él, así se seguía instigando el miedo al futuro.

En verano de 2020, mientras unos decían que las vacunas estarían listas en pocos meses, otros decían que tardarían por lo menos tres o cuatro años, ya que una vacuna no puede ser lanzada al mercado de forma precipitada, sino que necesita años de ensayos. En octubre el ministro español de Sanidad anunciaba que sería un regalo de Navidad que todos desearíamos[175], lo cual incitaba a picharse. Una vez más dominaban las

---

175 Illa augura que la vacuna del coronavirus será un "regalo de Navidad" (elnacional.cat)

contradicciones y confusión en los mensajes dirigidos a una ciudadanía aterrorizada, que ansiaba que llegaran para salir de la pesadilla.

La misma premura que hubo para la declaración de la pandemia la hubo para la autorización de las vacunas, se autorizaron por la vía de la emergencia, a pesar de las súplicas en contra se siguió adelante con el plan previsto. Los gobiernos han omitido todas las voces científicas y médicas —por más prestigio que tuvieran—, que aconsejaban más estudios denunciando la precipitación. Muchos se declaraban como pro vacunas pero argumentaban que no se sostenía científicamente la urgencia en este caso, con lo cual pedían tiempo. Por ejemplo, Olliaro (2021) en una editorial de la revista *The Lancet* pone en cuestión la fiabilidad y conveniencia con los estudios realizados; que las consideraciones sobre la eficacia y efectividad se basan en trabajos que miden la prevención por infección de Covid-19 sólo de leve a moderada; y no están diseñados para prevenir la hospitalización, la enfermedad severa, la muerte, la infección, ni la potencial transmisión. Añade que la eficacia y la efectividad debe hacerse a partir de indicadores como la seguridad, la utilización, la disponibilidad y los costes. Thacker (2021) en un artículo en la revista *BMJ* apunta supuestas irregularidades de la farmacéutica Pfizer en las pruebas para su fabricación, también se hizo eco el diario *Redacción Médica*[176]. Una vez más sucede lo que se ha denunciado en muchas ocasiones en el campo de los ensayos clínicos. En este contexto, los *mass media* dicen de forma clara que la farmacéutica quiere administrar una dosis más, después los expertos la recomiendan, no olvidemos los conflictos de intereses. Por ejemplo, según Antena3[177] la farmacéutica sostiene que una segunda dosis aumentaría el nivel de protección hasta el 94%, pero sin dar datos de los estudios, quienes los han realizado, ni como han llegado a la conclusión.

Durante este tiempo se informó varias veces que se suspendían los ensayos clínicos debido a que presentaban problemas, pero se reiniciaban a los pocos días. El objetivo, supuestamente, era inspirar confianza dando a entender que se detectaban problemas, pero se solucionaban con prontitud y eficacia, es decir, que todo estaba bajo control. Al mismo tiempo que por un lado se intentaba generar confianza, por el otro se sembraba confusión ¿serían o no serían seguras?

----

176   https://www.redaccionmedica.com/secciones/industria/bmj-pfizer-uso-datos-falsos-en-el-estudio-para-aprobar-su-vacuna-covid-3253

177   Janssen quiere aplicar una segunda inyección de su vacuna monodosis contra el Covid-19 (antena3.com)

Ante la incertidumbre empezaron las inoculaciones en diciembre de 2020, a primeros de mes en Gran Bretaña y en EUA, y a finales en la mayoría de países de la UE. En España fue el día 27 de diciembre con una gran cobertura mediática, como si se tratara de un evento extraordinario, algo que iba a pasar a la historia. El tiempo nos dirá si era así, y en qué sentido. Se recalcaba una y otra vez que había sido en el marco de un gran esfuerzo de las industrias a nivel mundial para contener la pandemia del Covid-19, pero en este contexto nadie se preguntaba *¿cui bono?* (¿a quién benefician?). Los *mass media* lo transmitieron en directo, nos explicaron una y otra vez quienes habían sido los primeros en recibirla.

En España y en Cataluña los primeros lugares en administrarla fueron las residencias de ancianos, la primera fue una mujer de noventa y seis años junto a una auxiliar de enfermería, las dos decían que no era nada, no daba dolor y no había que tener miedo, además, estaban muy contentas en colaborar. El mensaje ha sido siempre que primero los vulnerables[178]. A las pocas semanas se empezó a pinchar al personal sanitario de los hospitales, con quejas del no asistencial que también querían ser los primeros. En estos momentos, aunque mucha gente la deseaba, todavía había reticencia en una parte importante de la población a pesar de las campañas favorables e intensas de los *mass media, influencers* oficiales y responsables sanitarios. Por tanto, pinchar primero a los sanitarios era el plan y la excusa perfecta para que la población lo aceptara pensando que "ellos son los que saben", si ellos se vacunan también debemos hacerlo. Se apelaba a la responsabilidad social e individual, a ser solidario.

Desde el primer momento que se empezaron a administrar, los *mass media* mostraban imágenes de famosos y políticos en el instante del pinchazo, algunos las colgaron en las redes sociales. También sanitarios —anónimos y no tan anónimos— colgaron las suyas sonriendo y haciendo el signo de victoria. El motivo era incitar a los demás profesionales y ciudadanos reticentes, a "dar ejemplo", se decía. Siguiendo a Foucault es una forma de ejercer "biopoder", mostrando el camino que una persona pública y supuestamente experta hace.

Efectos adversos y contagios tras la inyección

Ya desde el inicio se empezaron a notificar efectos adversos. Debido al número elevado los gobiernos pidieron que se reportaran solo los graves,

---

178 https://www.elmundo.es/ciencia-y-salud/salud/2021/12/27/61c8ba11e4d-4d8721a8b4599.html

no los leves. La Generalitat de Cataluña publicó una lista con los que se debían informar:

- Desconocidos y/o graves, sobre todo si requieren un ingreso hospitalario, ponen en peligro la vida o tienen un desenlace mortal.
- Efectos adversos de especial interés (1): anafilaxia, arritmia, fallo cardíaco, cardiomiopatía de estrés, enfermedad arterial coronaria, miocarditis, muerte súbita o muerte de cualquier causa, síndrome de Guillain-Barré, encefalomielitis diseminada aguda, narcolepsia, convulsión generalizada, meningoencefalitis, mielitis transversa, parálisis facial de Bell, vasculitis cutánea, eritema multiforme, microangiopatía, alteraciones de la coagulación (tromboembolias y hemorragias), trombocitopenia idiopática, artritis aséptica aguda, síndrome del distrés respiratorio agudo, Covid-19 (enfermedad aumentada después de la inmunización), anosmia y ageusia y daño hepático o renal agudo. Datos que están disponibles en la página web de la Generalitat[179].

También el Ministerio de Sanidad español lo advierte, algunos coinciden con los de la Generalitat, añade otros como trastornos menstruales, el síndrome inflamatorio multisistémico, glomerulonefritis y síndrome nefrótico, linfadenopatía, parestesia, tinnitus, vómitos y diarrea[180]. De antemano se sabía que se producirían reacciones adversas; no es nuevo, se sabe que todas los producen, aunque se minimiza y se oculta, pero ahora se sospechaba que podían ser más y más graves o desconocidos, por ser una terapia más nueva. En este sentido Costa y García (2015) describen los efectos adversos de las vacunas tradicionales, y las relaciones que pueden tener con las denominadas enfermedades raras que cada vez aparecen más, en cambio, la medicina les pone la etiqueta de genéticas o autoinmunes.

Pronto se reportaron, presuntamente relacionados con las inoculaciones, trastornos en la coagulación, en la menstruación, tromboembolismos, ictus, infartos, miocarditis y pericarditis, especialmente en jóvenes menores de treinta años y en deportistas. Asimismo, un aumento de muertes súbitas que se relacionan con dicha terapia. Por ejemplo, *Public Health Ontario* reporta 314 casos de miocarditis y pericarditis relacionadas con las vacunas entre diciembre de 2020 y agosto de 2021, mayoritariamente

---

179 http://medicaments.gencat.cat/ca/detalls/Article/2021016?

180 https://www.aemps.gob.es/informa/boletines-aemps/boletin-fv/2021-bole-tin-fv/8o-informe-de-farmacovigilancia-sobre-vacunas-covid-19/?

en varones jóvenes[181], los casos han ido en aumento. Algunos han sido leves, otros han requerido hospitalización, ingreso en la UCI o la muerte. Al poco de iniciarse las inoculaciones y aparecer efectos adversos, salieron voces alertando de ello. Mientras políticos, responsables sanitarios, expertos, colegios profesionales, academias científicas, profesionales del campo sanitario y los opinadores en los *mass media* callaban, a los críticos se les censuraba y ridiculizaba por hablar. Tampoco desde el campo de las ciencias sociales hubo voces pidiendo debate social. El sociólogo francés Laurent Mucchielli es una de las pocas en este campo que cuestiona de forma contundente las políticas gubernamentales desde el inicio, pidiendo que se suspendiera de forma inmediata la vacunación[182].

La bibliografía sobre la eficacia, la seguridad y los efectos adversos de las vacunas es muchísima, la hay para todos los gustos, para los que las defienden y para los que las rechazan. En la base de datos de a pie de página[183] se puede consultar la ingente cantidad de artículos relacionados con este tema. Desde el campo oficial se dice que hay que basarse en la evidencia científica. Sin embargo, la supuesta evidencia la encontramos en ambos lados; la pregunta entonces sería: ¿en qué evidencia, sólo en la parte que interesa o hay que valorarla y discutirla toda? Otro argumento es que deben ser artículos revisados por pares, los que están publicados en revistas científicas supuestamente han pasado la revisión, tanto los que están a favor como los que están en contra. Los ejemplos son innumerables, por ejemplo, el cardiólogo británico Aseem Malhotra (2022) publicó dos artículos en *Journal of Insulin Resistance,* que tituló: *Curing the pandemic of misinformation on COVID-19 mRNA vaccines through real evidence-based medicine* (Curar la pandemia de desinformación sobre las vacunes ARNm de Covid-19 a través de la medicina basada en la evidencia). Malhotra se vacunó, igual que su padre que también era médico y murió al poco tiempo, este hecho lo llevo a investigar llegando a la conclusión que muchas muertes se deben de atribuir a las vacunas, por lo que pidió su retirada inmediata, se hizo eco *Diario16*[184].

---

181 Adverse Events Following Immunization (AEFIs) for COVID-19 in Ontario: December 13, 2020 to August 28, 2021 (publichealthontario.ca)

182 https://www.francesoir.fr/videos-les-debriefings/laurent-mucchielli-alerte?

183 https://pubmed.ncbi.nlm.nih.gov/

184 El cardiólogo Aseem Malhotra presenta su estudio, revisado por pares, sobre la eficacia y la seguridad de las vacunas ARNm: exige la retirada inmediata de las vacunas Covid-19 - Diario16

Hay varios organismos para notificar los efectos adversos de los medicamentos y vacunas. Se sabe que no se notifican todos, algunos autores sostienen que es sólo el 10%, aunque es imposible saberlo. El hecho que no se notifiquen todos los efectos adversos de los medicamentos los profesionales lo sabemos, no siempre se reportan por distintas razones. A veces la presión del trabajo es grande y se priorizan otros aspectos más urgentes como atender sus consecuencias; otras porque los formularios no suelen ser ágiles; también porque no está del todo incorporado en la praxis profesional y, inconscientemente, se le da una importancia relativa. Por tanto, en el momento actual es lógico pensar que, con la presión, las coacciones y el tabú tampoco se reportan. Todo esto hace que sea difícil saber con exactitud los que se producen. Además, cuando una persona sufre un problema después de ser inoculada no siempre los profesionales lo asocian o le quitan importancia. Algunas veces puede no tener relación, pero en otras es probable que la tenga. Sin embargo, hay que decir que es difícil poder atribuir una relación directa en muchos casos, a menudo intervienen complejidad de factores que tendemos a menospreciar, tanto a favor como en contra. De lo que no hay duda es que se han notificado muchos, por ejemplo, Diario16 informa ya a primeros de septiembre de 2021 que la OMS a través de su base de datos vigiaccess declara 2.000.000 lesiones posvacunación[185]. A pie de página se pueden encontrar algunas páginas que reportan los efectos adversos[186].

Lo que parece que está fuera de duda es que las vacunas han producido muchos más problemas posteriores de los que siempre han causado las tradicionales, pero nunca habíamos estado sometidos en occidente y como humanidad, a una presión o guerra mental y psicológica tan intensa y punzante como ahora. Los que conocemos la NMG sabemos la importancia que tiene la situación que todos estamos atravesando y experimentando de machaque mental intenso y sin tregua, el cual es propicio a causar conflictos, o se añaden a los programas SBS que se tenía en marcha. Por tanto, hay problemas después de las inoculaciones que son causados con

---

185   https://diario16.com/la-base-de-datos-de-la-oms-registra-mas-de-2-millo-nes-de-lesiones-tras-la-vacuna-del-covid/

186   https://vaers.hhs.gov/data/datasets.html
https://www.aemps.gob.es/la-aemps/ultima-informacion-de-la-aemps-acer-ca-del-covid%e2%80%9119/vacunas-contra-la-covid%e2%80%9119/farma-covigilancia-de-vacunas/
https://www.ema.europa.eu/en/human-regulatory/research-development/pharmacovigilance/eudravigilance
http://www.vigiaccess.org

mucha probabilidad por el impacto que ha recibido la persona. También
en algunos casos contribuye muy probablemente la sugestión y el efecto
nocebo debido a esta guerra o abatimiento mental. Los que deseaban
ardientemente la inyección y vivían aterrorizados por si enfermaban o
morían, recibiéndola algunos habrán solucionado su problema, con el
potencial proceso de enfermedad, en este caso desarrollarán con más
probabilidad un problema respiratorio / pulmonar más o menos grave,
por eso ha habido tantos vacunados ingresados por problemas respiratorios. Los que no se querían pinchar, pero las circunstancias les obli-
garon y lo hicieron en contra de su voluntad y con miedo, con el sentir
que no tenían escapatoria, en algunos casos se les habrá desencadenado
un proceso posterior, cada cual, según su sentir, por lo que pueden ser
de muy diversa índole. Estos casos se han dado con mucha seguridad,
aunque en un porcentaje imposible de determinar. Si no se detiene esta
vorágine de guerra psicológica y mental en que estamos inmersos, y
que cada vez incluye más esferas, los conflictos irán en aumento, por
tanto, también los procesos de enfermedad. El desconcierto y el pánico
reinante ha llevado a asociar en algunos de los críticos que todas las
muertes que se producen son debidas a las vacunas, sin antes preguntar
si estaban vacunados —muchos no lo estaban—, es otra consecuencia
de la confusión en que estamos inmersos. Si solamente relacionamos
los efectos adversos que suceden con la composición de los viales —que
sin duda los hay— probamente dejamos de lado un factor importante,
que seguirá provocando padecimientos, dolor y muertes. Desde esta
perspectiva seguimos analizando exclusivamente un problema desde la
óptica médica que un factor externo nos causa la enfermedad.

Para añadir otro elemento de confusión, han aparecido profesionales,
médicos y enfermeras, en las redes sociales que dicen haber observado
un incremento elevadísimo de cánceres que cursan de forma muy rápida
y agresiva —la rapidez de un proceso los profesionales lo hemos visto
muchas veces, no es nuevo—, asimismo de otras patologías, relacionándolo
con las inoculaciones. Estas revelaciones no siempre están sustentadas
con datos. Algunas están hechas con mucho dramatismo, describen una
situación que no se corresponde con lo que explican otros profesionales.
El miedo intenso y el bloqueo puede llevar a magnificar una situación,
podrían formar parte del "nunca antes lo había visto" que hemos visto,
se nos ha borrado todo lo anterior, y se percibe todo como nuevo. Otros
pueden buscar notoriedad, protagonismo o generar confusión intencio-
nadamente. Algunos han denunciado los hechos con su nombre, otros lo
hacen bajo un anónimo por temor a sufrir represalias según dicen, pero

igualmente bajo las gafas del miedo. Sin embargo, algunos anónimos hay que poner en duda su procedencia y su veracidad, es decir que haya intencionalidad para seguir creando miedo, caos y confusión. En este sentido sería interesante analizar si el número de cánceres diagnosticados disminuyó realmente durante estos más dos años debido a que, al no ser detectados —por la menor actividad en algunos centros o que la persona no fue al sistema a visitarse— y de acuerdo con el paradigma Hamer remitieron espontáneamente sin tratamiento. Esta locura en que estamos inmersos ha desencadenado enfermedades sin duda, algunas se habrán detectado, otras de acuerdo con dicho paradigma habrán remitido sin ser diagnosticadas, por tanto, sin tratamiento. Lo que sabemos seguro es que ha habido y sigue habiendo mucho sufrimiento y estrés muy alto, potenciando la enfermedad sin ninguna duda.

A pesar de todo ello, las autoridades sanitarias y los políticos insisten que los beneficios de la vacuna superan con creces los posibles efectos adversos. Se reiteraba que era importante vacunarse ya que enfermar de Covid-19 podía producir las mismas complicaciones que la vacuna, lo importante era que se tenían muchas menos probabilidades. Se pregonaba que las de padecer cualquier efecto adverso después de la vacuna eran 10.000, 100.000 o 1.000.000 de veces inferiores que pasar la enfermedad. Es decir, que el riesgo-beneficio se decantaba claramente en vacunarse que no hacerlo. También se insistía que si se enfermaba sería más leve, menos probabilidad de gravedad y de morir. Ante este discurso muchos que dudaban se inclinaron por inocularse. También se ha modificado al alza los porcentajes de la población que debía estar pinchada para adquirir la llamada inmunidad de grupo —que por otra parte también se ha modificado su significado—. Aunque de acuerdo con la NMG esta inmunidad carece de sentido.

Para añadir incertidumbre y confusión se informa, por ejemplo, que en unos países se suspende la administración de una cierta marca para una determinada franja de edad porque se han detectado problemas, pero a la vez se empieza a administrar en otros, la sensatez debería llevar a esperar y tener más datos. Cuando se empezaron a pinchar a los adolescentes y jóvenes algunos periódicos daban informaciones contradictorias, *The Guardian*[187] afirmaba que estos grupos tenían mayor probabilidad de tener efectos adversos tras la vacuna que los de padecer la Covid-19, aun así, se les incitaba y coaccionaba a pincharse.

---

187 https://www.theguardian.com/world/2021/sep/10/boys-more-at-risk-from-pfizer-jab-side-effect-than-covid-suggests-study

A pesar de las inoculaciones, las personas, siguen dando positivo a los test y enfermando con la etiqueta de Covid-19. En un primer momento se divulgó que evitarían los contagios y con la vacuna ya no se enfermaría, incluso algún político se atrevió a decir que ya no nos moriríamos, siendo una más de las razones por las cuales muchos se pincharon. Más tarde, en octubre de 2022 en una pregunta en el Parlamento Europeo, Pfizer admitió que su vacuna no fue testada para frenar la transmisión antes de salir al mercado[188], después lo negaron, es plausible que también forme parte de la intencionalidad de crear caos y confusión.

Que las personas vacunadas continúan enfermando y dando positivo al test desde el inicio está fuera de toda duda, en todos los departamentos de los hospitales y en las UCI siempre ha habido enfermos vacunados con la etiqueta Covid-19. Lo reconocen los profesionales, las autoridades sanitarias y es un dato que se puede consultar[189], esto nos indica, desde el punto de vista médico, que no producen la inmunidad que se había prometido. Para suavizarlo se argumenta que las vacunas no inmunizan siempre, cuando antes se aseguraba lo contrario, o que *todos los medicamentos tienen efectos secundarios,* esto es cierto, antes hemos hablado de la yatrogenia. Pero si un medicamento tiene muchos efectos secundarios o se considera que superan lo tolerable se retira del mercado, aunque sea a regañadientes de las industrias, esto ahora no sólo no ha sucedido, sino que se ha negado o quitado importancia. Si tantas personas dan positivo a un test y enferman, además de gravedad, después de haberse inyectado una vacuna que les debería proteger, la primera cuestión que surge es si lo que se inyectaron era una vacuna para prevenir. Ante esta incertidumbre y poca transparencia, la ética aconsejaría dar la posibilidad de escoger cada uno lo que crea más conveniente, criminalizar a quien no quiera pincharse es simplemente criminal.

Al constatarse que los inoculados seguían dando positivo a los test y enfermando, las discusiones giraron en torno a quienes tenían más o menos carga viral; si los no inyectados contagiaban más que los inyectados; quienes tenían más probabilidad de enfermar, de hacerlo de gravedad, de ir a la UCI o de morir. Los *mass media* apelaban a estudios a su favor sin citar fuentes; obviando los que había en sentido contrario. En medio de esta vorágine, lo que se intentaba transmitir era que los vacunados

---

188	https://diario16.com/escandalo-pfizer-reconoce-ante-el-parlamento-euro-
	peo-que-la-vacuna-nunca-fue-testada-para-frenar-la-transmision-del-vi-
	rus-antes-de-salir-al-mercado/

189	https://dadescovid.cat/

salvaban a los no vacunados, a la vez se decía que los ingresos en la UCI de los vacunados eran por culpa de los no vacunados, sería para reírse si no fuera por la gravedad y una burda manipulación e insensatez. Como se vio que no era todo tal como se había predicado se empezó otra fuente de discordia, manipulación y acusaciones: los culpables son los no vacunados los cuales han estado en el centro del debate, llegando a hablar de "epidemia de no vacunados".

Otro discurso fue que los síntomas del Covid-19 son diferentes después de la vacuna[190], también se atribuyen a una nueva cepa o variante o que son efectos duraderos del Covid-19, asimismo se involucra el cambio climático y la contaminación atmosférica[191]. Aparecen en grandes titulares que por sí solos merecerían un análisis cada uno de ellos[192], no tienen base científica y son una vergüenza, además de tratar a la población de ignorante e infantil. Quizá, cabría preguntarnos si no son para desviar la atención de otros motivos y tener la población distraída, o es una forma más de crear pánico, inseguridad y manipulación, que estemos confundidos y no sepamos en ningún momento a qué atenernos. Desde la NMG sabemos que cada noticia o evento alarmante es susceptible de generar un nuevo impacto en algunas personas, por tanto, con la posibilidad que se desencadene un nuevo SBS, que conducirá a un problema de salud. Así, cuantas más noticias negativas y más locas, más impactos recibirán las personas, y más enfermos habrá. No es casualidad que tengamos constantemente noticias negativas, sobrecogedoras o estremecedoras,

---

190   https://www.naciodigital.cat/noticia/224136/simptomes-covid-19-vacu-nat-diferents-nous

191   https://www.elnacional.cat/ca/salut/contaminacio-augmenta-risc-emmalal-tir-covid_671363_102.html?

192   Como por ejemplo los siguientes: el calentamiento global está produciendo un aumento de las muertes del corazón; el coronavirus produce una reducción de materia gris en el cerebro; la taquicardia, efecto secundario del Covid-19; una de las causas más comunes de infarto en adultos jóvenes puede tener origen genético; adelantar los relojes para ajustarlos al horario de verano afectaría el corazón y al cerebro; el exceso de fiesta o felicidad puede estar relacionada con un tipo de arritmia; el ictus puede ser desencadeno por ira, malestar emocional o gran esfuerzo físico, según un estudio; si no dormimos bien puede desarrollarse un infarto; tener más de tres hijos podría aumentar el riesgo de infarto; el riesgo de infarto es cuatro veces mayor durante el embarazo; el colesterol bueno también aumenta el riesgo de infarto; días muy calientes aumentan el riesgo de infarto y AVC; las dietas altas en proteínas pueden aumentar el riesgo de infarto.

no importa si se cumplen o no, lo importante es el impacto que causen en un primer momento, es el que marca el camino.

Otro discurso fue si eran necesarias dosis de refuerzo; si sería necesaria una dosis cada año; si protegerían ante las nuevas variantes del virus; si las defensas bajaban o subían; quienes tenían más defensas los que habían pasado la enfermedad o los que se habían vacunado. También qué marca protege más o más tiempo; si se generan anticuerpos, si esos bajan con el paso del tiempo; si hay reducción de la eficacia; se ha apelado al comportamiento de las células del sistema inmunitario o los linfocitos T, a la bajada de defensas. En medio de todo este torbellino se citaba a la OMS, sus opiniones y sus consejos. No obstante, esos hechos han llevado a la desconfianza en una parte de la ciudadanía, algunos que se habían inyectado las dos primeras dosis no se han puesto la tercera y menos la cuarta.

En medio de esta paranoia conviene recordar que el objetivo de la IQF no es la salud, sino las ganancias económicas de la enfermedad. La salud y la enfermedad se enfocan sólo hacia un sistema materialista y cuantificable. Además, una vez más hay que recordar que, atendiendo a la Cuarta Ley Biológica, que anula la teoría del contagio, no es necesaria ninguna vacuna. Y con este desbarajuste sería sensato replantearnos el papel de todas ellas.

Seguimos con las inoculaciones

Si se reconoce oficial y médicamente que, a pesar que una mayoría de personas se había inyectado las dos primeras dosis siguen enfermando y transmitiendo la enfermedad, entonces cabe preguntarnos qué sentido tiene administrar más dosis de algo que no conocemos sus componentes y que no ha funcionado. Con toda la información disponible y haciendo oídos sordos a todas las voces que clamaban un debate serio y riguroso exponiendo todos los datos, se sigue inoculando, incluidos los niños. Por si no fuera suficiente con una inyección, en otoño de 2021 aparecieron fotografías de personas que dos enfermeras es estaban administrando la vacuna del Covid-19 en un brazo y la de la gripe anual en el otro[193], se ha repetido en otoño de 2022. Ya no se trata de un pinchazo, sino de dos a la vez. Algunos —en este caso personas mayores que se les ha presionado y coaccionado— lo pueden sentir como una doble agresión, también se pueden sentir acorraladas sin posibilidad de escapatoria, ya que están en

---

193 http://ics.gencat.cat/ca/actualitat/Campanyes/vdevacunat/

medio de dos profesionales. Además, en el capítulo 5 hemos visto que en algunos momentos faltaron mascarillas, material de protección para los sanitarios o test, pero, *"curiosamente, nunca han faltado vacunas"*, al contrario, en algunos momentos han caducado algunas partidas según informan.

Se han difundido muchas fotografías en el momento del pinchazo. Las que mostraban los que incitaban a vacunarse cómo los políticos, profesionales e *influencers*, sus ojos miraban a la cámara y parecía que sonreían, algunos hacían el signo de la victoria. En cambio, las de personas anónimas no todas expresaban satisfacción, algunas sus ojos y facciones parecían tristes y asustados. Muchos rostros mostraban los ojos cerrados, apretados y la expresión tensa y de pánico, algunos miraban cómo les pinchaban, otros giraban la cabeza hacia el otro lado, cuando no se quiere ver se mira para otro lado. Muchos eran niños y adolescentes. En el ámbito asistencial, cuando se está realizando una técnica al enfermo se le dice que cierre los ojos y que mire para el otro lado. A veces esto ayuda a ambas partes, pero también es poder que el profesional ejerce sobre el enfermo. Todas estas presiones y coacciones han desencadenado conflictos o impactos en algunos sujetos; los que han acudido con reticencias u obligados por las circunstancias, sean laborales, sociales o familiares, se pueden ver especialmente afectados. Alguno que no se quería pinchar y lo hizo sintiéndose obligado después de muchas presiones, más tarde ha explicado que "yo ya sabía que me produciría daño, que tendría consecuencias, eso lo sabía yo", no tenía la menor duda, la sugestión y el afecto nocebo y el impacto habrán contribuido a los efectos posteriores, que en el caso de esta mujer se trata de cansancio extremo desde que se inyectó. Aunque después poco a poco se va convenciendo de la posible sugestión y el cansancio le va desapareciendo.

Otro tema es que cuando han enfermado de problemas serios o muerto personas jóvenes o de mediana edad, poco después de serles administrada la vacuna, y que pueda tener relación, no ha habido indignación por parte de sus familiares, han llevado con discreción una muerte o las consecuencias de una enfermedad grave. En otras circunstancias después de estos sucesos se piden investigaciones y se abren campañas para conocer las causas. Algunos no lo han relacionado con la inoculación, otros lo niegan, otros han tenido dudas o lo han relacionado, pero han callado, el sentimiento de culpa se tiende a encubrir; en estos casos se puede vivir como un secreto sucio que da vergüenza, algo que puede quedar en el inconsciente y se lleve a la tumba o resurja en otro problema. Hay familias que han presionado y obligado a sus hijos o padres para que se inocularan, si después aparece algún problema, que pueda o no estar relacionado con la inoculación, pero hay la duda, puede ser difícil gestionar el remordimiento y desasosiego. Se justifica que se han pinchado por el bien común, pero saben que hubo presión. En cambio, otros lo comunican para que los demás sepan lo que les puede ocurrir[194]. No obstante, cada vez hay más voces que lo denuncian y se empiezan a hacer comisiones y asociaciones[195] para investigarlo.

Por otro lado, se ha instigado al miedo irracional para que las personas no se inoculen, en base al miedo a los efectos secundarios, cuando estas personas a veces no perciben tienen otra salida, es otra forma de presión, aunque detrás haya la mejor intención. No podemos tener la certeza de que todas las personas que tienen problemas posteriores son debidas a la substancia en sí misma, nos olvidamos del paradigma Hamer, de la enorme presión social y mediática, de la sugestión y del efecto nocebo, todo esto lleva a problemas. En estos casos hay que informar sin que la persona entre en pánico y que eso le desencadene un problema añadido.

Artimañas, seducciones e intimidaciones

La vacunación hasta ahora ha sido libre, las leyes internacionales no obligan a ello. Por lo tanto, los políticos de cada país han recurrido a las presiones, coacciones y chantajes para que los ciudadanos "de forma aparente y libremente" accedieran. Algunos países, como Francia, Austria o Italia, decretaron leyes que obligaban pincharse para trabajar o mostrar el pase sanitario en el transporte; leyes que después se han derogado. En España no ha sido en ningún momento obligatoria para trabajar, por lo cual los trabajadores no han tenido éste dilema tan importante, que no les daba otra opción que pincharse. A pesar que muchos fueron a pincharse más o menos voluntariamente y haciendo cola para ello —también los sanitarios—, no fueron todos los que querían los gobiernos que obedecían los mandatos. Así que tuvieron que poner en marcha todas las artimañas e intimidaciones que estuvieran en sus manos, algunas con falta de ética absoluta.

Las vacunas se han convertido durante este tiempo en tema de conversación en una parte de la ciudadanía, en otra ha sido un tabú. Algunos discutían sobre ellas como si se tratara de algo muy conocido y se fuera

---

194 https://www.diaridesabadell.com/2021/08/29/no-saben-determinar-la-causa-de-la-meva-malaltia/

195 Inicio | Liberum Asociación (liberumasociacion.org)
    Benvinguts - GASS

experto, como se ha dicho no se conocen sus componentes. Unos reconocían que se producían efectos adversos, pero se corría un tupido velo, otros no tenían idea y explicaban con satisfacción que ya tenían las dosis puestas. Otros han evitado hablar de ello, y menos si se han vacunado o no. También se ha mentido, tanto en el sentido de afirmar que uno se había vacunado como que no, o en un lugar se ha afirmado una cosa y en otro otra. Las inseguridades y temores a ser excluidos de un grupo han llevado a protegerse, a desviar la atención cómo se podía.

Fueron varios los motivos que llevaron a la población a pincharse "voluntariamente". En unos ha sido el miedo a enfermar del supuesto SARS-CoV-2, esperaban con profunda convicción y ansiosos que se iniciara la vacunación, creían firmemente en la vacuna y representaba su salvación, a pesar que en los medios se hubiera informado tímidamente de algunos efectos adversos, preferían pincharse, estaban convencidos que los beneficios los superaban con creces, no tenían ninguna duda. Otros no estaban convencidos, pero el miedo a quedar excluidos del grupo los llevó a pincharse, además las opiniones de quienes llevaban la voz cantante podían ser muy agresivas con los que eran reacios; a veces uno no se siente con fuerzas o con argumentos sólidos para resistir la presión, en algunos círculos se les excluía diciendo que no se iban a reunir con ellos. Otros consultaron un médico de confianza, la recomendación era que *mejor vacunarse*. También estaban los indecisos, los que sí querían, pero a la vez no querían tomar ellos la decisión, lo consultaron y se les recomendaba hacerlo. Algunos sencillamente siguieron la corriente del grupo, sea familiar o social, no se plantearon otra opción. Otros lo hicieron para obtener el pasaporte Covid de forma fácil, unos de forma voluntaria, otros por no quedar excluidos del grupo. Asimismo, algunos han exhibido dicho pase con orgullo y satisfacción.

Son muchos los que se han pinchado sintiéndose presionados y en contra de su voluntad, con muchas dudas y con mucho miedo. Algunos creían que había una pandemia tal cómo se informaba y en la efectividad de las vacunas tradicionales, pero la poca duración de los ensayos clínicos y que se trataba de una terapia génica experimental, los llevaba a rechazarla en un primer momento. Otros admitían que había una pandemia, pero se había exagerado, con lo cual preferían esperar que fueran más testadas y por miedo a los efectos adversos. Después están los que han tenido verdaderas dudas que haya existido una pandemia tal como se ha planteado o tan siquiera que la haya habido, con lo cual una vacuna no es necesaria, pero se han sentido obligados. La mayoría que se ha pinchado en contra de su voluntad ha sido por las amenazas, a veces de sus jefes, por tanto, con miedo a perder el trabajo, también las ha habido dentro de la familia, tanto de los padres hacia los hijos como a la inversa. En España nunca ha sido obligatoria, pero las presiones han existido a nivel particular y social.

Después están los que a pesar de las presiones no se inyectaron porque desconfiaban de esa vacuna, aunque llevaban todas las demás puestas, creían que había una pandemia, pero exagerada por los medios. Para otros había una pandemia, pero muy exagerada, con lo cual no se necesita ninguna vacuna. Para otros no había pandemia y sí "plandemia", con lo cual no es necesaria una vacuna, algunos creían que el SARS-CoV-2 ha sido el causante de muertes o enfermos, otros no. Algunos no se pincharon por las contradicciones y coacciones que ha habido por doquier, no les encajaba tanta premura en todo. Finalmente están los que cuestionan la teoría del contagio, por tanto, no es necesario ninguna vacuna, a algunos se las habían puesto en la infancia, otros no. También hay los que nunca se les había administrado una vacuna y ahora se han pinchado, por sentirse obligados o por las circunstancias e incertidumbre de la situación. Los que han cuestionado las vacunas y su necesidad conocían los intereses de las industrias y las presiones que ejercen sobre toda la población.

En cuanto los sanitarios una gran mayoría se han inoculado las dos primeras dosis, la tercera han sido menos, también los hay que se han puesto la cuarta. El porcentaje de los que se han pinchado rondaría entre el 80 y 90% según los centros, algunos no han recibido presiones, otros muchas. Unos se han pinchado inseguros y otros totalmente convencidos, otros han seguido la corriente del grupo. Que se vacunaran los profesionales era un factor esencial para convencer a la población, aunque desde la parte crítica no se acaba de entender que un porcentaje tan alto lo haya aceptado. Ha influido la presión ejercida desde las instituciones y del grupo, también la formación recibida, si has aprendido que las vacunas son la mejor apuesta para la salud y, si confías totalmente en la medicación química que continuamente administras ¿por qué no vas a confiar en una vacuna? Por otro lado, hay profesionales que han atendido enfermos en primera línea y han visto morir, sin embargo, la han rechazado soportando presiones. Quizás lo que los llevó a negarse no eran sólo las dudas sobre la vacuna, sino que había el conocimiento o la intuición que estábamos ante una gran exageración o un engaño. Algunos que no se han inyectado lo han dicho abiertamente, otros lo esconden por temor a ser ridiculizados y humillados debido a los comentarios extremadamente negativos que hay en el entorno: "que se jodan si se enferman" o "harta de cuidarlos". Estas expresiones no son mayoritarias, pero han existido —algunos han tenido la osadía de colgarlas en las redes sociales, no son dignas de quienes su profesión es cuidar, y atentan la dignidad humana—. No obstante, estas personas han sido víctimas y actuaban bajo el discurso paralizante del miedo y terror. Las presiones a pincharse han sido para todos los profesionales, pero en especial hacia los cargos, ellos debían dar ejemplo a los demás: "¿tú tampoco?", "¡eso de ti no me lo esperaba!". Estas expresiones no son nuevas, se escuchan cuando alguien discrepa de la corriente del grupo o no ejecuta lo que se espera de él. En algún caso los que se han negados han sido sustituidos, quizás para dar ejemplo[196].

Como una parte de la población seguía resistiéndose a pincharse, no lo había hecho los porcentajes que deseaban, los gobiernos recurrieron a incentivos y coacciones de toda clase, adaptados a cada zona geográfica de los países o franja de población a la que se quería seducir. Van desde el ofrecimiento de desayunos u otras comidas, dar sacos de arroz, bocadillos, langostinos, huevos, yogures, detergentes, vales para el supermercado, entradas para espectáculos o parques, ofrecimientos de licencias para pesca, sorteos de coches, donaciones de dinero en efectivo o cheques, tarjetas de transporte gratis, descuentos en compañías de transportes o taxi, envíos de comida a domicilio, ofrecer un cigarrillo de marihuana, lotería de la vacunación con un sorteo de 200.000 euros o un millón y medio de dólares o aros de oro, entre muchas otras. Para captar a los jóvenes en alguna tienda de ropa se anunciaba un descuento del 15% junto a la frase "yo me vacuno". Asimismo, se ha pagado a los *influencers* de las redes sociales con muchos seguidores para que la promovieran[197]. También cosas más simples como ofrecer un café y pastas, esto ya se hace en las donaciones de sangre. En algunos países la resistencia a vacunarse llevó a ofrecer incentivos que van mucho más allá de lo que cabría esperar de una sociedad con unos mínimos valores éticos y morales. Austria ofreció a los hombres una recompensa con una sesión gratis en un burdel[198]. Estos reclamos son inverosímiles. En otro momento una parte importante de la ciudadanía no los hubiera aceptado, no obstante, ahora quienes podían ser altavoces y denunciarlo han callado.

---

196 https://www.diariodemallorca.es/mallorca/2021/06/22/destituyen-defensor-menor-baleares-vacunarse-54081299.html

197 https://www.ccma.cat/324/sacs-darros-cotxes-o-llagostins-gratis-els-incentius-per-vacunarse-al-mon/noticia/3121800/

198 https://edition.cnn.com/videos/world/2021/11/10/austria-vienna-funpalast-brothel-vaccination-voucher-tgb-nobilo-intl-hnk-vpx.cnn?

Todo esto ha ido acompañado de campañas mediáticas muy agresivas contra los que se han negado, eran los causantes de todos los males y se les consideraba como apestados. Como se ha dicho se habló de "epidemia de no vacunados", se pedía a la población que no se reuniera con ellos[199]. El ministro alemán de Sanidad afirmaba que los no vacunados a final de invierno de 2021-2022 estarían sanados, vacunados o muertos[200], la directora del CatSalut de Cataluña que "sin la vacuna estaríamos todos muertos"[201], entre innumerables ejemplos.

La introducción de los pasaportes Covid[202] para entrar en locales, restaurantes, ocio o para viajar ha obedecido a la estrategia de incentivar la vacunación. En relación a los viajes se dio la paradoja que, durante unos meses para hacerlo dentro de la Unión Europea, en avión se requería el certificado, pero si era terrestre o marítimo no, una incongruencia más. Además, cuando se introdujo el pasaporte Covid ya se reconocía oficialmente —desde la visión médica del contagio—, que los vacunados seguían siendo portadores y transmitían el virus, por tanto, no tiene sentido el pase y menos ser un requisito. Otra más de las contradicciones y confusiones es que a la vez que se imponía el pasaporte Covid había voces desde dentro desaconsejándolo.

La cuestión es que si los gobiernos tienen que recurrir a esas artimañas saben que lo que ofrecen no tiene credibilidad y los ciudadanos desconfían de sus argumentos, y saben que son más de los que ellos querrían. Por eso una parte de la población ha tenido que ser coaccionada u obligada hasta tal punto. Foucault (2006) sostiene que donde hay poder hay resistencia, y es esta resistencia lo que llevó a muchos a no inocularse. Son cada día más los que creen que los gobiernos esconden sus verdaderos objetivos, detrás está la implementación de la Agenda 2030, que nadie explica exactamente y de forma transparente de qué se trata.

---

199 https://diario16.com/ha-llegado-la-hora-de-actuar-contra-los-antivacunas-que-van-por-ahi-matando-gente/
https://www.elmundo.es/ciencia-y-salud/salud/2021/11/18/61961c4afddd-ffa16c8b45b5.html

200 https://www.elperiodico.com/es/internacional/20211122/ministro-sanidad-aleman-alemanes-estaran-12885113

201 https://www.ccma.cat/catradio/alacarta/el-mati-de-catalunya-radio/gemma-craywinckel-sense-la-vacuna-estariem-tots-morts/video/6136002/

202 Estos pasaportes se podían obtener de tres formas: tener la pauta completa de vacunación; a través de una prueba PCR o test de antígenos (estas tienen una vigencia de 24 o 72 horas, respectivamente), y otra haber pasado la enfermedad, tiene una vigencia de 180 días.

Asimismo, hay otra cuestión no menor, en todas esas coacciones han participado —con más o menos implicación— todos los países y todos los partidos políticos de todos los colores, todas las autoridades médico sanitarias, los colegios profesionales de las profesiones sanitarias, así como las academias y sociedades médicas. Tampoco en las universidades se han alzado grupos de voces críticas, ha habido algunas a nivel individual, con lo cual tienen menos fuerza. Esto nos debería llevar a dudar, en el sentido que posiblemente obedecían consignas, es sospechoso que a ninguna institución le hayan chirriado todas las absurdidades e incoherencias. En Occidente ha reinado el más absoluto silencio, sólo la parte crítica ha pedido debate entre los científicos defensores de una y otra posición, no se ha pedido desde la parte oficial, tampoco los científicos sociales para analizar la realidad desde esta perspectiva. En cambio, en algunos países africanos sus líderes políticos se opusieron enérgicamente a las políticas que quería implementar la OMS. Falisse *et al.* (2021) en un artículo publicado en la revista *BMJ* se hacen eco de la muerte prematura y rápida de veinticuatro ministros y jefes de Estado, diecisiete de ellos en África, en un período de doce meses, entre 2020 y 2021[203]. El artículo señala que las tasas de mortalidad en estos líderes son siete veces superiores a las que corresponden en relación a su edad, sexo y características demográficas. Destaca que tenían en común que se oponían a las políticas sobre el Covid y el plan de vacunación de la OMS, subraya que las muertes tenían un gran valor simbólico y se han asociado a cambios posteriores en las políticas del Covid, o que es probable que reconfiguren el espacio político de los países.

"A vacunarse y a callar"

Esta expresión o parecidas se han oído en demasiados sectores de la sociedad, en debates en las televisiones y en las redes sociales los *influencers*, también sujetos relacionados con la salud y la enfermedad, por tanto, merecen una atención especial por lo que implica. Cuando para que la población acceda a inocularse haya que recurrir a una frase de este calado que no admite argumentos ni discusión, que es propia de actitudes totalitarias y lleva implícita violencia, es señal que algo anda muy mal en

---

203 Entre ellos están el presidente de Haití, Jovenel Moïse, que fue asesinado. El presidente de Tanzania, John Magufuli; el presidente de Burundi, Pierre Nkurunziza; el primer ministro de Costa de Marfil, Hamed Bakayoko; y el expresidente de Madagascar, Didier Ignace Ratsikara.

la sociedad, apela a la obediencia ciega a la autoridad, el "por qué lo digo yo". Algunos estaban vinculados a organismos oficiales, con lo cual cabe sospechar que tienen conflictos de intereses. Otros se definen como de izquierdas, por su "aparente" vinculación con la defensa de los derechos humanos lo hace más grave todavía.

La expresión *a callar* tiene profundas implicaciones éticas y morales. Ante la no existencia de evidencias científicas y sin debate no se puede obligar bajo ningún pretexto a nadie a meterse en su cuerpo una substancia de la que no se conocen los componentes ni los efectos a corto, medio o largo plazo. Esta expresión y coacción nos recuerda episodios de la historia no muy lejanos que creíamos superados. Además, "si se tratara de una verdadera epidemia no habría que presionar y menos coaccionar a nadie para que cumpliera unas medidas preventivas o a vacunarse". Si se tratara de una verdadera epidemia no habría mentiras, habría transparencia, no se dudaría, la evidencia sería observable y palpable, no se tendría que recurrir a la presión y coacción permanente, no se tendría que hacer esfuerzos para convencer a nadie. Y si este discurso se hizo sólo para coaccionar, es igualmente detestable. Algunas personas que se inyectaron las primeras dosis explicaron que lo hicieron a la fuerza. A partir de aquel momento se sintieron mal, con molestias que les perduran tiempo después: "me he vacunado a la fuerza; tenía miedo de perder mi trabajo; me encuentro mal desde entonces"; "creo que me han envenenado", o "me sentía como yendo al matadero". Seguir insistiendo a pincharse a quienes han sufrido consecuencias o que se les acuse de poner en riesgo la población, como si fueran casi criminales, irresponsables o faltados de empatía, es todavía más inhumano, no es propio de una sociedad adulta, democrática y respetuosa. Es antiético, agresivo e inmoral.

Esta arenga además de ser autoritaria, esconde paternalismo y afianza un clasismo y patriarcalismo que se dice combatir desde los sectores que ahora están callados o presionan. Asimismo, trata a las personas de ignorantes e infantiles que no tienen la capacidad para pensar ni saber, con lo cual una supuesta autoridad les tiene que orientar, ellos someterse, obedecer y callar. Es propia de un sistema autoritario y totalitario que considera que las personas no pueden decidir, se les tiene que guiar, pero esconde un interés no manifestado.

Hay muchos ejemplos de este discurso en los medios, uno es el de TV3, los etiqueta de: negacionistas, reticentes, apáticos o personas con barreras sociales o jurídicas, individualistas, insolidarios sociales e ignorantes porque "se les ha de explicar las razones técnicas y jurídicas que avalan el uso de las vacunas", con rasgos negativos que hay que corregir. Según los expertos que están vinculados al gobierno español y organismos oficiales, es decir, con probables conflictos de interés[204]. Otro ejemplo es del diario *20 Minutos*, los define como negacionistas con actitud mesiánica, que piensan que son los elegidos o que tienen un pensamiento similar al religioso[205].

Se ha demonizado a las personas críticas o que no querían pincharse, se les ha tratado casi como criminales o herejes —se ha intentado convertirlas en parias de la humanidad—, por poner en duda el discurso oficial, posteriormente algunas de las dudas que habían planteado se confirmaron u oficialmente se hace el mismo discurso, pero sin rectificar. Este discurso ha llevado que una parte de la población se convirtiera en gente enfadada y vengativa, se ha echado demasiada leña al fuego llevando a la división social de los vacunados contra los no vacunados, o por pensar distinto, fomentando un profundo estigma. Kampf (2021) en una editorial de *The Lancet* defendía que no estaba justificada esa estigmatización, estos artículos no llegan al público, y aunque lleguen la creencia ya está arraigada. El estigma en el campo de la salud no es nuevo, siempre ha existido, lo explica bien (Goffman, 2006), pero ahora se ha reavivado con fuerza.

"Que se lo paguen ellos"

La culpa, la intolerancia y la incitación al odio hacia los que no se quieren pinchar ha llevado a manifestar "que se lo paguen ellos", en referencia a que si están enfermos con la etiqueta Covid-19 se paguen el tratamiento. También otras opiniones como "los que no se quieran vacunar no tienen derecho a la sanidad" o más graves como desearles la muerte. También algún supuesto disidente no vacunado ha hecho proclamas de este tipo hacia los vacunados, aunque en este caso sólo han servido para desprestigiar a los disidentes. Una vez más, hay que decir que estas proclamas son reprobables éticamente y moral, y con tics dictatoriales y totalitarios, vengan del lado que vengan. Lo grave es que lo hayan manifestado personajes mediáticos e influyentes, Bonaventura Clotet hizo unas declaraciones en una televisión catalana[206], en que defendía que quienes no se hayan

---

204   https://www.ccma.cat/324/qui-son-els-que-encara-no-shan-vacunat-quatre-grans-perfils/noticia/3115680/

205   https://www.20minutos.es/noticia/4841314/0/negacionistas-perfil-elegidos-verdad-humildes/

206   https://beteve.cat/societat/bonaventura-clotet-qui-no-es-vacuni-pagar-despesa-hospitalaria/

vacunado deberían pagar de su bolsillo los gastos si padecen Covid-19. Estas declaraciones eran en condicional, no eran una afirmación rotunda, pero daba a entender que debería ser así, con lo cual algunos ciudadanos interpretaron que ellos deberían asumir los gastos. Clotet es director del Instituto IrsiCaixa, financiado por industrias farmacéuticas como Pfizer, Janssen, Merck o Gilead entre otras[207]. Hacer estas declaraciones en un medio público sin que nadie se lo discuta, ni en aquel momento ni más tarde, son un ejemplo más de quien domina los medios, en estos tienen acceso sólo la parte dominante del discurso oficial, venga del ámbito denominado público o privado. No son generalizadas, pero tienen la fuerza suficiente para que haya ciudadanos que integren y repitan este discurso. Forman parte del enraizamiento del campo médico de culpar a las personas de su enfermedad y curación, cuando la medicina no puede solucionar los problemas culpa al enfermo en una huida hacia adelante ante lo que no se tiene respuesta.

También se han oído en los espacios asistenciales por sanitarios indignados con quienes no se inoculaban —influidos por estos discursos—. No obstante, se daba la paradoja que al lado de un enfermo no vacunado había uno que sí, pero esto no se veía, sólo se ve la parte que interesa y en la que se cree. La mayoría de estas expresiones esconden el profundo miedo y terror infundados por doquier, en otras hay maldad e intereses sin escrúpulos. Aunque, supuestamente, no hubiera intencionalidad, pero el solo hecho de decir que se debería negar la asistencia debiera haber hecho saltar las alarmas de los comités de ética de la sanidad. En todas estas declaraciones hay coacción y engaño hacia la población, son una amenaza de la omisión de socorro que bajo ningún pretexto se debe de tolerar.

Esto ha potenciado la intolerancia al otro. Ha vuelto con fuerza el *otro* que no piensa igual que yo, convirtiéndole en el *otro despectivo* que hay que combatir. El sujeto siente que forma parte de un grupo y desea que sea homogéneo y sin fisuras, eso le da sosiego y tranquilidad. No se tolera a los que apostan por otros caminos, no se les percibe como protectores, se siente que esos *otros* pueden comprometer su salud y la vida, entonces aparece el rechazo visceral. Potenciar deliberadamente este discurso es sencillamente perverso y criminal.

Este discurso oficial en torno de las vacunas ha llevado a que algunos comiencen sus palabras con "yo no soy antivacunas" o "yo y mis hijos las

---

207 https://web.archive.org/web/20120630000940/http://www.irsicaixa.es/
    director

llevamos todas puestas", quieren que quede claro que aceptan las vacunas tradicionales, pero no las de la Covid-19. Se empieza con una defensa férrea, eso demuestra que se está a la defensiva y la necesidad de no ser atacado, también demuestra que se sigue perteneciendo al grupo, que solamente se está en desacuerdo en este punto. Cómo se ha dicho, hay un gran veto en torno a las vacunas, es obligado estar de acuerdo que han salvado muchas vidas, no hace falta consultar los datos estadísticos, cuando en otros momentos se presentan como primordiales. Cuando algo se convierte en tabú, estamos rayando el dogma y la fe supersticiosa.

Si eres neutral en situaciones de injusticia,
has elegido el lado del opresor.
DESMOND TUTU

Si nos cruzamos de brazos seremos cómplices de un sistema
que ha legitimado la muerte silenciosa.
ERNESTO SÁBATO

Las sociedades siempre han tenido elementos que las han dividido, tabús y vetos, a menudo anclados en las creencias. La RAE define las creencias: "Firme asentimiento y conformidad con algo"[208], en primera acepción, en segunda: "Completo crédito que se presta a un hecho o noticia como seguros o ciertos". Las creencias se basan en un supuesto que lo hemos integrado como real y/o transmitido culturalmente, las defendemos con firmeza, no admiten razonamiento; tenemos el convencimiento que es de aquella manera, a no aceptar otras posibilidades, ni analizar los datos.

Las creencias han acompañado todos los pasos que se han dado desde inicios de 2020 y han sido motivo de confrontación y de división: las restricciones y confinamientos, si se creía que alguien salía demasiado a la calle, llevar o no mascarilla, pincharse o no pincharse, los pasaportes Covid o acerca de la enfermedad en sí misma. Detrás ha habido emoción visceral y poco razonamiento, llevando a la división de la sociedad de una forma difícil de imaginar en marzo de 2020. La introducción del pasaporte Covid o pase sanitario durante un tiempo fue motivo de división y de discordia, y un intento de apartheid en una sociedad crispada que vulneró los derechos fundamentales sin evidencia, tal como se admitió se trató de un motivo político. Se han dividido familias y amigos, en algunos no hay comunicación, en otros es un tema intocable, se ha interpuesto una barrera. Por lo general quienes más callan son los críticos, saben que no están respaldados por el discurso hegemónico. Se ha fomentado la división entre la ciudadanía, de esta manera es más fácil que no se

---

208 https://dle.rae.es/creencia%20?m=form

señalen los verdaderos responsables de todo este entramado, mientras la ciudadanía se pelea ellos quedan indemnes, haciendo bueno el dicho "divide y vencerás".

Tampoco son nuevas las divisiones en el campo de la salud / enfermedad. Por un lado, cada vez hay más personas dependientes de la medicina, del sistema sanitario y de las tecnologías, ante el mínimo problema acuden para su tranquilidad; por el otro, cada vez hay más que se alejan de la visión médica de la enfermedad, buscan otros recursos y sólo acuden por asuntos burocráticos, por una urgencia o un proceso que no hay otro lugar para ir. Esta parte tan dependiente tiende a presionar a los otros, y entre esas dos partes hay un abanico de términos medios, que combinan el sistema médico sanitario con otros recursos (Prat, 2020). En este tiempo de crisis Covid-19 ha sucedido algo parecido. Algunos han acudido muchas veces al sistema sanitario por mínimos problemas a realizarse test o se han hecho innumerables por su cuenta, otros los mismos síntomas o problemas los han resuelto por su cuenta, tampoco se han realizado ningún test salvo por estricta necesidad. Aunque la parte dependiente tiende a presionar, cree y quiere que todos acudan para su seguridad, en especial en estos momentos de crisis. Esto conduce que se ensanche la división y distancia entre las dos partes, los dependientes y los distantes.

Esta división también afecta a la clase médica, algunos han cuestionado con argumentos sólidos la idoneidad de las políticas. Se les ha censurado, difamado y desprestigiado sin piedad, con descalificaciones *ad hominem*. Se ha intentado dar la apariencia de consenso cuando no ha existido, se ha hecho a través de la censura férrea de todas las voces críticas —aunque el consenso en si mismo tampoco debe ser siempre positivo, la discusión favorece el crecimiento—. Ahora se ha silenciado sin poder expresar otros argumentos, olvidando que la discusión es básica para avanzar. Hay muchos ejemplos, uno es la Declaración de Barrington, la promulgaron tres epidemiólogos muy respetados, después fueron duramente recriminados[209]. La firmaron miles de médicos, sanitarios y personal no médico, se hizo todo lo posible para que no saliera a la luz atacándola ferozmente. Los firmantes no ponían en cuestión la existencia de la pandemia ni del SARS-CoV-2, únicamente discrepaban de las políticas proponiendo un cambio radical, defensaban que no se debía aislar a todos, sino proteger a los débiles. John Ioannidis[210], apunta

---

209 Martin Kulldorff, profesor en Harvard, Sunetra Gupta, profesor Oxford, y Jay Bhattacharya, profesor en Stanford: https://gbdeclaration.org/

210 *How the Pandemic Is Changing Scientific Norms - Tablet Magazine*

que la narrativa dominante se convirtió en "estamos en guerra", y cuando se está en guerra todo el mundo debe seguir órdenes, a los que no las siguen se les dispara como desertores, había que acabar con el escepticismo científico, sin hacer preguntas, las órdenes eran claras. Añade que muchos científicos brillantes recibieron amenazas y fueron difamados, la intención era hacerlos sentir miserables a ellos y a sus familias. Cuando sucede esto y la mayoría de voces callan, no hay ética ni hay ciencia.

Quienes proponen alternativas médicas, en especial si tocan sus fundamentos, son apartados sin ningún escrúpulo y con agresividad contra su persona y sus propuestas. Se les cualifica de pseudocientíficos y charlatanes, pero sin discutir sus argumentos. La historiadora en ciencia, medicina y cuidados en salud, Agnes Arnold-Foster (2021) denuncia que esto no es nuevo en un artículo en el *BMJ*. También Kennedy (2021) explica que muchos médicos y científicos son apartados si proponen tratamientos efectivos y económicos que reportan menos beneficio a la industria. Los médicos que se han enfrentado a las tesis oficiales han recibido este trato o incluso la cárcel, como le sucedió al Dr. Hamer por las Cinco Leyes Biológicas, o el Dr. Peter H. Duesberg se le apartó del ámbito científico retirándole todas las subvenciones en el caso del Sida. Ahora se ha insistido más que nunca que sólo los expertos tienen voz en el campo en que supuestamente lo son, hay aspectos que es así, no todos sabemos de aspectos técnicos o científicos que requieren conocimientos específicos sobre la materia en cuestión. Aunque generalizar que nadie puede argumentar, analizar, interpelar o cuestionar es una insensatez y una forma de callar las voces críticas. En todos los campos hay muchas más connotaciones que las puramente técnicas, implica las sociales, las contradicciones e incoherencias que sí se pueden discutir, y se debe. Todas las voces, por más prestigio que tuvieran, que han cuestionado la versión oficial, se las ha definido con un sinfín de adjetivos: conspiranoicos, negacionistas, ultraderechistas, terraplanistas, antivacunas o covidiotas, se las ha tratado de herejes, siempre sin estudiar sus planteamientos[211].

Desde el pedestal del discurso oficial se ha descalificado, desacreditado y censurado la contranarrativa, se sabe que se tiene el respaldo y se actúa con seguridad. Estas acusaciones son inaceptables, en especial, si vienen de quienes se consideran científicos y demócratas. Las narrativas pueden

---

211 También se han censurado las manifestaciones que se han llevado a cabo en innumerables ciudades de todo el mundo contra las políticas, se ha calificado su organización y sus participantes de extrema derecha y fascistas. No obstante, quien ha acudido sabe que las *fake news,* era precisamente este calificativo.

ser verdaderas o falsas y manipuladoras, a las oficiales se ha dado áurea de verdad absoluta, las contranarrativas como falsedades. Juan Gérvas expone un excelente listado de esas narrativas manipuladoras que han difundido todos los medios haciéndolas aparecer como verdaderas[212]. Gérvas pone ejemplos cómo: la atención por teléfono es la mejor, la gente no respeta las normas, la educación a distancia es el futuro, las mascarillas han venido para quedarse, deberían gobernar los expertos, las vacunas funcionan, entre muchas.

Se puede considerar "doctrina de Estado" cuando se acallan las voces disonantes y se persiguen. Se han cerrado páginas web, eliminado documentales en YouTube, en Mindalia, Twitter, Facebook, y en otros muchos canales alternativos por considerar los verificadores de *fake news* que los contenidos eran falsos o infringían las políticas gubernamentales. Casualmente, los verificadores son personas o grupos vinculados a los de poder, por tanto, se sabe de antemano hacía donde irá la censura, ha sido total en los medios oficiales hacia todo lo que ponía en jaque los intereses del poder. Cuando se potencia tanto la división, hay tanto miedo de la disidencia y tantos esfuerzos en callarla debe llevar a las dudas, quizás se sabe que todo es una farsa. Además, van contra los valores democráticos que se dice defender.

Otro aspecto es que muchas de las voces más críticas han sido personas de una cierta edad, puede obedecer a que se atreven a hablar porque tienen menos que perder, en el campo laboral están un poco más afuera de las garras del poder. En cambio, las personas en edad laboral de forma individual se exponen a problemas si entran en el campo de la contranarrativa, lo cual nos indica, otra vez, la ausencia de democracia que tenemos en el mundo occidental. Las voces críticas han venido de todos los campos del conocimiento, la mayoría con prestigio hasta este momento[213], también de grupos como "médicos, biólogos o psicólogos por la verdad", asimismo de otros colectivos.

Otro ejemplo de falta de rigor, de engaño y de ética es que en los *mass media* se ha menospreciado a todas las medicinas y tratamientos que no son avalados por la alopática, lo cual crea división por el hecho que su

---

212 https://www.actasanitaria.com/narrativas-manipuladoras-covid19-vacunas-incluidas/

213 Vladimir Zelenko, Robert Malone, Reiner Fuellmich, Wolfgang Wodarg, Peter McCullough, Angelo Giordini, Geert Bossche, Jon Ander Etxebarria, Joseph Marcola, Michael Yeadon —que había ocupado un papel destacado en la empresa Pfizer trabajando en las vacunas—, John Ioannidis, Sucharit Bhakdi, Robert Kennedy, Juan Gérvas, por poner un pequeño ejemplo.

uso enfronta a personas o familias, algunos deben llevar casi en secreto sus prácticas. Esta locura ha llevado ridiculizar en programas televisivos a la medicina ayurvédica, una medicina que se remonta a más de cinco mil años de antigüedad, es la más utilizada en India, se enseña en las universidades, y que con ella hayan logrado sobrevivir 1.400.000.000 millones de habitantes del país, es todo un ejemplo de manipulación y de posverdad. El médico Arturo Vinuesa (2021) en *La vacuna eres tú*, explica que con tratamientos más humanistas ha ayudado a solucionar problemas. El médico Octavi Piulats, en *Historia de la salud natural* (2010), también documenta que las terapias naturales pueden ayudar en la sanación. La médica Teresa Ilari en Nicaragua utiliza el agua de mar con éxito para tratar algunas enfermedades. Son unos pocos ejemplos entre los innumerables que hay dentro de la misma medicina. Asimismo, se intenta negar los beneficios de remedios naturales como las hierbas medicinales que se han utilizado en toda la historia de la humanidad, es un buen conocedor y firme defensor Josep Pàmies, también ha sido atacado duramente, sin olvidar que la IQF se ha apoderado de los remedios ancestrales convirtiéndolos en la base para los medicamentos quimicoindustriales.

Tampoco los intelectuales, escritores o activistas que se han definido de izquierdas, comprometidos con las causas justas y dispuestos siempre a denunciar los abusos e ilegalidades han hablado, solo unos pocos, los cuales han padecido la censura. Hemos visto que la gran mayoría de los medios están controlados. Para hacer oír su voz estos autores han debido de recurrir a medios alternativos con poca audiencia. También han callado los movimientos sociales que se autodefinen de izquierdas, siempre dispuestos a clamar ante los atropellos sociales. Quizá habría que preguntarse si eran movimientos genuinos o controlados por el poder, además, algunos dan por seguro que tendremos otra pandemia que será todavía peor, con ello han integrado y divulgan el discurso de las élites. Dar por sentado estas premisas es hacer el juego a quien lo ostenta, con el agravante que no hay ninguna base para estas afirmaciones, las cuales instan al pesimismo constante y nocivo. En este sentido, Toby Green, profesor de historia en la universidad Kings College de Londres hace una rotunda crítica a los partidos y movimientos de izquierdas, las razones por las que han estado callados y han abrazado todos los atropellos que se han ido exponiendo. Green sostiene que se debe a una comprensión errónea de la izquierda sobre la naturaleza del neoliberalismo, la noción que la pandemia daría paso a un nuevo sentido de espíritu colectivo capaz de superarlo. También a su fe ciega en la ciencia debido a sus raíces en el racionalismo, pero no se han dado cuenta que los que están en el poder explotan la ciencia hacia sus intereses y han marginado todas las demás alternativas, aunque tuvieran valor científico[214].

La palabra ciencia proviene del latín scientia, significa conocimiento. La RAE la define: "conjunto de conocimientos obtenidos mediante la observación y el razonamiento, sistemáticamente estructurados y de los que se deducen principios y leyes generales con capacidad predictiva y comprobables experimentalmente". Con esta definición podemos preguntarnos si todo lo que ha sucedido desde marzo de 2020 se puede definir y considerar ciencia. Desde 2020 sólo se ha hablado de la Ciencia, en mayúsculas, como si solamente hubiera la ciencia oficial y oficialista, con lo cual sólo se ha dado voz a una parte reducida de la ciencia, y no a la ciencia en su pluralidad. No es lo mismo hablar de ciencia que hablar de la ciencia que las directrices oficiales han calificado en mayúsculas, como si todo lo demás quedara al margen. La ciencia no es la verdad sino el método para llegar a ella, la ciencia evoluciona, no es inmutable sino correctora, la ciencia explora, es pensamiento crítico, muestra pruebas, admite la discrepancia, discute los hallazgos, no ridiculiza los contrarios, es respetuosa y discute los descubrimientos por inverosímiles que parezcan en un primer momento por el choque que provocan. Nada de eso ha ocurrido, ni ahora ni hace mucho tiempo, lo cual ha llevado que una parte de la ciencia se convirtiera en dogma. Acaso deberíamos rescatar Thomas Kuhn, es muy citado, pero quizás no entendido.

A todo esto, se añade que la medicina alopática se fundamenta en hipótesis, lo cual quiere decir que no está regida por leyes firmes, pero tiene pretensiones de verdad absoluta. Sin embargo, una vez más, en la actual crisis Covid-19, se han impuesto las incoherencias y contradicciones. No ha habido honestidad intelectual para el debate. Aunque nunca se ha permitido cuestionar los fundamentos de la ciencia médica. En el contexto de la salud mental colectiva Martínez y Correa (2017) escriben:

> La salud mental colectiva, por su parte, ha tenido un desarrollo relevante en algunos países latinoamericanos, e incluso ha actuado como estímulo para la reforma psiquiátrica en estos países. Sin embargo, ambas aparecen encapsuladas en un tiempo y un territorio, entre otras cosas, por la hegemonía de una epistemología-mundo que, mientras ha impuesto un modelo naturalizado de verdad, ha negado la posibilidad de que otros saberes discutan sobre aquello ya ordenado

---

214 https://www.wrongkindofgreen.org/2021/11/24/the-lefts-covid-failure/

(nosologías, protocolos, políticas, etc.), y menos aún sobre el propio ordenamiento (Martínez y Correa, pág. 267).

Las aportaciones de Martínez y Correa toman todo el sentido en el momento actual, la medicina ya no sólo no admite las aportaciones de otros campos del saber, tampoco las admite desde dentro si no están en total y absoluta consonancia con la línea oficial, no admite ningún tipo de discrepancia y mucho menos si intenta debatir los fundamentos, aunque esto tampoco es nuevo, lo hemos visto antes. Cuando se intenta ir a las raíces la reacción es primaria, visceral, furibunda y sin razonamiento, esto se da cuando estamos ante una creencia muy arraigada, es propio de la disonancia cognitiva. Cuando no se pueden cuestionar los fundamentos, y sobre todo cuando los hechos no son siempre comprobables, cabe la duda que no estemos ante una ciencia, sino más cerca de un dogma de fe y de una religión.

En esta crisis no sólo no se ha tolerado ir a los fundamentos, no se ha tolerado discutir cualquier mínimo aspecto que no estuviera avalado por la posición oficial y hegemónica. No se ha permitido deliberar los datos que distintos autores aportaban —a menudo provenientes de las mismas fuentes oficiales—, datos otros los han exagerado hacia los intereses oficialistas, eran parciales o manipulados. No se ha discutido sobre la composición y la conveniencia de la administración de las vacunas, sobre su obligatoriedad encubierta. No ha habido debate oficial, ni se ha pedido, lo cual no es propio de un sector que se vanaglorie de ser científico, democrático y defensar los derechos en el ámbito de la salud y la enfermedad. El problema radica en qué, si se hubiera aceptado un debate riguroso y científico y aportando todos los datos, el sector oficialista sabía de antemano que saldría perdedor. Las autoridades científicas oficiales han determinado que un hecho es de aquella manera, erigiéndose cómo un verdadero "ministerio de la verdad". Se ha censurado y despreciado llegando a tratar casi como criminales a los críticos. Cuando se ha cambiado de opinión si coincidía con la del sector crítico se ha ocultado o excusado argumentando que la ciencia evoluciona o los planteamientos iniciales eran provisionales. Si eran provisionales está en total contradicción con no permitir la discusión. Esto, una vez más, debería haber disparado las alarmas de los comités de ética médicos. Cómo dice Abbasi (2020), hay que buscar las explicaciones en la politización, la corrupción a gran escala y la supresión de la ciencia y eso es preocupante, ya que cuando la ciencia ha sido suprimida por el complejo médico-político las personas mueren más.

No obstante, el sector crítico ha existido y ha aportado información fuera de los canales oficiales, lo hemos visto, pero se da la paradoja que algunos críticos dentro de la ortodoxia médica, cuestionan duramente planteamientos menos ortodoxos, por ejemplo, al biólogo Bartomeu Payeras sobre sus tesis sobre la 5G por considerarlas poco sólidas, pero callan ante algunas inconsistencias del sector oficial. Por ejemplo, el primer artículo Na Zhu *et al.* (2020) en que se ha basado toda esta crisis, que generaron dudas en científicos de prestigio desde el primer momento. También sobre el Informe Corman-Drosten sobre la validez de los test PCR, tampoco cuando los gobiernos interpelados han admitido que no disponían de las pruebas del aislamiento del SARS-CoV-2.

En toda esta crisis los intereses económicos han sido un aspecto fundamental, pero también los egos, el afán de protagonismo y de prestigio, el sólo yo tengo la razón, la ciencia lo dice y yo sigo la ciencia o no estar dispuesto a admitir un error, son otros motivos por los que no se acepta una discusión serena y seria. Por otro lado, los hechos incómodos tendemos a ignorarlos para que no nos turben nuestros supuestos establecidos, no es fácil admitir haber sido engañado o haber transitado por un camino erróneo, a veces el orgullo es demasiado grande. Asimismo, juegan un papel importante las representaciones colectivas, y la contaminación de las ideas. Otra de las razones por que tanta gente haya aceptado la versión oficial como la única posible, es porque hace sentir que se forma parte del mundo científico, se comparte un grupo y una creencia. Si se reniega se queda excluido del grupo.

Esto lleva a otro aspecto preocupante, cómo es el derecho a la libertad de expresión y el derecho de la ciudadanía a tener información plural y veraz, en especial en un momento de tanta incertidumbre y confusión. Cuando no hay libertad de información ni de opinión, cuando un problema no se puede debatir, hay un problema por más que se niegue. Todo ello nos debería conducir a un debate ético, profundo y serio. La RAE define la ética: "conjunto de normas morales que rigen la conducta de la persona en cualquier ámbito de la vida. *Ética profesional, cívica, deportiva*, también como "parte de la filosofía que trata del bien y del fundamento de sus valores". Nada de esto ha sucedido, se ha subestimado y desdeñado la ética. Además, la ética está relacionada con la moral, la deontología, la integridad, la rectitud, la entereza, con la justicia, con el respeto o con la equidad.

En este sentido, llama la atención que ninguna institución, academia profesional o colegio profesional no haya hecho referencia del Convenio de Nuremberg de 1947 ni de los posteriores. Estos códigos y acuerdos

se han obviado y olvidado, no hemos aprendido de la historia (González-López, 2011). El Código de ética médica de Nuremberg se redactó
en 1947 después de los Juicios de Nuremberg posteriores a la II Guerra
Mundial, sobre lo que sucedió en Europa a inicios de la década de 1940,
para que nunca más nadie se viera coaccionado y obligado a actuar sobre
su cuerpo contra su voluntad. Este código rige la experimentación con
seres humanos y los protege contra la obligación de someterse a experimentos médicos sin su expreso conocimiento y consentimiento. Los
puntos más importantes son que debe haber consentimiento informado,
esto quiere decir que se debe ejercer libremente, sin ninguna intervención
que conlleve fuerza, fraude, engaño, coacción u otra forma de coerción,
implica que se debe tener el conocimiento necesario para someterse al
experimento. Debe ser provechoso para la sociedad y que no haya posibilidad de obtener los resultados por otros medios[215]. Primero se debe
haber experimentado en el campo animal y evitar cualquier sufrimiento
innecesario físico y mental. Ninguno de estos puntos ha prevalecido en
esta crisis, todo lo contrario. Posteriormente ha habido otros como la
Declaración de Ginebra de 1948, tiene como finalidad crear una base
moral para los médicos después de los sucesos de la II Guerra Mundial;
la Declaración de Helsinki de 1964, se enfoca en que el bienestar de la
persona que participa en la investigación debe estar por encima de los
otros intereses; el Convenio de Oviedo impulsado por el Consejo de
Europa, firmado en el 1997; la Declaración de la UNESCO y la Declaración Universal sobre Bioética y Derechos Humanos, de 2005. Todos
han quedado en el olvido, se han incumplido sin que nadie se acordara
que existían, tampoco los comités de ética.

En la ciencia cuando no se puede debatir y se persigue los opositores
debemos plantearnos si no estamos ante una dictadura científica, en este
caso sanitaria. Basada en tergiversaciones, exageraciones, medias verdades y mentidas, es decir, en el campo de la posverdad y en el terrorismo
informativo. Bajo un pretexto científico y de salud pública de dudosa
veracidad y rigor científico, se han recortado y anulado derechos individuales y colectivos, ha conducido a muchas personas a la pobreza, la
enfermedad y el sufrimiento. Ante esto cabe plantearse si es ético y moral
no discutir con rigor científico todos los planteamientos.

---

215 Kennnedy (2021) detalla bien que muchos tratamientos que se aplicaron
    fueron efectivos, pero se prohibieron, quizás, una de las razones era poder
    argumentar que no hay un tratamiento efectivo, lo cual lleva a poder intro-
    ducir las vacunas,

Sin embargo, nada de lo sucedido hubiera sido posible sin la complicidad de una parte importante de la población, que, de manera consciente o inconsciente, de forma poco activa o pasiva ha callado no oponiéndose a las medidas adoptadas. Ha sucedido gracias al control férreo de la información. Ha contribuido el que haya sido de forma prácticamente global, aunque con algunas diferencias entre los países. En los que la población ha estado frente del televisor, como en los occidentales, la población ha podido ser más manipulada. En cambio, en los que la mayoría de hogares no poseen televisor y ese medio no domina la vida de la gente ha ayudado a no generar pánico.

La dicotomía de bueno/malo que de por sí impera en las sociedades occidentales ha tomado más fuerza que nunca, estar del lado oficial es ser de los buenos, estar en contra de los malos. Tampoco ha imperado el principio que había regido la práctica médica del *primun non nocere*. Confinamientos, aislamientos, presiones para la vacunación, pasaportes Covid o la obligación de llevar mascarillas, se han dictado sin evidencia científica que la justificara, parafraseando a Juan Gérvas "sin ciencia ni ética". No ha existido el principio de proporcionalidad en todo ese tiempo, eso requiere la intervención mínima y las medidas menos perjudiciales para la población. Desde hace años que el sistema médico está perdiendo la confianza en una parte de la población, Helman (1984) ya advertía que el modelo médico iba hacia una crisis importante.

La existencia entre los pueblos primitivos de lo que los antropólogos llaman "misoneísmo", un miedo profundo y "supersticioso" a la novedad, es lo mismo que hace al hombre "civilizado" conservador resistirse a las ideas nuevas, levantando barreras "psicológicas" para protegerse de su conmoción.
CARL G. JUNG

La situación que hemos vivido a lo largo de estos tres años, se ha definido de muchas formas: locura, engaño, farsa, psicosis colectiva, paranoia o esquizofrenia, ha dominado el miedo, el terror, el pánico, la inseguridad, la incertidumbre y la confusión. Una falta absoluta de transparencia, sobredimensión o infravaloración según los intereses, la censura de la contranarrativa ha sido total. De repente en una parte de la población desaparecieron las dudas sobre los políticos y los gobiernos.

No hemos llegado hasta aquí súbitamente. Un vaso no se llena de golpe, lo hace poco a poco hasta que reboza. Esto es lo que ha sucedido, llevamos décadas, o quizá aún más, que el vaso se iba llenando sin que nos diéramos cuenta, sin ser conscientes. Han sido muchos los autores que se han adentrado en las raíces del sistema en que estamos inmersos, algunos los hemos visto, hay muchos más.

Wilhelm Reich (1897-1957) —nació en Austria, vivió en varios países europeos y en EUA— fue médico psiquiatra, psicoanalista, inventor en el campo de la física y estudioso en el campo social, sus contribuciones son de gran interés en la explicación de los fenómenos sociales. Reich (1933) escribió *La psicología de masas del fascismo*, para entender lo que estaba ocurriendo en la Alemania nazi, por qué la gente obedeció como obedeció y en contra de lo que ellos mismos creían, Reich se interroga: "¿No es hora de preguntarse qué pasa en el seno de las masas para que éstas no reconozcan o no quieran reconocer el papel del fascismo?". Concluye que para que se obedeciera de la forma cómo se hizo fue porqué: "En realidad todo orden social produce en la masa de sus componentes las estructuras de que tiene necesidad para alcanzar sus fines principales". Es decir, todas las sociedades crean las estructuras que necesitan para lograr sus propósitos de poder y mantenerse en él, sin su creación nada se podría llevar a cabo de la forma que se hace. En consecuencia, se nos educa desde el nacimiento hacía los intereses que convienen a las élites dominantes, sin que seamos conscientes. Y esto afecta a todas las capas y estructuras de una sociedad, en todo lo que hacemos o no hacemos.

Mattias Desmet es profesor de psicología clínica en la Universidad de Gante (Bélgica), es de los pocos profesores universitarios que se han denunciado las políticas. Desmet posee un máster en estadística, le ayudó que, de forma temprana en mayo de 2020, llegara a la conclusión que las ratios sobre mortalidad eran dramáticamente sobrevaloradas y la peligrosidad del virus no era tal, pone el ejemplo de Suecia que sin encierros la mortalidad fue la de cada año. Sin embargo, le llamó la atención que pasadas las primeras semanas siguiesen las políticas de encierros sin justificación, se dio cuenta que las medidas podían ser peores que la enfermedad, concluyó que se trataba de un problema psicológico y no de un virus.

Desmet (2022) es estudioso de la psicología del totalitarismo y del "fenómeno de la psicosis de masas", el cual afecta entre el 20 y el 30% de la población en la sociedad occidental. Lo describe como la fascinación que han creado las mentiras nobles y la narrativa dominante sobre un tema concreto, en este caso el virus y la efectividad de las vacunas nNRA. Políticos, burócratas, científicos, compañías farmacéuticas y medios lo propagan, consiguiendo que toda la humanidad esté bajo un ataque masivo de guerra psicológica. Sostiene que en las dictaduras la obediencia viene del miedo hacia el dictador, pero en el totalitarismo el punto clave está en la hipnosis, los sujetos son hipnotizados hacia la obediencia, este fenómeno es conocido como *mass formation*, "formación de masas", la cual es una clase de hipnosis. La formación de masas se centra en un aspecto u objeto concreto creando ansiedad, en este caso el virus y las vacunas. El autor propone cuatro condiciones necesarias para que la formación de masas tenga éxito y emerja en la sociedad bajo condiciones específicas:

- Debe haber soledad y aislamiento, falta de vínculos sociales o de relaciones significativas en la vida.
- Una parte importante de la sociedad no le encuentra sentido en la vida y en el mundo, más del 40 por ciento de las personas de una sociedad siente que su trabajo no tiene ningún sentido.
- La sociedad padece de ansiedad flotante libre, descontento psicológico, pero no puede determinar la razón específica que causa dicha ansiedad, llevando al uso excesivo de antidepresivos. La excesiva ansiedad lleva al pánico.

- La agresión, la soledad, la frustración, la falta de sentido, la ansiedad y el malestar flotando libremente en la sociedad que hace que las personas no se puedan conectar con otros o el entorno.

Para lograr las condiciones para que se produzca el fenómeno de la "formación de masas", según Desmet es imprescindible la colaboración de los grandes medios de comunicación de masas, lo que transmiten no es información sino propaganda, son propensos a seguir la voz de un líder que orientará. Ellos son los que le dicen a la sociedad cuál es el objeto de su ansiedad y angustia, al mismo tiempo dan una estrategia clara para hacer frente a esta. En este caso el objeto de la ansiedad ha sido el virus, y la estrategia para lidiar con ella los confinamientos y bloqueos. La ansiedad flotante es la que conecta la ansiedad que causa el objeto con la estrategia propuesta para la solución provocando una hipnosis. Esta hipnosis hace que la persona no pueda razonar, le anula la parte cognitiva. Llegados a este punto, entre las personas que se sienten desconectadas de la sociedad y con ansiedad surge un vínculo y se convierten en parte de un nuevo grupo. Participar en una estrategia común les hará sentir mejor de su ansiedad, aunque tengan efectos adversos derivados de una estrategia mal planteada, todos participan de un nuevo vínculo social, de una nueva solidaridad, de un nuevo sentido de la vida y de un nuevo lazo social. Entonces aparece la solidaridad entre el grupo, pero se tiene que demostrar que se pertenece a él con rituales como llevar la máscara, la distancia social o vacunándose. Desmet defiende que estas personas están hipnotizadas por el culto religioso en que están participando, están cerradas a nueva información lo que les impide aceptar la ciencia. Para el autor alrededor de un 25% de la población no puede ser hipnotizada, alrededor de un 30% está altamente hipnotizada y ha aceptado las inyecciones experimentales como su solución, y hay alrededor de un 40 por ciento que todavía no lo está, pero puede serlo y seguir el camino de la manada. El fenómeno de la "formación de masas" fue lo que llevó al nazismo, en aquel caso el objeto a combatir fueron los judíos, pero se puede orientar hacia donde se desee. Desmet remarca que la *mass formation* es opuesta a la verdad, para ello es importante destruir todas las voces críticas que se oponen al discurso. Subraya que el fenómeno de la *mass formation* no es nuevo, se ha utilizado, se continúa utilizando y se intentará utilizar en cada momento que interese y las circunstancias lo permitan[216]. El autor

---

216 https://www.extremelyamerican.com/post/dr-mattias-desmet-totalitaria-
nism-mass-formation-in-the-world-explained

para hacer el análisis se basa sobre todo en la obra de Hannah Arendt *Los orígenes del Totalitarismo*. Sólo cuando una masa crítica entienda ese problema y manipulación se podrá hacer frente a él. Cualquier aspecto, fenómeno social o movimiento que no admita discrepancias, hay que poderlo contemplar como un fenómeno de formación de masas. Por tanto, a parte de lo que ha sucedido y está sucediendo que encaja con la propuesta de Desmett, también hemos de contemplar desde esta perspectiva que la teoría microbiana del contagio entre otras, que ahora ha sido esencial para mantener el relato y las políticas, es producto de la *mass formation*. En este caso el discurso o propaganda oficial del ámbito médico no permite otro razonamiento, en el cual se nos está educando desde hace dos siglos. Además, las contribuciones de otros autores, Hamer como más destacado, han sido perseguidas y ocultadas, las cuales ponían patas arriba y en entredicho los fundamentos del discurso médico.

La psicóloga clínica Lourdes Relloso define el momento actual de psicosis colectiva. Resalta que cuando el ser humano está colapsado por una emoción la respuesta es instintiva y primitiva. Sabemos que nuestro cerebro está dividido en varias partes, las más primitivas son el paleoencéfalo y el mesencéfalo, las cuales responden a los instintos animales más antiguos, la parte cognitiva es la más reciente. Relloso propone cuatro pasos para describir el momento actual. El primero es el aislamiento y que el sujeto tenga una única fuente de información, es un aislamiento perfecto, no tiene que ver únicamente con un aislamiento social sino con un aislamiento de información, es lo que se da en una secta, en este contexto se repite el discurso una y otra vez. En el segundo paso se tiene que dar un estado de miedo permanente, tensión y angustia, lo define de rapto emocional, no puede funcionar la parte crítica. El tercer punto es que la persona no pueda mantener una situación de equilibrio, sino una en la que todo es impredecible, se dan informaciones y ordenes contradictorias al mismo tiempo o en un breve espacio. En el cuarto paso se nos presenta una figura de autoridad que ofrece la solución al miedo, al problema, a las angustias y a la ignorancia. Una vez superadas esas etapas estamos en un trastorno obsesivo compulsivo (TOC). Este momento es cuando el sujeto considera que algo terrible le puede suceder y se aferra a una solución externa, de momento se queda más tranquilo. Esto lleva a que la confianza en nuestra salud se vaya deteriorando, se tenga miedo permanente y la necesidad continua de utilizar un barbijo, gel o hacerse

---

un test, también a que se vea al otro como una amenaza y un enemigo si no se ajusta a todos los rituales[217]. Relloso hace un buen análisis de la situación, el aislamiento, el miedo permanente, las contradicciones constantes, la inseguridad, la necesidad de protegerse con barbijo, gel y los test, y la búsqueda de un enemigo, han sido factores dominantes durante todo este tiempo.

Stanley Milgram (1963) fue psicólogo de la Universidad de Yale, en 1961 llevó a cabo una serie de experimentos en psicología social cuyo objetivo era evaluar el grado de obediencia de los sujetos a las órdenes dadas por una autoridad, aunque entraran en conflicto con su conciencia personal[218]. Para realizar el experimento dividió los participantes en dos grupos: los maestros y los alumnos. Los maestros eran voluntarios y no sabían que los alumnos eran actores, supuestamente se habían sorteado las posiciones. Los maestros tenían una lista de preguntas y respuestas, cada vez que el alumno se equivocaba en la respuesta debían efectuar una descarga eléctrica. Las primeras eran de 15 voltios aumentando de forma progresiva hasta llegar los 450 en que el voltaje es mortal. Los alumnos no recibían las descargas reales, eran ficticias, habían estado entrenados para fingir con gritos y muestras de dolor en cada descarga, pero los maestros no sabían ese punto con lo cual creían que estaban dando descargas reales. Con 75 voltios los gritos y muestras de dolor de los alumnos eran grandes y los maestros empezaban a ponerse nerviosos, si el maestro manifestaba el deseo de no continuar, el experimentador le indicaba que debía hacerlo en base a cuatro ordenes: continua; el experimento requiere que continúes; es absolutamente esencial que tú continúes; no tienes otra opción, debes continuar. Ninguno de los maestros se negó a efectuar las descargas, ninguno fue a asistir al estudiante ante las muestras de dolor; de los 40 maestros, 26 llegaron hasta el final de los 450 voltios, aunque algunos se sentían incómodos al hacerlo lo hicieron. Ninguno cuestionó la ética del experimento, ninguno se responsabilizó, todos acataron las órdenes y obedecieron, aunque en distinto grado. Milgram describe su trabajo como un estudio de obediencia destructiva en un laboratorio, considera la obediencia como el mecanismo psicológico que vincula la acción individual al propósito político, como el cemento que une los hombres a los sistemas de autoridad. Posteriormente otros autores han

---

217 https://www.laprensa.com.ar/512180-Covid-por-que-el-mundo-fue-mani-
    pulado-con-tanta-facilidad.note.aspx

218 Milgram publicó los resultados en la revista *Journal of Abnormal and Social Psychology* en 1963, y en 1964 los amplió en el libro: *The Perils of obedience.*

realizado experimentos similares con unos resultados semejantes. Este experimento nos muestra cómo una parte importante de la población es capaz de obedecer ciegamente las órdenes de las autoridades sin cuestionarlas por absurdas que sean. Seguramente algunos lo hacen en algún momento, pero unos intereses particulares les hacen continuar al margen de toda ética y moral. Esto es lo que probablemente ha sucedido ahora en todos los niveles sociales, aunque más en los lugares de responsabilidad. Personas que están en sitios clave con poder de decisión, política o sanitaria, saben que detrás de todas las normas dictadas sin ética ni moral, hay obediencia a unos estamentos superiores que tienen el verdadero control de las políticas, sin embargo, obedecen.

En el campo de la psicología social es conocido el experimento de conformidad de grupo que Salomon Asch realizó en 1951, sobre la presión que ejerce el grupo en los individuos. El objetivo era estudiar las condiciones que los llevan a mantenerse independientes o someterse a las presiones que ejerce el grupo, aunque sean contrarias a sus intereses. Se trataba de un experimento de visión, en una hoja que hay impresas tres barras de distinto tamaño cada uno debe decir cuál es la más alta. El investigador forma un grupo con varios colaboradores cómplices que se han puesto de acuerdo para dar las respuestas erróneas. Cuando el estudiante investigado entra en la sala en un primer momento da la respuesta correcta, pero al ver que los otros la dan errónea queda desconcertado y también él la da errónea. Algunos sujetos que participaron manifestaron que eran conscientes de ello, pero por temor a ser ridiculizados se amoldaron. Sin embargo, en un grupo cuando uno encuentra un aliado es más probable que se mantenga en su posición. El deseo de pertenencia y conformidad al grupo es una de las explicaciones de lo que hemos vivido en esta crisis, sujetos que no se querían pinchar han acabado claudicando al no resistir la presión, otros por sentirse integrados, lo mismo a llevar mascarillas. El grupo empuja a actuar en contra de la opinión de uno y aceptar las de los demás en contra de la propia voluntad.

Otro aspecto primordial para el análisis de cómo se ha llegado hasta aquí es a través de la educación. Empieza en la familia, continua en la escuela y en la universidad. El control en la educación es férreo y adoctrinador, no admite otros paradigmas o explicaciones fuera de los límites oficiales. En las escuelas y universidades se enseña solo una parte del vasto conocimiento existente y se omite el resto, por consiguiente, el estudiante y futuro adulto no tiene los elementos suficientes y necesarios para hacerse su propia opinión con todas las piezas del puzle. Si sólo se posee una parte del conocimiento el discernimiento sobre la realidad será mucho más reducido o nulo. Algunos de los conocimientos y experimentos a lo largo de los años en el campo de la ciencia están censurados y negados, otros lo están menos, pero no se enseñan en las escuelas ni universidades, o solo de forma tangencial sin darles importancia, el foco se pone en solo una parte, la que interesa a las élites que dominan. Los libros del físico Artur Sala *Magna Ciencia* (2021), que versan sobre el mundo de la física y la biología, son un pequeño exponente de ese vasto conocimiento ocultado o que no se le da la importancia. En este sentido, Jordi Pigem escribe:

> En este mundo tecnocrático se mantiene la ciencia que sirve directamente al poder, pero ya no hay ciencia como búsqueda desinteresada de la verdad (págs. 71-72).

Iván Ilich en su obra *La sociedad desescolarizada* (1971), realiza una contundente crítica al sistema educativo en las economías modernas. Ilich elige la escuela como paradigma de la institución de valores, sostiene que la institucionalización de la educación ha llevado a la institucionalización de la sociedad y al control social. Para el autor la escuela ha despojado de creatividad al niño y la capacidad de pensar por sí mismo, convirtiendo la educación en una mercancía más, los materiales educativos los ha monopolizado la escuela, con lo cual la libertad de elección es sólo entre unas mercancías envasadas. Así, la escuela contribuye a la alienación para el resto de la vida al enseñar "las necesidades de ser enseñado". Defiende que la mayoría de lo que sabemos lo aprendemos de forma casual fuera de la escuela. La formación recibida ha sido una de las patas para mantener a los profesionales y la ciudadanía convencidos del relato oficial. También la lingüista Carme Jiménez Huertas (2019) señala la importancia de la educación y del lenguaje para hacernos dependientes de quienes manejan los hilos del poder:

> Aunque no seamos conscientes de ello, todos los que hemos recibido una educación académica hemos interiorizado una concepción enciclopedista del conocimiento y una comprensión de los procesos de la vida adaptados al marco teórico que hemos estudiado (pág. 19).

Al recibir la educación en un solo paradigma, y bien asentado en la sociedad, nos es muy difícil aceptar uno nuevo, de entrada, por disonancia cognitiva lo tendemos a negar. Además de la educación, Carme Jiménez Huertas pone énfasis y explica cómo a través de la manipulación del lenguaje las élites logran que se impongan sus intereses y obedezcamos sin ser conscientes, solo cuando descubrimos y entendamos esta manipulación tendremos capacidad para discernir[219]. Para llevar a cabo los propósitos Jiménez señala tres élites de prestigio e influyentes que tienen el acceso al discurso público: los políticos, los periodistas y los profesores universitarios. Hemos visto a lo largo de los capítulos la influencia que ejercen por comisión o por omisión.

Todo ese episodio se ha sustentado en una gran cantidad de datos no ajustados a la realidad, en medias verdades y grandes mentidas, se ha censurado a los críticos, lo real se ha ocultado y ha prevalecido lo dudoso y tendencioso, no ha existido información veraz, ni transparente ni plural, todo ello es un ejemplo de posverdad. El filósofo Jordi Pigem en su obra *Pandemia y posverdad* (2022), para entender como hemos podido llegar hasta aquí contrasta dos novelas clásicas distópicas, *1984* de George Orwell y *Un mundo feliz* de Aldous Huxley. En la obra de Orwell el poder se basa en algo que ha sido habitual a lo largo de la historia: en vigilar y castigar, "el Gran Hermano te vigila" es el lema, también en la "neolengua" y la confusión constante, aspectos que hemos visto que se han dado en esta crisis social del Covid-19, la confusión ha sido un elemento primordial y constante. En la obra de Huxley el poder se basa en la distracción continua y en la alienación para que las personas no piensen y les quede anulada la capacidad crítica. Pigem también analiza el Libro de Klaus Schwah *Covid-19: The Great Reset*, el cual muestra que todo estaba ideado desde hacía años, solo cabía esperar la oportunidad para implementarlo. El guion del libro de Schwab ya preveía que el crecimiento de las desigualdades, la digitalización y robotización estarían ligadas al enriquecimiento de unos pocos y al empobrecimiento y deshumanización de muchos, hechos que venían sucediendo. El mundo que propone el Fórum Económico Mundial no es el de los intereses de las personas, es para el beneficio de las grandes corporaciones.

Pigem explica que las grandes empresas tecnológicas han tenido unas ganancias inmensas desbancando a las energéticas, su objetivo es hacerse con la telemedicina[220] y con la educación a distancia, ambas se ensayaron durante el confinamiento en el 2020 y en el 2021. Para Pigem el tecnocapitalismo se basa en el control de nuestro entorno material, de nuestra mente y de nuestra atención, confiriéndole todo el poder, en el confluyen las dos formas de poder que nos advirtieron Huxley y Orwell, llevándo-

---

219 https://youtu.be/t3QE4QhlNbM

220 Desde hace años se están realizando trabajos en el campo de la telemedicina en colaboración con el campo militar.

nos a la denominada cuarta revolución industrial. El autor se centra en
el estudio de muchos pensadores que desde hace años nos advierten de
hacia dónde va nuestra sociedad si no lo frenamos a tiempo. Para llegar
el punto en que estamos se han creado las condiciones necesarias, como
es el aburrimiento de una vida sin sentido en la cultura occidental y un
mundo centrado en los entretenimientos superficiales y tecnológicos que
están diseñados para crear adicción. Para Pigem:

> Nos hemos vuelto más controlables y más manipulables porque un
> entramado tecnológico sin precedentes vigila buena parte de nuestros
> movimientos, incluida cada tecla que pulsamos en los dispositivos
> conectados a internet (pág. 18).

Esto ha llevado a que la capacidad crítica quede enturbiada por el
miedo externo, sea de un virus o de un tirano, dice Pigem. Este contexto
de miedo y de incapacidad de discernir entre lo verdadero y lo falso ha
hecho que:

> Triunfan los disfraces, hasta el punto de que el mundo de la posverdad
> se convierte, cada vez más, en un gran baile de máscaras. Las hay de
> varios tipos: desde las sencillas y obvias, como los tapujos y embozos
> que cubren el rostro, hasta las extremadamente sofisticadas, como los
> llamados *deepfakes*, grabaciones de video y audio manipuladas con
> tecnologías digitales que son prácticamente indistinguibles (y pronto
> serán completamente indistinguibles) de una grabación real (pág. 77).

Así, la verdad se ha convertido en una amenaza, también la verdad
científica. Para el autor la información y la atención son antagónicas,
recibimos continuamente una inmensa cantidad de información que no
le podemos prestar atención. Eso no es nuevo, ahora se ha incrementado
enormemente. Estar siempre entretenidos nos resta tiempo para pensar:

> El sentido del conjunto de la realidad se ha ido erosionando. Y si nada
> tiene sentido, si nada es verdadero, todo está permitido. (página 68).

Y cuando no se piensa se va hacia un colapso cognitivo, en palabras
del autor:

> Cuando ya no hay norte, cuando nada es verdadero y todo está permiti-
> do, ya no se pregunta ¿por qué?, se pregunta ¿por qué no? (página 100).

También es interesante la propuesta del médico psiquiatra Thomas Szasz. El autor describe cómo la sociedad cayó en la falacia de aceptar la prohibición de todas las drogas naturales y en cambio se aceptaron todas las químicas —las impuestas y controladas por el Estado—. Szasz (1989) acuñó el término "estado terapéutico", defiende que con el estado del bienestar comenzó la no separación entre medicina y Estado, con lo cual se pasó a ejercer una agresión despiadada a la libertad individual y a la propiedad del cuerpo. Para Szasz la idea es que el Estado ha de proteger a los ciudadanos y ellos han de someterse por imposición y sin libertad de elección:

> La sola idea de que el Gobierno pudiera otorgar poderes policiales a los médicos para privar a la gente de su libre elección a ingerir ciertas sustancias podría haberle parecido absurda a los padres fundadores de los EE UU, que redactaron la Declaración de Derechos de 1776. [...] Así como hombres y mujeres viviendo en una sociedad teocrática no creían en la separación entre Iglesia y Estado, sino que, por el contrario, aceptaron fervientemente su unión, del mismo modo, nosotros, viviendo en una sociedad terapéutica, no creemos en la separación entre la medicina y el Estado, sino que aceptamos su unión fervientemente (págs. 173-182, *El Estado terapéutico*).

La propuesta de Szasz toma toda su importancia en estos momentos, el sistema medico se ha convertido en un sistema policial que intenta controlar y dictar lo que debemos o no debemos hacer hasta límites impensables. También es importante recordar las contribuciones de Iván Ilich (1975) en el campo de la salud / enfermedad, que nos advertía que el sistema médico iba camino de anular la salud de los individuos y hacerles totalmente dependientes del sistema médico sanitario.

Todos esos experimentos y teorías nos muestran lo manipulables que podemos llegar a ser sin ser conscientes, sólo conociendo y entendiendo todo este funcionamiento y engranaje podemos aspirar meridianamente a discernir y mantenernos al margen de las manipulaciones y ser y actuar por uno mismo.

Además, poco a poco la medicina alopática se ha convertido en una nueva religión. Este fenómeno ha sido estudiado desde hace años por la antropología y el campo social. Autores como Ilich (1975), Comelles y Martínez (1993) y Foucault (2007), entre otros, sostienen que la medicina ha tomado el relevo del papel que antes tenía la iglesia en la sociedad, y los médicos se han convertido en los nuevos sacerdotes modernos. Unos sacerdotes que obedecen a unos dioses, algunos visibles, otros menos. No obstante, en estos momentos la medicina por ella misma ya no es la nueva religión, le ha cedido el lugar a la tecnología, la nueva religión es tecnológica, hemos pasado a entender la medicina casi exclusivamente a través de la tecnología, sin la tecnología la medicina carece de valor. Primero sustituimos la religión de la Iglesia por la religión médica, después hemos substituido la médica por la tecnológica. Hemos substituido un dogma de fe por otro. Si no hay debate entramos en el campo religioso del dogmatismo y de la fe, que no es lo mismo que místico o espiritual, campos que también se intenta anular.

" De la conducta de cada un depèn l'èxit de tots. "
BEHIND THE MASK
behindthemask.es
Amb la col·laboració de :

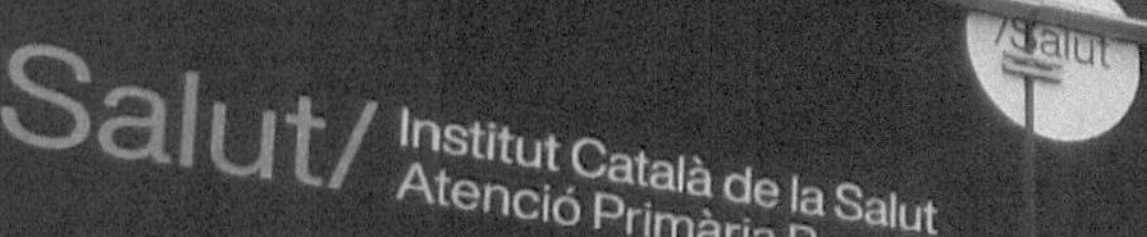
Salut/ Institut Català de la Salut
Atenció Primària Barcelona Ciutat

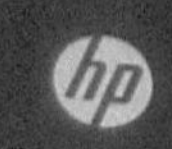
hp

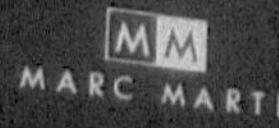
MM
MARC MARTÍ

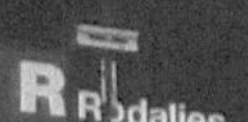
R Rodalies
de Catalunya

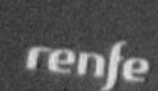
renfe

Vall d'Hebron
CLÍNIC
BARCELONA
Hospital Universitari

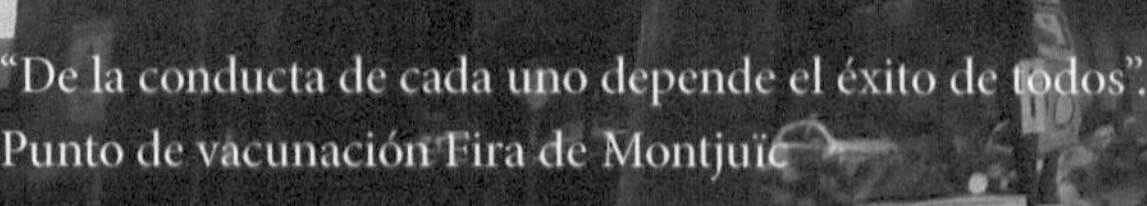
"De la conducta de cada uno depende el éxito de todos".
Punto de vacunación Fira de Montjuïc

*Cuando la verdad sea demasiado débil para defenderse
tendrá que pasar al ataque.*
Bertolt Brecht

*Nunca duden que un pequeño grupo de ciudadanos pensantes y
comprometidos pueden cambiar el mundo; de hecho, son los únicos que
lo han logrado.*
Margaret Mead

Los datos que hemos visto y los hechos que hemos vivido inducen a afirmar que no hemos vivido una pandemia sino una "plandemia". Se ha tratado de un engaño y una manipulación que han derivado en una crisis social muy profunda.

Las estadísticas de las defunciones de 2020 están muy lejos de ser de una pandemia, y mucho menos a nivel mundial. En España no es la primera vez que ocurre este incremento, sin que se creara alarma. Los datos de algunos países del mundo occidental, entre ellos España y Cataluña, inducen a pensar que, aprovechando una situación estructural de unas sociedades con una población muy envejecida y débil, se ha añadido una situación coyuntural. Una coyuntura potenciada por el papel de los *mass media*, los confinamientos, el aislamiento, el miedo y la amenaza que se ha infundido a toda la población, siendo los ancianos y los vulnerables los más afectados. Encerrar a toda la población, ya se sabía de antemano algunas de las consecuencias, es como echarle gasolina al fuego. Lo más lamentable es el abandono y soledad en que ha sucedido. Se ha obligado a morir en soledad en una habitación impersonal, alejado y sin saber nada de la familia, ni la familia del enfermo. Se ha obligado a llorar en soledad. Se ha obligado a las familias y profesionales a cargar con el peso que la gente muriera abandonada. Sólo los verdaderos responsables deben llevar la carga de lo sucedido. Para hacer creíble una pandemia había que poner muertos encima de la mesa, y los ancianos son los más desvalidos.

Esta plandemia no se hubiera podido llevar a cabo ni sostener sin el papel de los *mass media*, han sido el principal brazo ejecutor. Su machaque continuo y punzante, las palabras bien calculadas, la tergiversación del lenguaje, las imágenes y el lenguaje no verbal han sido factores decisivos para mantener el relato del miedo y terror. Para ello ha sido necesario el silencio del campo médico, científico y sanitario —en algunos casos cómplice, en otros ingenuo—, dejando el relato en manos de los *mass media,* o participando en ellos. Todas las voces al unísono, sin el menor resquicio para una opinión distinta, ha potenciado y afianzado la visión y el pensamiento único. El fondo de la cuestión se debe encarar hacia la propaganda, el engaño y el pánico persistentes, sin un momento de tregua, que socavaron en lo más hondo de unas mentes cada vez más aterrorizadas, apelando a la parte más emocional e irracional del ser humano. Se han difundido sólo noticias negativas, adversas, frustrantes y destructivas que conducen a sentirse acorralado, a la muerte, a creer que nada se puede hacer y a la paralización; en cambio, las positivas, auténticas, nobles o esperanzadoras, que conducen al optimismo, a la confianza, a la vida, a la responsabilidad y al empoderamiento no han existido. Las noticias han sido contradictorias y la desinformación total, no se podía saber lo que era verdad o mentida, lo real o irreal, lo falso o lo verdadero. El razonamiento lógico y la evidencia han tenido menos fuerza que el pensamiento social mayoritario inculcado. Se ha fomentado caos y división en todas las esferas. Las influencias sociales y la inercia imperante han arrastrado hacia la incertidumbre y obediencia.

Esta plandemia se ha sostenido por los simbolismos y por las necesidades creadas, por los denominados casos y enfermos asintomáticos. Sin las mascarillas, las restricciones o los pasaportes sanitarios no nos habríamos percatado que algo sucedía. Ha sido necesaria la creación de símbolos externos y la necesidad de los test y de las vacunas para mantenerla viva. Se ha llevado hasta límites inimaginables e inconmensurables la sensación de amenaza permanente y de un escenario apocalíptico. Ha sido fundamental el ritual de las mascarillas, el cual ha sido un claro ejemplo de eficacia simbólica en un mundo "supuestamente y auto considerado científico".

Para dar una explicación a las muertes en la primera ola se debe tener en cuenta las Cinco Leyes Biológicas de Hamer, también para algunos problemas posteriores que han aparecido y los que seguirán apareciendo en el futuro. El dramatismo de los primeros momentos cogió desprevenidos y a contrapié a muchas personas que lo vivieron de forma altamente dramática y en soledad, con consecuencias mortales en la parte más anciana y débil de la población. Poner el foco de forma tan incisiva en el aire, en la respiración, en el miedo a morir y en una amenaza se sabía de antemano los resultados. Todo esto se podía prever que sucedería conociendo las Cinco Leyes Biológicas. A esto hay que añadir los protocolos de los tratamientos que se hicieron llegar a los hospitales y centros sociosanitarios que algunos fueron contraproducentes. Esta plandemia no se hubiera podido llevar a cabo sin la teoría microbiana del contagio tal como la tenemos incardinada, y sin el miedo esclavizante que ha suscitado en una parte de la población. Sin esta teoría las vacunas no tienen sentido y dejan de ser necesarias, con lo cual no se hubieran convertido en un arma contra la población que sólo el tiempo nos dirá hasta dónde llegan sus consecuencias, ya que los impactos continúan, las noticias negativas, sin cesar por tierra, mar y aire. Esta visión reduccionista que la crisis del Covid-19 se ha sustentado en el SARS-CoV-2, incluso para la medicina va a ser difícil de mantener en el futuro. Por eso el empeño en consolidar la teoría del contagio, en la creencia en los virus y en anular el conocimiento de las Cinco Leyes Biológicas, las cuales empoderan al ser humano.

Otro factor importante para entender lo que ha ocurrido es la dependencia emocional que se ha instigado hacia la medicina industrial desde hace años y las necesidades creadas a su alrededor, la cual se ha convertido en una forma más de consumismo de la sociedad. Esta dependencia ha llevado a que una parte de la población haya integrado de forma rápida y sin resistencia los discursos, y haya obedecido todas las normas, integrándolas, haciéndolas suyas y exigiendo a los demás su cumplimiento. El positivismo de la medicina que no valora la complejidad del ser humano y las interacciones que constantemente se dan a su alrededor, y que no contempla la dimensión emocional y espiritual, que es su esencia, ha sido otro elemento decisivo.

También ha contribuido que la sociedad está estructurada en partes desvinculadas, cada una actúa al margen de las otras creyendo que cada uno tiene la razón y la clave del conocimiento, menospreciando todo lo demás. La sociedad se ha de entender cómo la amplia y compleja red que es, donde todo está unificado y todas las piezas deberían actuar al unísono y con respeto mutuo.

Esta plandemia se ha tratado de ingeniería social, de un experimento de psicología social de una envergadura jamás llevada a cabo. Ha sido la mayor campaña psicológica de confusión y de miedo nunca hecha a tan gran escala y durante tanto tiempo, todavía no ha cesado. Se ha tensado la cuerda para ver hasta dónde es capaz de resistir el ser humano. Se ha intentado anular la capacidad de razonar, que cada uno tome sus decisiones como ser soberano que es. El miedo profundo que se ha instigado ha impedido a muchas personas pensar y las ha mantenido paralizadas, lo cual podríamos considerarlo como una forma sutil de transhumanismo, ya que el raciocino, que es la expresión máxima del ser humano, ha quedado anulado. Paralelamente se ha potenciado que confiemos en un salvador, cuando cada uno de nosotros somos nuestro propio salvador.

Asimismo, se ha intentado abolir el alma humana y anular la parte espiritual para que ocupe su lugar la tecnología, con la finalidad que no pensemos y entreguemos nuestro poder. La tecnología nos ayuda, pero si traspasa un umbral nos hace sumisos y dependientes. Además, esta situación que estamos atravesando como humanidad no es cuestión sólo de dinero. No se trata de enriquecerse más las grandes élites y corporaciones, el dinero ya lo tienen todo. Se ha intentado el control absoluto sobre el ser humano, sobre su cuerpo, su mente y su comportamiento, se ha intentado anular las libertades y la ilusión de vivir, asimismo se ha empobrecido a una parte de la humanidad. Es principalmente una cuestión de poder para manipular, dominar y destruir la esencia humana, según los deseos de quien se considera superior a sus semejantes y los mira con desprecio.

Esta crisis va más allá de los estados, de los partidos políticos y del capitalismo, abarca todos los países, tanto los llamados capitalistas cómo los menos capitalistas. Todos han hecho test, todos han coaccionado y todos han administrado vacunas, todos han seguido los dictados de la OMS como un verdadero —aunque falso— ministerio de salud mundial.

El futuro nos clarificará la magnitud del plan que se ha puesto en marcha. De criminal lo podemos considerar ahora por el sufrimiento que una gran parte de la humanidad ha padecido y sigue padeciendo. Se ha mentido y engañado a una parte importante de la humanidad, cómo humanidad se nos ha parado una trampa y muchos han caído en ella, otros hemos resistido un poco más. Se ha lastimado de muchas maneras a la población, con el miedo a la enfermedad y con las vacunas, el tiempo evidenciará la magnitud los efectos que van a aparecer en todos los sentidos. Aunque las consecuencias no fueran más allá, pero manipular la población mundial como se ha hecho, y aterrorizada de una u otra forma según cada momento con distintos miedos, es suficiente para calificarlo de un plan maquiavélico surgido de unas mentes psicópatas. La ética y la moral han estado ausentes en quienes imponían las normativas y directrices.

Para cumplir su meta se ha secuestrado la educación, la ciencia y la historia. Así, podemos entender el por qué unos conocimientos han estado tan celosamente escondidos y violentamente perseguidos. Unos dan el poder a las élites y despojan de él a la humanidad, los otros quitan poder a las élites y empoderan al ser humano. Por eso ese encarnizamiento con todo aquello que nos conduzca al conocimiento verdadero, a la libertad individual y colectiva, a la sabiduría ancestral que poseemos. Esta crisis no ha conseguido que toda la población comulgara con los discursos oficiales de la mentida y el miedo, y que obedeciera sus dictados, hay una parte que busca la verdad y el empoderamiento. Cada vez más hombres y mujeres se dan cuenta de todo este plan, de modo que los que pretenden instalar una tiranía mundial les es cada vez más difícil seducir a más personas.

En el capítulo anterior veíamos por qué y cómo hemos llegado hasta aquí, ahora debemos abordar el para qué ha sucedido toda esta crisis. Esta crisis ha venido para que retomemos el rumbo, para avanzar en consciencia individual y como humanidad. Para volver a la libertad y soberanía individual y colectiva. Para recuperar el derecho al conocimiento real y verdadero y la información como valores fundamentales. El destino nos ha encaminado a esta crisis para que nos comprendamos, y comprendamos el mundo, para que rectifiquemos y retomemos el rumbo perdido. Para pasar página hay que superar el materialismo en todas sus esferas, hemos de recuperar nuestra esencia espiritual. Esta crisis es un punto de inflexión, es el inicio de una nueva etapa, una oportunidad para avanzar hacia un nivel de conocimiento y consciencia más elevado. Ha venido para mostrarnos la verdad, para volver a la autenticidad de la vida. Por el camino, quizá haya que ayudar a quienes han estado más engañados, algunos su orgullo no les permitirá aceptarlo, otros su humildad se lo hará reconocer, a muchos les va a causar sufrimiento.

Las crisis no tienen por qué ser negativas, son cambios profundos de los procesos que se está viviendo, el objetivo es salir reforzados. Dependerá de cada uno hacia dónde nos encaminemos, el primer cambio es individual para dar paso al colectivo.

Las inconsistencias de lo que ha sucedido y la distorsión de la realidad hace que cada vez más seres humanos dirijan la atención hacia esta otra parte de la ciencia silenciada, menospreciada y ocultada. El futuro nos confirmará que esta crisis le ha hecho un favor a la humanidad y a la verdadera ciencia, ésta ha de volver a ser un instrumento al servicio de los hombres y las mujeres libres. El ser humano posee mucho más poder del que creemos. Esta crisis nos debe volver a ejercerlo y a la ilusión de la vida. Nos debe servir para que todo esto no vuelva a suceder, en ello debemos poner todo nuestro empeño. Solamente conociendo y haciéndonos conscientes de cómo se han desarrollado los hechos, podemos llegar a discernir en el futuro cuando se nos vuelvan a presentar las mentiras y manipulaciones, para no caer en la trampa del miedo, la desesperación y la confusión. Solamente así podremos tomar nuestras decisiones con libertad y responsabilizarnos de nuestra vida y de nuestra salud, a empoderarnos.

❧

313

Abbasi, K. (2020). Covid-19: politicisation, "corruption," and suppression of science. *BMJ, 371*:m4425. doi: https://doi.org/10.1136/bmj.m4425

Agamdem, Giorgio. (2020). La invención de una epidemia (Publicado en Quodlibet.it. 26 febrero de 2020). EN: VVAA. *Sopa de Wuhan. Pensamiento contemporáneo en tiempos de pandemias.* https://repositorio.uca.edu.ar/handle/123456789/10038

Albendín-Iglesias H, E. Mira-Bleda, A.E. Roura-Piloto, A. Hernández-Torres, E.

Moral-Escudero, C. Fuente-Mora, A. Iborra-Bendicho, A. Moreno-Docon, C.Galera-Peñaranda, E.García-Vázquez. (2020). Usefulness of the epidemiological survey and RT-PCR test in pre-surgical patients for assessing the risk of COVID-19. *Journal of Hospital Infection,* 105: 773-775. https://doi.org/10.1016/j.jhin.2020.06.009

Allende, Salvador. (1939). *La realidad médico-social chilena.* Disponible en https://doi.org/10.34720/mj3z-6m24

Alvarez-Moreno, Carlos A. (2020). Testing Dilemmas: Post negative, positive SARS-CoV-2 RT-PCR – is it a reinfection? *Travel Medicine and Infectious Disease,* 25. https://doi.org/10.1016/j.tmaid.2020.101743

Arnold-Foster, Agnes. (2021). Polarisation, incivility, and scientific debate during covid-19. *BMJ;* 374:n1888. https://doi.org/10.1136/bmj.n1888

Atwoli L, Abdullah H Baqui, Thomas Benfield, Raffaella Bosurgi, Fiona Godlee, Stephen Hancocks, Richard Horton, Laurie Laybourn-Langton, Carlos Augusto Monteiro, Ian Norman, Kirsten Patrick, Nigel Praities, Marcel G M Olde Rikkert, Eric J Rubin, Peush Sahni, Richard Smith, Nicholas J Talley, Sue Turale & Damián Vázquez. (2021). Call for emergency action to limit global temperature increases, restore biodiversity, and protect Health. *BMJ,* 374: n1734 http://dx.doi.org/10.1136/bmj.n1734

Augé, Marc. (2008)[1992]. *Los no lugares. Espacios del anonimato. Una antropología sobre la modernidad.* Barcelona. Editorial Gedisa, S.A.

Axfors, C. & Ioannidis, J.P.A. (2021). Infection fatality rate of COVID-19 in community-dwelling populations with emphasis on the elderly: An overview. *MedRxiv.* https://doi.org/10.1101/2021.07.08.21260210 https://doi.org/10.1007/s10654-022-00853-w

Barrett R, & Brown P.J. (2008). Stigma in the Time of Influenza: Social and Institutional Responses to Pandemic Emergences. *The Journal of Infectious Diseases*, 197 (1). https://doi.org/10.1086/524986

Barsky, A.J. (1988). The paradox of the health. *New England Journal of Medicine, 318*, 414-418.

Begley, Glenn & Ellis, Lee M. (2012). Raise standards for preclinical cancer research. *Nature*, 531-533. https://doi.org/10.1038/483531a

Beldomenico, Pablo M. (2020). Do superspreaders generate new superspreaders? A hypothesis to explain the propagation pattern of COVID-19. *International Journal of Infectious Diseases 96*, 461-463. https://doi.org/10.1016/j.ijid.2020.05.025

Berkman, Lisa F. (1984). Assessing the Physical Health effects of Social Networks and Social Support. *Annual Review of Public Health, 5*, 413-32. https://www.annualreviews.org/doi/10.1146/annurev.pu.05.050184.002213

Berliner, H. (1988). Una perspectiva más amplia sobre el informe de Flexner. Extractado y traducido del Internacional *Journal of Health Services, 5*. NY 1975. En: II Jornadas de A.P.S. – CONAMER- A.R.H.N.R.G. 30/04 al 07/05/1988. Bs. As.

Blech, Jörg. (2005) [2003]. *Los inventores de enfermedades. Cómo nos convierten en pacientes*. Barcelona: Ediciones Destino. Círculo de Lectores.

Boscoboinik, A. (2016). ¿Por qué estudiar los miedos desde la antropología? *Arxiu d'Etnografia de Catalunya, 16*, 119-136. https://doi.org/10.17345/aec16.119- 136

Botinas, Lluís. (2011) *Desmontar el SIDA. El Sida no es una enfermedad a tratar —ni siquiera alternativamente— sino un engranaje made in USA a desmantelar*. Murcia. Cauac Editorial Nativa.

Bourdieu, P. (2000) [1998]. *La dominació masculina*. Barcelona: Edicions 62, S.A.

Bundgaard H, Bundgaard JS, Raaschou-Pedersen DET, von Buchwald C, Todsen T, Norsk JB, Pries-Heje MM, Vissing CR, Nielsen PB, Winsløw UC, Fogh K, Hasselbalch R, Kristensen JH, Ringgaard A, Porsborg Andersen M, Goecke

NB, Trebbien R, Skovgaard K, Benfield T, Ullum H, Torp-Pedersen C, Iversen K. (2021). Effectiveness of Adding a Mask Recommendation to Other Public Health Measures to Prevent SARS-CoV-2 Infection in Danish Mask Wearers: A Randomized Controlled Trial. *Ann Intern Med*, 174(3):335-343. Epub 2020 Nov 18. PMID: 33205991; PMCID: PMC7707213. https://doi.org/10.7326/m20-6817

Caminal, J. (2005). ¿Medicinas complementarias o alternativas? Un dilema para el sistema público. *Aten Primaria, 35* (8), 389-391. https://doi.org/10.1157/13074790

Cassel, J. (1976). The contribution of the social environment to host resistance. American *Jornal of Epidemiology, 104* (2), 107-123. https://doi.org/10.1093/oxfordjournals.aje.a112281

Castel, R. (1986). De la peligrosidad al riesgo. EN: Alvarez-Uria F. & Varela J. (eds), *Materiales de sociología crítica* (pp. 219-243). Madrid: La Piqueta.

Català, Victòria (2022). *La Teranyina dels conflictes d'interès farmacèutics i mèdics a Catalunya. Qui controla la salut dels catalans.* Barcelona. Llibres de l'Índex.

Chomsky, Noam & Ramonet, Ignacio. (2002)[1995]. *Cómo nos venden la moto. información, poder y concentración de medios.* Barcelona: Editorial Icaria, Más Madera.

Cobb, S. (1976). Social Support as a Moderator of Life Stress. *Psychosomatic Medicine, 38* (5), 300-314.https://doi.org/10.1097/00006842-197609000-00003

Comelles, Josep Mª & Martínez, Angel. (1993). *Enfermedad, Cultura y Sociedad.* Madrid: Eudema, S.A.

Corman Victor M, Olfert Landt, Marco Kaiser, Richard Molenkamp, Adam Meijer, Daniel KW Chu, Tobias Bleicker, Sebastian Brünink, Julia Schneider, Marie Luisa Schmidt, Daphne GJC Mulders, Bart L Haagmans, Bas van der Veer, Sharon van der Brink, Lisa Wijsman, Gabriel Goderski, Jean-Louis Romette, Joanna Ellis,Maria Zambon, Malik Peiris, Herman Goossens, Chantal Reusken, Marion PG Koopmans & Christian Drosten. (2020). Detection of 2019 novel coronavirus (2019-nCoV) by real-time RT-PCR. *Euro Surveill, 25*(3) https://doi.org/10.2807/1560-7917.ES.2020.25.3.2000045

Costa Verger, Enric & García Blanca, Jesús. (2015). *Vacunes. Una reflexió crítica a partir de la història de la Medicina i dels darrers descobriments en biologia.* Barcelona. Llibres de l'Índex.

Cowen, Thomas S. & Sally Fallon Morell (2020). *The Contagion Myth. Why viruses (including "coronavirus" are not the cause of disease).* New York. Skyhorse Publishing.

Dabiao-Chen, Wenxiong Xu, Ziying Lei, Zhanlian Huang, Jing Liu, Zhiliang Gao & Liang Peng. (2020). Recurrence of positive SARS-CoV-2 RNA in Covid-19: A case report. *International Journal of Infections Disease*, 93: 297-299. https://doi.org/10.1016/j.ijid.2020.03.003

Desmet, Mattias. (2022). *The psychology of totalitarianism.* London. Chelsea Green Publishing.

Di Trocchio, Federico. (2013) [1995]. *Las mentiras de la ciencia*. Madrid. Alianza Editorial.

Douglas, Mary. (2007) [1966]. *Pureza y peligro. Un análisis de los conceptos de contaminación y tabú*. Buenos Aires: Ediciones Nueva Visión.

Dow, J. (1986). Universal Aspects of Symbolic Healing: A Theoretical Synthesis. *American Anthropologist, New Series, 88* (1), 56-69. http://doi.org/10.1525/aa.1986.88.1.02a00040

Ellis-Stoll, C.C. & Popkess-Vawter, S. (1998). A Concept Analysis on the Process of Empowerment. *Advances in Nursing Science, 21* (2), 62-68. https://doi.org/10.1097/00012272-199812000-00007

Emmanuel, J.E. & Emmanuel, L.L. (1992). Four Models of the Physician-Patient Relationship. *Journal of the American Medical Association, 267* (16), 2221-2226. https://doi.org/10.1001/jama.267.16.2221

Esquirol B, Prignano L, Díaz-Guilera A, Cozzo E. (2021). Characterizing Twitter users behaviour during the Spanish Covid-19 first wave. *arXiv*:2012.06550v2 [cs.SI]

Falisse, Jean-Benoît, Robert Macdonald, Thomas Molony & Paul Nugent. (2021). Why have so many African leaders died of COVID-19? *BMJ Global Health,6*. http://dx.doi.org/10.1136/bmjgh-2021-005587

Fan Wu, Su Zhao, Bin Yu, Yan-Mei Chen, Wen Wang, Zhi-Gang Song, Yi Hu, Zhao-Wu Tao, Jun-Hua Tian, Yuan-Yuan Pei, Ming-Li Yuan, Yu-Ling Zhang, Fa-Hui Dai, Yi Liu, Qi-Min Wang, Jiao-Jiao Zheng, Lin Xu, Edward C. Holmes, Yong-Zhen Zhang. (2020). A new coronavirus associated with human respiratory disease in China. *Nature, 579*https://doi.org/10.1038/s41586-020-2008-3

Ferguson Neil M, Daniel Laydon, Gemma Nedjati-Gilani *et al.* (2020). Impact of non-pharmaceutical interventions (NPIs) to reduce COVID-19 mortality and healthcare demand – Spanish translation. Imperial College London (16-03-2020), doi: https://doi.org/10.25561/77482. https://www.imperial.ac.uk/mrc-global-infectious-disease-analysis/covid-19/report-9-impact-of-npis-on-covid-19/

Flores, C. (2011). La saturación de los servicios de urgencias: una llamada a la unidad. *Emergencias*, 2011, 23, 59-64.

Forcades T, Caminal J, Rodríguez N, & Gutiérrez T & Grupo de investigación en MCA. (2007). Efecto placebo frente a efecto terapéutico en la práctica clínica y medicinas complementarias y alternativas. *Atención Primaria, 39* (2), 99-102. https://doi.org/10.1157/13098678

Foucault, Michel. (1996). *La vida de los hombres infames*. Argentina: Editorial Altamira.

Foucault, Michel. (2006)[1976]. *Historia de la sexualidad.1. La voluntad de saber* (10a. Ed.). Madrid: Siglo XXI de España Editores, S.A.

Foucault, Michel. (2007) [1966]. *El nacimiento de la clínica. Una arqueología de la mirada médica* (2a. Ed.). Madrid: Siglo XXI de España Editores S.A.

Francés Paz, José R Loayssa & Ariel Petruccelli. (2021). *Covid-19. La respuesta autoritaria y la estrategia del miedo.* Alicante. Editorial Kadmos.

Freidson, Eliot. (1978) [1970]. *La profesión médica. Un estudio de sociología del conocimiento aplicado.* Barcelona: Edicions Península.

García-Blanca, Jesús. (2009). El rapto de Higea. Mecanismos de poder en el terreno de la salud y la enfermedad. Barcelona: Virus Editorial.

Gérvas J, & Pérez-Fernández M. (1997). Las hiperlipemias y la prevención primaria de la cardiopatía isquémica. *Med Clin, 109,* 549-552.

Gérvas J, & Pérez-Fernández M. (2002). El resultado intermedio como problema clínico y de salud pública. A propósito de la mortalidad por cerivastatina. *Med Clin, 119* (7), 254-9. https://doi.org/10.1016/s0025-7753(02)73379-4

Gérvas J, Pérez-Fernández M. & González de Dios, J. (2007). Problemas prácticos y éticos de la prevención secundaria. A propósito de dos ejemplos en pediatría. *Rev Esp Salud Pública, 81,* 345-352. https://doi.org/10.1590/s1135-57272007000400002

Gérvas J. & Pérez-Fernández M. (2013*a*). Cribados: una propuesta de racionalización. *Gac Sanit, 27* (4), 372-373. https://doi.org/10.1016/j.gaceta.2013.03.007

Gérvas, J. & Pérez-Fernández M. (2013*b*). *Sano y salvo (y libre de intervenciones médicas innecesarias).* Barcelona: Editorial Los libros de lince, S.L.

Gérvas J. & Pérez-Fernández M. (2014). Sobrediagnóstico, un problema clínico, ético y social. *FMC, 21* (3), 137-142.

Giménez, Silvia (2010). *Sociología de las controversias científicas: SIDA, un debate silenciado.* (Tesis doctoral). Universidad Pontificia de Salamanca.

Glasziou, P, Moynihan R, Richards T. & Godlee, F. (2013). Too much medicine; too little care. *BMJ, 347,* f4247. https://doi.org/10.1136/bmj.f4247

Goffman, Erving. (2004)[1961]. *Internados. Ensayos sobre la situación social de los enfermos mentales.* Madrid: Amorrortu editores, SL.

Goffman, Erving. (2006) [1963]. *Estigma. La identidad deteriorada.* Madrid: Amorrortu Editores España, S.L.

González-López, E. (2011). Medicina y nazismo. aprender de la historia. *Revista Clínica española, 211,*4: 199-203. https://doi.org/10.1016/j.rce.2010.06.015

Good, Byron J. (2003) [1994]. *Medicina, racionalidad y experiencia. Una perspectiva antropológica.* Barcelona: Edicions Bellaterra S. L.

Gotzsche, P.C. (2014). *Medicamentos que matan y crimen organizado. Cómo las grandes farmacéuticas han corrompido el sistema de salud.* Barcelona: Los libros del Lince, s.l.

Gotzsche, P. C. (2016). *Psicofármacos que matan y denegación organizada.* Barcelona: Editorial Los libros del Lince S.L.

Guerrero, P. (2004). Revistas médicas y conflicto de intereses con la industria farmacéutica. *Rev Neurol, 38,* 1-2. https://doi.org/10.33588/rn.3801.2003537

Hamer, Ryke Geerd. (1987). *Germánica Nueva Medicina.* Málaga. Ediciones de la Nueva Medicina S.L.

Harach H. R, Franssila K.O. & Wasenius V. (1985). Occult Papillary Carcinoma of the Thyroid. A "Norma" Finding in Finland. A Systematic Autopsy Study. *Cancer, 56:*531-538.

Hardern R.D, Leong F.T, Page A-V, Shepherd M & Teoch RCM. (2003). How evidence based are therapeutic decisions take on a medical admissions unit? *Emerg Med J,* 447-448. https://doi.org/10.1136/emj.20.5.447

Helman, Cecil G. (2001) [1984]. *Culture, Health and Illne*ss (4a. Ed.). London. Editorial Arnold.

Hernando, Almudena. (2018). *La fantasía de la individualidad. Sobre la construcción sociohistórica del sujeto moderno.* Madrid: Editorial Traficantes de sueños.

Holt-Lunstad J, Smith T.B, Baker M, Harris T. & Stephenson, D. (2015). Loneliness and Social Isolation as Risk Factors for Mortality: A Meta-Analytic Review. *Perspectives on psychological Science, 10* (2), 227-237. https://doi.org/10.1177/1745691614568352

Horton, Richard. (2015). Offline: What is medicine's 5 sigma? *The Lancet, 385,*1380. https://doi.org/10.1016/S0140-6736(15)60696-1

Horton, Richard. (2020). Offline: COVID-19 is not a pandemic. *The Lancet, 396,* 874. https://doi.org/10.1016/S0140-6736(20)32000-6

Howick J, Koletsi D, Ioannidis JPA, Madigan C, Pandis N, Loef M, Walach H, Sauer S, Kleijnen J, Seehra J, Johnson T, Schmidt S. (2022). Most healthcare interventions tested in Cochrane Reviews are not effective according to high quality evidence: a systematic review and meta-analysis. *J Clin Epidemiol.* 148:160-169. https://pubmed.ncbi.nlm.nih.gov/35447356/#:~:text=doi%3A%2010.1016/j.jclinepi.2022.04.017.

Huxley, Aldous. (2010)[1932]. *Un món feliç* (6a. Ed.). Barcelona: Edicions 62, s.a., labutxaca. Proa.

Iglói Zsófia, Margareta Leven, Zain Abdel-Karem, Babette Weller, Veerle Matheeussen, Jasmine Coppens, Marion Koopmans, Richard Molenkamp. (2020). Comparison of commercial Real-time reverse transcription PCR assays for the detection of SARS-CoV-2. *Journal of Clinical Virology*, 129. https://doi.org/10.1016/j.jcv.2020.104510

Illich, Ivan. (1975). *Némesis Médica. La expropiación de la salud*. Barcelona: Barral Editores.

Illich, Ivan. (2020) [1974] *La sociedad desescolarizada y otros textos sobre educación*. Madrid. Ediciones Morata S.L.

Ioannidis J.P.A. (2005). Why most published research findings are false. *PLoS Med 2* (8): e124. https://doi.org/10.1371/journal.pmed.0020124

Ioannidis J.P.A. (2014). How to Make More Published Research True. *PLoS Med 11* (10): e1001747. https://doi.org/10.1371/journal.pmed.1001747

Ioannidis J.P.A. (2016). Why Most Clinical Research Is Not Useful. *PLoS Med 13* (6): e1002049. https://doi.org/10.1371/journal.pmed.1002049

Ioannidis J.P.A, Greenland S, Hlatky M, Khoury J.K, Macleod M.R, Moer D, Schulz K.F & Tibshirani R. (2014). Research: increasing value, reducing waste2. Increasing value and reducing waste in research design, conduct, and analysis. *The Lancet, 383*, (9912), 166-175. https://doi.org/10.1016/s0140-6736(13)62227-8

Ioannidis J.P.A. (2021). Infection fatality rate of COVID-19 inferred from seroprevalence data. *Bull World Health Organ, 99*:19-33F. http://dx.doi.org/10.2471/BLT.20.265892

Jara, Miguel. (2007). *Traficantes de salud. Cómo nos venden medicamentos peligrosos con la enfermedad* (2a. Ed.). Barcelona: Icaria Editorial S.A.

Jara, Miguel. (2011). *Laboratorio de médicos. Viaje al interior de la medicina y la industria farmacéutica*. Barcelona: Ediciones Península.

Jefferson T, Del Mar CB, Dooley L, Ferroni E, Al-Ansary LA, Bawazeer GA, van Driel ML, Jones MA, Thorning S, Beller EM, Clark J, Hoffmann TC, Glasziou PP & Conly JM (2020). Physical interventions to interrupt or reduce the spread of respiratory viruses (Review). *Cochrane Library*. https://doi.org/10.1002%2F14651858.CD006207.pub5

Jegerlehner S, Suter-Riniker F, Jent P, Bittel P, Nagler M. (2021). Diagnostic accuracy of a SARS-CoV-2 rapid antigen test in real-life clinical settings. *Int J Infect Dis, 109*:118-122. Epub. PMID: 34242764; PMCID: PMC8260496. DOI: 10.1016/j.ijid.2021.07.010

Jiménez, M. F. (2009). *Construcción de la ética asistencial del cuidar en urgencias y emergencias*. (Tesi doctoral). Universitat Rovira i Virgili. Tarragona.

Jiménez Huertas, Carme. (2019). *Estamos hechos de lenguaje. Descubriendo cómo se manipula el discurso con el lenguaje de la posverdad para impedir el discernimiento. Una propuesta para un acercamiento al lenguaje como un camino hacia la libertad, la salud y la conciencia.* Editorial Las sandalias de mercurio.

Jodelet, Denise. (2011). Dynamiques sociales et formes de la peur. *Nouvelle revue de psychosociologie, 2* (12), 239-256. https://doi.org/10.3917/nrp.012.0239

Johnson P, John Wimsome & Wendy Moyle. (2006). Long-term mechanical ventilation in a critical care unit: existing in an uneveryday world. *Journal of Advanced Nursing,* (2006); 53 (5), 551-558. https://doi.org/10.1111/j.1365-2648.2006.03757.x

Juvenal, G.J. (2014). Epigenética: vieja palabra, nuevos conceptos. *Revista Argentina de Endocrinología y Metabolismo, 51* (2), 66-74.

Kaminker, P. (2007). Epigenética, ciencia de la adaptación biológica heredable. *Arch Argent Peditr, 105* (6), 529-531.

Kampf, Günter. (2021). COVID-19: stigmatising the unvaccinated is not justified. *The lancet,* 398. https://doi.org/10.1016/S0140-6736(21)02243-1

Kennedy Jr. Rober F. (2022). Anthony Fauci Bill Gates Big Pharma. *Una guerra global contra la democracia y la salud pública.* Barcelona. Ediciones La Tempestad SL.

Klein, Naomi. (2007). *La doctrina del xoc.* Barcelona. Editorial Empúries.

Lalonde, M. (1974). A new perspective on the health of Canadians. A working document. Ottawa. Minister of Supply and Services. Disponible a http://www.hc-sc.gc.ca/hcs-sss/alt_formats/hpb-dgps/pdf/pubs/1974-lalonde/lalonde-eng.pdf.

Laporte J.R. & Bosch M. (2012). Crisis y política de medicamentos. *Atención Primaria, 44* (6), 306-308. https://doi.org/10.1016/j.aprim.2012.03.006

Larivière Vicent, Haustein Stefanie & Mongeon, Phillippe. (2015). The oligopoly of Academic Publishers in the Digital Era. *PLoS ONE (10)*6. https://doi.org/10.1371/journal.pone.0127502

Lauren A. Paul, Nick Daneman, Kevin L. Schwarts, Michele Science, Kevin A. Brown, Michael Whelan, Ellen Chan & Sarah A. Buchan. (2021). Association of Age and Pediatric Household Transmission of SARS-CoV-2 Infection. *JAMA Pediatr, 175*(11):1151-1158. https://doi.org/10.1001/jamapediatrics.2021.2770

Lazarou, J, Pomeranz B.H. & Corey P.N. (1998). Incidence of Adverse Drug Reactions in Hospitalized Patients. A Meta-analysis of Prospective Studies. *JAMA, 279* (15), 1200-1205. https://doi.org/10.1001/jama.279.15.1200

Leape L.L. (1994). Error in Medicine. *JAMA, 272* (23), 1851-1857. https://doi.org/10.1001/jama.1994.03520230061039

Le Breton, David. (1999) [1995]. *Antropología del dolor.* Barcelona: Seix Barral.

Le Breton, David. (2012)[1990]. *Antropología del cuerpo y la modernidad* (2ª ed.). Buenos Aires: Ediciones Nueva Visión.

Lévi-Strauss, Claude. (1987) [1974]. *Antropología Estructural.* Barcelona: Ediciones Paidós Ibérica, S.A.

Lipton, Bruce H. (2007). *La biología de la creencia. La liberación del poder de la conciencia, la materia y los milagros* (4ª ed.). Madrid: La Esfera de los Libros, S.L.

Lumbreras B. & Hernández I. (2008). El entusiasmo por las pruebas diagnósticas: efectos en la salud y formas de control. Informe SESPAS 2008. *Gac Sanit, 22* (1), 216-22. https://doi.org/10.1016/s0213-9111(08)76095-3

Mainetti, J.A. (2006). La medicalización de la vida. *Electroneurobiologia, 14* (3), 71- 89.

Malhotra, Aseem. (2022). Curing the pandemic of misinformation on COVID-19 mRNA vaccines through real evidence-based medicine. Part 1. *Journal of Insulin Resistance,* Vol 5, No 1, a71. https://doi.org/10.4102/jir.v5i1.71

Malhotra, Aseem. (2022). Curing the pandemic of misinformation on COVID-19 mRNA vaccines through real evidence-based medicine. Part 2. *Journal of Insulin Resistance,* Vol 5, No 1, a72. https://doi.org/10.4102/jir.v5i1.72

Manser R.L, Dodd M, Byrnes G, Irving L.B & Campbell D.A. (2005). Incidental lung cancers identified at coronial autopsy: implications for overdiagnosis of lung cancer by screening. *Respiratory Medicine, 99,* 501-507. https://doi.org/10.1016/j.rmed.2004.08.017

Marmot M. & Wilkinson R.G. (2006) [1996]. *Social Determinants of Health.* Oxford University Press.

Márquez S. & Meneu R. (2003). La medicalización de la vida y sus protagonistas. *Gestión clínica y sanitaria, 5* (2), 47-53.

Martin, Brian. (2017). Estratègies per a científics dissidents. *Annals de medicina.* Vol. 100, núm. 1.

Martínez-Hernáez A. & Correa-Urquiza M. (2017). Un saber menos dado: nuevos posicionamientos en el campo de la salud mental colectiva. *Salud Colectiva, 13* (2), 267-278. https://doi.org/10.18294/sc.2017.1168

McKeown, Thomas. (1979). *The role of medicine. Dream, mirage or nemesis?* England: Basil Blackwell Publisher Ldt. Orford.

Meador C.K. (1965). The Art and Science of Nondisease. *The New England Journal of Medicine, 272* (2), 92-95 https://doi.org/10.1056/nejm196501142720208

Menéndez, Eduardo L. (1983). *Hacia una práctica médica alternativa. Hegemonía y autoatención (gestión) en salud.* México: Cuadernos de la casa Chata 86.

Menéndez, Eduardo L. (1984). Estructura y relaciones de clase y la función de los modelos médicos. Apuntes para una antología medica critica. *Nueva Antropología, 4* (23), 71-102.

Menéndez, Eduardo L. (1988). Modelo Médico Hegemónico y Atención Primaria. *Segundas Jornadas de Atención Primaria de la Salud.* 30 de abril al 7 de mayo, 451-464. Buenos Aires.

Menéndez, Eduardo L. (2005*a*). El modelo médico y la salud de los trabajadores. *Salud Colectiva, 1* (1), 9-32. https://doi.org/10.18294/sc.2005.1

Menéndez, Eduardo L. (2005*b*). Intencionalidad, experiencia y función: la articulación de los saberes médicos. *Revista de Antropología Social, 14,* 33- 69.

Milgram, Stanley. (1963). Behavioral study of obedience. *Journal of Abnormal and Social Psychology,* (67): 4, 371-378. https://psycnet.apa.org/doi/10.1037/h0040525

Moore, Henrietta (1999). *Antropología y feminismo.* Madrid. Ediciones Cátedra, S.A.

Morin, Edgar. (1993). Les anti-peurs. *Communications, 57,* 131-139. https://doi.org/10.3406/comm.1993.1871

Moseley J.B, O'Malley K, Peterson N.J, Menke T.J, Brody B.A, Kuykendall D.H, Hollingsworth J.C, Ashton C.M & Wray N.P. (2002). A controlled trial of arthroscopic surgery for osteoarthritis of the knee. *The New England Journal of Medicine, 347* (2), 81-88. https://doi.org/10.1056/nejmoa013259

Moser, R.H. (1956). Diseases of Medical Progress. *The New England Journal of Medicine, 255* (13), 606-614. https://doi.org/10.1056/nejm195609272551306

Moynihan R. & Smith R. (2002*a*). Too much medicine? *BMJ, 324,* 859-860. https://doi.org/10.1136/bmj.324.7342.859

Moynihan R, Heath I. & Henry D. (2002*b*). Selling sickness: the pharmaceutical industry and disease mongering. *BMJ, 324,* 886-891. https://doi.org/10.1136/bmj.324.7342.886

Moynihan, R. (2008). Doctors' education: the invisible influence of drug company sponsorship. *BMJ, 336,* 416-417.

https://doi.org/10.1136/bmj.39496.430336.DB

Mucchielli, L. (2020). Behind the French controversy over the medical treatment of Covid-19: The role of the drug industry. *Journal of sociology, 56*, (4) 736- 744. https://doi.org/10.1177/1440783320936740

Na Zhu, Dingyu Zhang, Wenling Wang, Xingwang Li, Bo Yang, Jingdong Song,

Xian Zhao, Baoying Huang, Weifeng Shi, Roujian Lu, Peihua Niu, Faxian Zhan, Xuejun Ma, Dayan Wang, Wembo Xu, Guizhen Wu, George F Gao, & Wenjie Tan. (2020). A novel coronavirus from patients with Pneumonia in China, 2019. *NEJM, 382*, 727-733. doi/full/10.1056/ NEJMoa2001017

Null G, Dean C, Feldman M. & Rasio D. (2005). Death by Medicine. *Journal of Orthomolecular Medicine, 20* (1), 21-34.

Olliaro, P. (2021). Covid-19 vaccine efficacy and effectiveness —the elefant (not) in the room. *The Lancet, 2* (7) 279-280. https://doi.org/10.1016/S2666-5247(21)00119-1

Onder G, Rezza G. & Brussaferro S. (2020). Case-Fatality Rate and Characteristics of Patients Dying in Relation to COVID-19 in Italy. *JAMA, 323*(18) 1775-1776. https://doi.org/10.1001/jama.2020.4683

Ortún, V. (1986). La demanda Inducida por el Hospital. *Gaseta Sanitaria, 26* (5), 64-67.

Orwell, George. (1948). *1984.* Editorial Debolsillo.

Park Sohee, Chang-Mo Oh, Hyunsoon Cho, Joo Young Lee, Kyu-Won Jung, Jae Kwan Jun, Young-Joo Won, Hyun-Joo Kong, Kui Son Choi, You Jin Lee & Jin Soo Lee. (2016). Association between screening and the thyroid cancer "epidemic" in South Korea:e-vidence from a nationwide study. *BMJ* 55:i5745. http://dx.doi. org/10.1136/bmj.i5745

Peng Zhou, Xing-Lou Yang, Xian-Guang Wang, Ben Hu, Lei Zhang, Wei Zhang, Hao-Rui Si, Yan Zhu, Bei Li, Chao-Lin Huang, Hui-Dong Chen, Jing Chen, Yun Luo, Hua Guo, Ren-Di Jiang, Mei-Qin Liu, Ying Chen, Xu-Rui Shen, Xi Wang, Xiao-Shuang Zheng, Kai Zhao, Quan-Jiao Chen, Fei Deng, Lin-Lin Liu, Bing Yan, Fa-Xian Zhan, Yan-Yi Wang, Geng-Fu Xiao & Zheng-Li Shi. (2020). A pneumonia outbreak associated with a new coronavirus of probable bat origin. *Nature, 579.* https://doi.org/10.1038/s41586-020-2012-7

Perdiguero, Enrique & Tosal B. (2007). Las medicinas alternativas y complementarias como recurso en los itinerarios terapéuticos de las mujeres: importancia en nuestro contexto. *Feminismo/s, 10,* 145-162. https://doi.org/10.14198/fem.2007.10.10

Pigem, Jordi (2022). *Pandemia y posverdad. La vida, la conciencia y la Cuarta Revolución Industrial.* Barcelona. Fragmenta editorial, S.L.U.

Pinzón, C.E. (2008). Los grandes paradigmas de la educación médica en Latinoamérica. *Acta Médica Colombiana, 33* (1), 33-41.

Pirmohamed M, James S, Meakin S, Green C, Scott A.K, Walley T.J, Farrar K, Park B.K & Breckenridge A.M. (2004). Adverse drug reactions as cause of admission to hospital: prospective analysis of 18 820 patients. *BMJ, 329,* 15-19. https://doi.org/10.1136/bmj.329.7456.15

Piulats, Octavi. (2010). *Historia de la salud natural.* Manresa: ABADIA editors.

Prasad Vinay, Lenzer Jeanne & Newman David H. (2016). Why cancer screening has never been shown to "save lives" —and what we can do about it. *BMJ,* 352:h6080. doi: https://doi.org/10.1136/bmj.h6080

Prat, Rita (2020). *Sabers i practiques profanes en un servei d'urgències de Catalunya: una perspectiva antropològica.* (Tesi doctoral). Universitat Rovira i Virgili.

Prat, Rita (2020). Reflexiones etnográficas desde la trinchera de una unidad de cuidados intensivos en tiempos de coronavirus: Antimiedos y communitas en tiempos de crisis. EN: Stella Evangelidou & Ángel Martínez-Hernáez (eds.). *RESET Reflexiones antropológicas ante la pandemia de COVID-19.* Tarragona. Publicacions urv.

Quanten, Patrick. (2022). *Tu salud en tus manos. Cómo estar sano a pesar de la "ciencia médica".* Barcelona. Ediciones La Tempestad.

Radden Keefe, Patrick. (2021). *L'Imperi del dolor. La historia secreta de la dinastia Sackler.* Catalunya. Edicions el Periscopi SLU

Ramírez, Susana (2016). *Cuando la enfermedad se silencia. Sida y toxicidad en el oriente bolivariano.* Tarragona. Publicacions URV.

Reich, Wilhelm. (1973) [1933]. *La psicología de masas del fascismo.* México D.F. Editorial Roca.

Rodríguez, J.A. & de Miguel J.M. (1990). *Salud y Poder.* Madrid: Siglo xxi de España Editores S.A.

Romains, Jules. (1989)[1924]. *Knock o el triunfo de la medicina* (3ª ed.). Madrid. Editorial Bruño.

Rose, G. (1985). Individuos enfermos y poblaciones enfermas. *International Journal of Epidemiology, 14,* 32-38.

Rosenau M.J, Keegan WJ, Goldberger J. & Surg GC. (1919). Some interesting Though unsuccessful attempts. *Public Health Reports (1896-1970),* Vol. 34, No. 2 (Jan. 10, 1919), pp. 33-36.

Rubin E.B, Buehler A.E. & Halpern S.D. (2016). States Worse Than Death Among Hospitalized Patients With Serious Illnesses. *JAMA Intern Med, 176*(10),1557-1559. DOI: 10.1001/jamainternmed.2016.4362

Sackett, D.L. (2002). The arrogance of preventíve medicine. *CMAJ, 167* (4), 363-364.

Sala, Artur. (2021). *Magna Ciencia. Un viaje por el conocimiento proscrito. Libro II. El verdadero origen e la vida.* Murcia. Cauac editorial Nativa.

Sandín, Máximo. (2002). Hacia una nueva Biología. *Arbor, 172*(677), 167-218. https://doi.org/10.3989/arbor.2002.i677.1074

Sandín, Máximo. (2006). *Pensando la evolución, pensando la vida. La biología más allá del darwinismo.* Murcia. Cauac Editorial Nativa.

Schützenberger, Anne A. (2006)[1988]. ¡Ay, mis ancestros! Buenos Aires: Editorial Omeba.

Segura-Benedicto, A. (2006). Inducción sanitaria de los cribados: impacto y consecuencias. Aspectos éticos. *Gaceta Sanitaria, 20* (1), 88-95. https://doi.org/10.1157/13086031

Sen, A. (2002). Health: perception versus observation. *BJM, 324*, 860-861. https://doi.org/10.1136/bmj.324.7342.860

Sheen, Leanne & Jenny Oates. (2005). A phenomenological study of medically induced unconsciousness in intensive care. *Australian Critical Care,* 18(1): 25-32. https://doi.org/10.1016/s1036-7314(05)80021-9

Sontag, Susan. (2003) [1977]. *La enfermedad y sus metáforas. El sida y sus metáforas.* Madrid: Santillana Ediciones Generales, S.L.

Struyf T, Deeks JJ, Dinnes J, Takwoingi Y, Davenport C, Leeflang MM, Spijker R, Hooft L, Emperador D, Domen J, Horn SRA & Van den Bruel A. Cochrane COVID-19 Diagnostic Test Accuracy Group. Signs and symptoms to determine if a patient presenting in primary care or hospital outpatient settings have COVID-19. *Cochrane Database Syst Rev:* 23;2(2):CD013665. doi: 10.1002/14651858. CD013665.pub2

Subirà, Josep M. (2021). *¿No fui yo! Descubre por qué la "COVID-19" no pudo ser responsable de la "PANDEMIA".* España. Ediciones Bubok Publishing S.L.

Sumalla E.C, Castejón V, Ochoa C, & Blanco I. (2013). ¿Por qué las mujeres con cáncer de mama deben estar guapas y los hombres con cáncer de próstata pueden ir sin afeitar? Oncología, disidencia, y cultura hegemónica. *Psicooncologia, 10* (1), 7-56. https://doi.org/10.5209/rev_psic.2013.v10.41946

Szasz, Thomas. (1989). Contra el Estado terapéutico. Derechos individuales y drogas. *Nueva Sociedad, 102*, 173-182.

Taussig, Michel. (1995). La reificación y la conciencia del paciente. EN: Taussig M. *Un gigante en convulsiones. El mundo humano como sistema nervioso en emergencia permanente* (pp.110-140). Barcelona: Gedisa.

Thacker, Paul D. (2021). Covid-19: Researcher blows the whistle on data integrity issues in Pfizer's vaccine trial. *BMJ, 375*: n2635. http://dx.doi.org/10.1136/bmj.n2635

Tizón, J.L. (2000). ¿Epidemia de histeria, trastorno conversivo epidémico o trastornos somatomorfos epidémicos?: un nuevo caso de una realidad para el siglo xxi. *Atención Primaria, 25* (7), 479-488. https://doi.org/10.1016/s0212-6567(00)78548-9

Tizón, J.L. (2011). *El poder de la por. On guardem els nostres temors quotidians?* Lleida: Pagès editors.

Torralba, Francesc. (1998). *Antropologia del cuidar*. España: Editorial MAPFRE.

Torralba, Francesc. (2006). *L'art de saber escoltar* (4ª ed.). Lleida: Pagès editors.

Turner, Victor. (1988)[1969]. *El proceso ritual. Estructura y antiestructura.* Madrid: Editorial Taurus Alfaguara, S.A.

Uribe, J.M. (2009). El riesgo y la salud laboral. El peligro del riesgo. Hacia una antropología de los riesgos. EN: Comelles, J; Martorell M.A i Bernal M. (coords) *Enfermería y antropología. Padeceres, cuidadores y cuidados* (141-162). Icaria editorial, Barcelona.

Vinuesa, Arturo. (2021). *La vacuna eres tú. Cómo cultivar salud y sistema inmune en tiempos del coronavirus.* Estella-Lizarra. Saludarte.

Weber, M. (2007). *Sociología del poder. Los tipos de dominación.* Madrid: Alianza Editorial, S. A.

Williams S.J., & Calnan, M. (1996). The 'Limits' of medicalization? Modern Medicine and the Lay Populace in 'Late' Modernity. *Soc. Sci. & Med, 42* (12), 1609-1620. https://doi.org/10.1016/0277-9536(95)00313-4

Welch Gilbert H.& Black W.C. (1997). Using Autopsy Series To Estimate the Disease "Reservoir" for Ductal Carcinoma in Situ of the Breast: How Much More Breast Cancer Can We Find? *Annals of Internal Medicine*, 127(11): 1023- 1028. https://doi.org/10.7326/0003-4819-127-11-199712010-00014

Welch, Gilbert H. & Wiliam C. Black. (2010). Overdiagnosis in Cancer. *JNCI*, 102 (9). https://doi.org/10.1093/jnci/djq099

Xing Yuanyuan, Pingzheng Mo, Yu Xiao, Oiu Zhao, Yongxi Zhang & Fan Wang. (2020). Post-discharge surveillance and positive virus detection in two medical staff recovered from coronavirus disease 2019 (COVID-19), China January to February 2020. *Euro Surveil*, 25(10). https://doi.org/10.2807/1560-7917

Yun-yun Li, Ji-Xiang Wang, Xi Chen. (2020). Can toilet promote virus transmission? From a fluid dynamics perspective. *Phys. Fluids, 32,* 065107.   https://doi.org/10.1063/5.0013318

Rita Prat Caballol
Enfermera asistencial durante 43 años, de los cuales 30 en una unidad de cuidados intensivos de adultos. Licenciada en antropología social y cultural por la Universidad Autónoma de Barcelona (UAB), en el año 2005. Doctora en antropología en el campo de la salud por la Universidad Rovira i Virgili de Tarragona (URV), en el año 2020.